태초건강법
생활치료 편

태초건강법

생활치료 편

박중곤 지음

아라크네

원초적 질서에 나를 맞춘다

산업화, 공업화 이전만 해도 이 땅은 말 그대로 비단결처럼 아름답고 청정한 금수강산이었다. 강과 하천은 은하수가 흘러내린 듯 맑고 신비스럽게 흘렀고, 그 속에서는 온갖 민물고기들이 싱싱한 생명현상을 분출하며 헤엄쳐 놀았다.

산과 들에서는 갖가지 나물과 약초, 토종·재래종의 곡식, 푸성귀, 과일 들이 자랐다. 비록 소출이 적고 생김새가 볼품없었을지언정, 자연의 에너지가 오밀조밀하게 들어가 옹골차고 맛있는 먹을거리들이었다. 산야에는 거미, 잠자리, 메뚜기 같은 곤충류와 제비, 종달새 등 작은 자연들의 꾸물거림, 비행이 가득했다. 이들이 서로 어우러져 생태계를 건강하게 유지한 덕분에 자연이 조화로운 운행을 거듭할 수 있었다.

그러나 계속된 공업화 정책으로 방방곡곡에 공장들이 다닥다닥 들어서고 도시화, 산업화로 각종 폐기물과 오염물질이 넘쳐나 수십 년 만에 금수강산이 '공해강산'으로 변해 버렸다. 강, 하천의 오염으로 민물고기들이 멸절하거나 심지어 중성화하는 기현상이 초래됐으며, 식탁에는 자연에서 건져 펄떡거리는 물고기 대신 항생제로 양식한 물고기들이 올라왔다.

생산성 향상을 지나치게 추구하다 보니 수확량이 많고 부피가 큰 개량종 곡식, 채소, 과일 들이 토종과 재래종을 거의 대체했다. 과일만 예로 들더라도 크기가 상당히 커졌고 당도가 매우 높아졌다. 배는 어린애 머리만 하고, 복숭아는 터질 듯 부풀어 신맛 없이 단물만 줄줄 흐른다. 자연의 시각에서 보면 이는 인간이 억지로 늘리고 키운 기형 과일들이다.

본래 과육은 자연의 입장에서 보면 그 속에 들어 있는 씨앗의 자양분이거나 씨앗을 보호하는 장치이다. 따라서 씨앗이 발아하는 데 필요한 영양분과 방어 요소들을 충실히 지니고 있어야 한다. 그런데 인간의 지나친 욕심이 개입해 입에 잘 감겨들도록 개량하다 보니, 이제는 과일들이 설탕 덩어리라 해도 지나치지 않을 만큼 이상해졌다. 요즘엔 그것을 농약, 화학비료 없이는 재배하기 힘들다. 양액을 링거액처럼 주사하기도 하고, 한겨울 딸기처럼 비닐하우스에서 계절을 완전히 거슬러 키우기도 한다.

채소와 산나물, 들나물도 대부분 과일과 다름없는 신세다. 작고 야무진 것들은 사라지고, 크고 허우대만 멀쩡해 수확량이 많은 것들이 대거 등장했다.

무릇 사람은 다른 생명을 취해서 자기 생명을 이어 가는 존재다. 그러므로 제대로 된 생명, 정상적으로 키운 똘똘한 것을 먹어야 내 생명을 건강하게 유지할 수 있다. 그런데 요즘 주위 어디를 보든 기형의 뚱뚱한 과일과 자연의 정상적 운행을 거슬러 부피만 키워 낸 채소들이 넘쳐나니 우리의 생명이 온전할 리 만무하다.

가축도 사정이 다르지 않다. 동물의 복지는 전혀 고려치 않고 공장 형태로 대량 사육하는 방식이 자리 잡은 지 오래다. 그런 공장에서는 생명의 존엄성을 무시당한 산업동물들이 인간이 개발한 사육 프로그램에 따라 알 낳고 살코기, 비계 부풀리는 일상을 되풀이한다. 달걀과 닭고기, 쇠고기, 돼지고기는 배합사료와 교환한 상품이다. 거기서는 야생의 동물들에게서 발견되는 넘치는 힘과 생명력을 찾아볼 수 없다.

더구나 이렇게 생산된 농수축산물은 가공 과정을 거치며 온갖 화학 첨가물의 포로가 된다. 한국인 한 사람이 평생 동안 섭취하는 식품첨가물이 일본 스모선수 몸무게만큼이라고 하니, 위험 수준을 알 만하다.

요사이 암, 당뇨병, 심혈관계질환, 비만 등 성인병 환자가 폭발적으로 늘고 있다. 세균이나 바이러스 등에 의해 전염되는 것이 아니어서 소위 비(非)전염성질환으로 불리는 이 질병은 이제 수습하기 어려운 국면으로 치달아 세계보건기구(WHO)가 골머리를 앓고 있다. 우리나라도 예외가 아니어서 근래 부쩍 증가한 암, 심장질환, 뇌혈관질환, 비만 환자 숫자가 잘 통제되지 않는다. 또 30세 이상 성인 3명 중 1명이 당뇨병 혹은 잠재적 당뇨 고위험군에 해당돼 '당뇨 대란'이란 말까지 생겨났을 정도다.

이 같은 현상을 초래한 주요 원인 가운데 하나가 잘못된 먹을거리이다. '우리가 먹는 것이 우리를 만든다(We are what we eat.)'는 서양 격언도 있듯이 먹는 것은 곧 나 자신을 형성한다. 그런데 정상에서 벗어난 생명이 연일 들어오니 내 신체가 정상적으로 유지될 수 없음은 자명한 이치일 것이다.

먹을거리만이 아니라 주거생활과 의생활 등 일상생활 전체가 상당 부분 정상에서 벗어났다. 도시화, 산업화는 우리네 삶터를 시멘트 건물 숲의 사막으로 바꿔 놓았다. 과거 인간과 더불어 살아가던 동식물들은 대부분 사막도시 밖으로 쫓겨났다.

사람들은 녹색이 부재한 새로운 사막에서 대기오염과 소음 공해, 불빛 공해 등에 시달리며 신음한다. 각종 문명의 이기가 손발 노릇을 해 주어 편리하기는 하지만 자연이 없는 그곳에서 녹색 갈증으로 괴로워한다. 이처럼 정상 궤도를 이탈한 주거생활 등도 암 등 각종 비전염성질환의 원인이 된다.

우리나라는 계속 저출산의 늪에서 헤어 나오지 못하고 있다. 통계청에 따르면 2018년 우리나라의 합계출산율(여성 한 명이 가임 기간에 낳을 것으로 기대되는 평균 출생아 수)은 0.98명으로 세계 꼴찌 수준이다. 이 같은 저출산은 독신 가정과 청년 실업률 증가, 남성의 여성화 등 성 정체성 혼란, 불임 환자 증가 등이 원인이다.

그중 불임의 경우 정부 통계에 의하면 지난 2006년 우리나라 불임 부부는 140만 쌍으로, 부부 7쌍 중 1쌍이었다. 그랬던 것이 그동안 꾸준히 증가해 최근에는 부부 4쌍 중 1쌍 정도로 추산된다. 산업화, 공업화 정책을 꾸준히 추진해 온 중국도 최근 불임 인구가 5,000만 명 정도에 달해 심각한 사회 문제로 부상했다는 소식이다.

불임의 원인은 다양하다. 여성의 경우 둥지 역할을 하는 자궁이 차거나, 어혈이 뭉쳐 있거나, 영양 공급이 부족한 경우가 대표적이다. 또 호르몬 분비 이상, 배란 장애, 면역학적 이상 등도 임신을 어렵게 하는 요인으로 알려져 있다. 남성은 정자 활동성 저하, 정자 부족, 무정자증, 발기부전, 사정 불능 등이 원인이다. 이러한 결과를 초래한 근본 원인으로 반자연적인 의식주 생활이 지목되고 있다.

과거 농경사회에서는 불임부부가 매우 드문 사례였다. 요즘 서너 집 건너 불임부부를 만날 수 있을 정도라는 것은 생태 건강이 그만큼 심각하게 무너졌다는 방증이다. 아이를 잘 임신하기 위해서는 부모의 몸이 건강해야 한다. 이를 위해 태초의 질서에 부합되는 바른 의식주 생활이 중요하며, 근본적으로 건강한 땅과 물에서 길러진 생명력 넘치는 먹을거리가 필수적이다.

암, 당뇨, 심혈관계 질환 등 온갖 성인병으로 고생하다 생을 마감하는 이들이 기하급수적으로 늘고 있고, 불임 등으로 저출산 상황이 개선되지 않는 현실을 내버려 둘 것인가.

이대로 가다가는 5,000만여 명을 실은 한국호가 머지않아 좌초될지도 모른다는 불길한 느낌이 키를 넘어 자라 오른다. 실제 유엔은 최근 유엔보고서를 통해 심각한 저출산으로 2700년에 한국이 소멸할 것으로 예측하기도 했다.

이 책, 『태초건강법』 '생활치료 편'은 이 같은 현실을 고발하고 그 대안을 모색하기 위해 기획한 것이다. 필자가 생각하는 대안은 우리 모두 원초적 질서에 들어맞는 생활을 회복하는 것이다. 독자 여러분도 이 책을 통해 현실을 보다 잘 직시하고 함께 대안을 찾아 나서 주실 것을 기대한다.

2019년 7월
박중곤

제2장 태초의 질서와 주거 환경

제3장 원초적 건강을 위한 기타 고려 사항들

제4장 태초건강법 실천 사례

제**1**장

태초의 질서와 먹을거리

우리가 일상적으로 먹는 음식이 우리 몸을 만든다. 따라서 식생활을 태초의 질서에 맞춰 조화롭게 가져가는 것이야말로 바른 건강을 위해 매우 중요하다. 이 장에서는 현대인의 먹을거리의 문제점과 태초건강법이 권장하는 좋은 식사법에 대해 살펴본다.

1

농장과 식탁의
불편한 진실

'소자연'들이 사라진 벼논

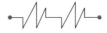

벼논은 한국인의 삶을 떠받치는 공간이다. 주식인 쌀이 거기서 나오기 때문이다. 쌀은 곧 '살'이다. 우리의 뼈와 살을 만든다. 그러므로 벼논은 한국인에게 목숨 같은 공간이다.

이렇듯 중요한 '생명의 터전'이 요즘 '죽음의 공간'으로 바뀌고 있다. 벼논에서는 오로지 벼만 살아갈 뿐, 다른 생명체들은 거의 멸절했다.

수십 년 전에는 여름이나 가을날 벌레를 잡아먹기 위해 논 위로 부드러운 포물선을 그리며 날아다니는 제비들을 쉽게 볼 수 있었다. 녀석들이 비 온 뒤, 혹은 석양 무렵 전깃줄 위에 나란히 앉아 재잘대던 정경을 많은 이들이 잊지 못한다.

강남 갔던 제비가 돌아오면 명랑한 봄 햇살이 처마 밑 제비 집에 깃들고, 거기서는 얼마 지나지 않아 귀여운 생명들이 탄생했다. 어린 제비들이 점점 자라 비행하는 횟수가 늘어나면서 논의 벼들도 시나브로 성장해 갔다. 제비 가족의 성장과 벼의 성장이 어떤 함수 관계를 지닌 듯했다. 이제는 영영 볼 수 없게 된 과거 속 풍경이다.

경칩을 지나 모내기철로 접어들면 물이 가득한 논이나 들녘마다 개구리들의 울음소리로 그득했다. 끊임없이 개골개골 울어 대는 녀석들의 정다운 울음소리는 우리네 영혼에 어떤 안식을 주었다. 밤에는 그런 울음소리를 귓바퀴로 건져 들이며 잠의 나락으로 빠져들 때가 많았다. 이제는 그런 개구리들도 대부분 사라졌다. 산기슭이나 하늘바라기 논에서 어쩌다 몇 마리 볼 수 있을 뿐이다.

가을날은 벼메뚜기들의 잔칫날이었다. 메뚜기들이 벼를 갉아먹어 농부는 이맛살을 찌푸렸지만, 녀석들이 있었기에 벼논은 생명 현상으로 가득했다. 메뚜기 뒷다리를 따라 이 벼 포기에서 저 벼 포기로 '생명' 현상이 뛰어 다녔다.

아이들은 양손을 포개어 메뚜기들에게 다가갔다. 낌새를 알아챈 녀석들은 살그머니 벼 포기 뒤로 숨었다. 순간, 아이의 잽싼 동작에 메뚜기가 꼼짝없이 손바닥에 걸려들었다. 아이가 들고 다니는 풀줄기에는 가을 벼를 닮아 노랗고 통통하게 살찐 메뚜기들이 줄줄이 꿰어 들었다. 그것을 집에 가져와 볶아 먹고, 구워 먹었다. 어머니는 그것을 반찬으로 만들어 밥상에 올려 주며 아이의 머리를 쓰다듬어 주기도 했다.

"에구, 녀석, 잘 잡아 왔네!"

메뚜기, 개구리, 제비뿐이 아니었다. 미꾸라지, 참게, 우렁이, 거미들도 벼논의 식구들이었다. 그들은 벼논이란 작은 생태계 속에서 서로 올망졸망하게 어울려 살았다. 그들 스스로가 '작은 자연'으로서 다른 작은 자연들과 어깨동무하기도 하고, 경쟁하기도 하면서 '소우주'를 이뤄 지냈다. 미꾸라지, 참게, 우렁이는 주인 입장에서 부수적으로 챙길 수 있는 것들이었고, 농촌 아이들에게는 장난의 대상이었다. 특히 노랗게 살찐 가을 미꾸라지는 추어탕이라는 보양식 재료로 요긴하게 쓰였다. 미꾸라지는 연탄불에 구워 먹기도 했다. 바가지에 넣고 굵은 소금을 뿌리면 녀석들이 요동쳤다. 석쇠에 물려 구워 내면 토실토실한 살점이 입안에서 짭짜름하게 녹아내렸다.

벼논이란 소우주의 한쪽에는 작은 웅덩이도 있었다. 그곳에선 물방개가 검정 등판을 드러내며 빙빙 돌았고, 붕어와 잉어가 헤엄쳤다. 소금쟁이가 수면 위로 미끄러져 다녔고, 민물새우들도 톡톡 튀어 다녔다.

그들이 이제는 모두 어디로 사라졌는가. 주변에서 정답게 꿈틀거리던 작은 자연들이 멸절하고 지금은 벼 포기들만 우두커니 서서 인위적인 생육의 행진을 되풀이하고 있다. 생태계가 살아 있는 벼논이 아니라 공산품인 쌀을 생산하는 공장인 것만 같다.

땅속도 결코 온전치 않다. 논바닥 아래 흙에도 눈에 띄는 변화가 일어났다. 원래 흙은 활력이 없는 것이 아니라 사람의 신진대사처럼 끊임없이 작용하고 활동하는 생명력을 지녔다. 과거 논흙 속에서는 헤아릴 수 없이 많은 방사상균, 원생동물, 곰팡이 등이 영양대사와 생사를 반복하면서 대자연의 순환기능을 유지했다. 이제는 들녘마다 이런 유효 미생물들이 상당수 사라져 버렸다. 지렁이처럼 눈으로 확인할 수 있는 작은 존재들마저 사라져, 이제는 흙이 마치 죽음을 향해 치닫고 있는 듯한 인상이다.

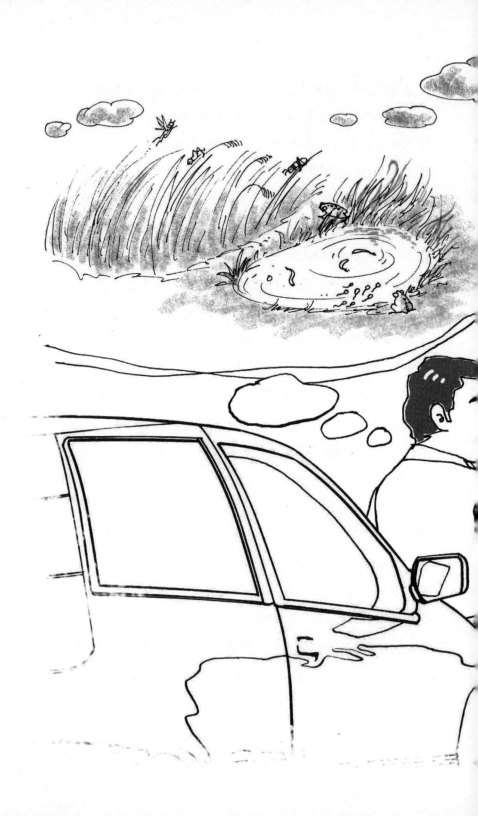

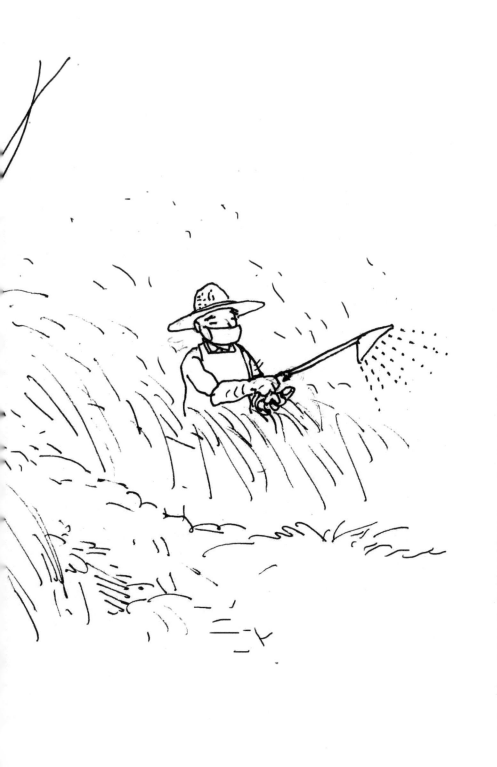

이러한 논의 생태계 변화는 두말할 것도 없이 화학비료와 농약의 남용 탓이다. 주인은 피사리가 귀찮아 논 전체에 제초제를 사정없이 뿌려 댄다. 도열병 등 병충해를 막기 위해 연중 여러 차례 각종 농약을 분무한다. 화학비료는 벼에 일시적으로 영양분을 공급한다는 차원에서는 그 효과가 인정되고 있지만, 논흙의 생명력을 원천적으로 파괴한다는 점에서 문제점을 안고 있다. 화학비료만 계속 시용할 경우 유기물이 부족해지고 논흙이 산성화돼 유효 미생물이 사멸하는 반면, 작물에 해로운 세균은 오히려 더 잘 번식한다. 때문에 화학비료의 지나친 사용은 농약의 과다 사용을 초래하고, 이것이 다시 토양을 오염시키는 악순환을 되풀이할 수밖에 없게 된다. 그러다 보니 제비와 메뚜기와 개구리 들마저 살 수 없게 되고 만 것이다.

메뚜기들이 톡톡 날아다니지 않고 개구리들의 정겨운 울음소리가 사라진 벼논을 살아 있는 공간이라 할 수 있겠는가. 혹자는 메뚜기, 물방개, 미꾸라지 따위가 보이지 않는 것이 뭐 그리 큰일 날 일이냐고 말할지 모르지만, 생태계의 균형과 조화가 깨진 것은 남아 있는 생물에게도 결코 바람직한 일이라고 할 수 없을 것이다.

가을에 수확한 벼를 보면 대체로 실하다. 이는 진보한 과학기술이 가져다준 개가다. 그러나 더 솔직히 말한다면 이는 화학비료와 농약이 키워 준 것과 다름없다. 화학비료와 농약은 사람의 부목과 같은 역할을 한다. 이러한 인위적인 부목 대신, 서로 어깨동무하며 조화로움을 주고받을 수 있는 논의 생물들이 벼에게 지팡이 역할을 해 줘야 하지 않을까.

하지만 이러한 소망과 거꾸로 현실은 점점 더 자연에서 멀어져 안타까움을 더하기만 한다. 요즘 가축 사료 값이 비싸져 축산 농가들마다 비명이다. 축산 농가들은 경영난을 해결하기 위해 볏짚을 소, 돼지의 먹이로 사용한다. 이로 인해 추수 후 벼논에 되돌려져야 할 볏짚들이 몽땅 들어 내지고 있다. 해마다 되풀이되는 현상이다.

늦가을 지방을 여행하다 보면 타작을 끝낸 벼논마다 둥글게 말린 하얀 곤포사일리지가 여기저기 수없이 뒹구는 것을 볼 수 있다. 볏짚을 차곡차곡 말아 넣은 거대한 덩어리이다. 이것들이 모두 축산농가로 옮겨져 소, 돼지 사료로 쓰이게 된다. 가축에게는 좋은 일이겠으나 논에는 더없는 불행이다. 그렇게 끝없이 유기물을 수탈하다가 무슨 화를 당하려고 이러는가. 후손들에게 생명을 잉태할 수 없는 불임(不姙)의 땅을 물려주었다는 비난을 받을 것이 두렵지도 않은 모양이다.

쌀과 생명력

벼논의 생태계가 부정적으로 바뀌고 있지만 해마다 그곳에서는 벼들이 자라고 이삭을 매단다. 벼란 식물은 생명력이 제법 질겨서 웬만한 환경 파괴에는 무너지지 않는가 보다. 벼 주위를 돌아다니던 각종 생물들이 멸절했어도 벼이삭은 악재를 견디며 익어 간다.

그렇게 고개 숙인 것을 타작해 우리가 식량으로 이용한다. 그것도 매일같이 주식(主食)으로.

그런데 어렵사리 생명력을 확보한 벼를 인간이 다시 절단 내 버리고 만다. 도정 과정에서 쌀눈(배아)을 깎아 내는 것이다. 쌀눈이 무언가. 벼의 생명력을 고스란히 담고 있는 부분 아닌가.

쌀눈이 없는 백미를 물에 오랜 시간 담가 놓으면 썩고 만다. 하지만 현미는 다르다. 물에 오래 담가 두고 온도를 적절히 맞춰 주면 싹이 나온다. 이것으로도 현미는 생명을 지닌 씨앗임을 알 수 있다. 모름지기 이런 것을 먹어야 하지 않겠나.

그런 현미의 쌀눈이 어떻게 형성되었나. 미꾸라지와 개구리와 우렁이 들의 목숨이 농약 세례에 쓸려 내려가는 가운데에도 벼란 식물이 끈질긴 인내력으로 버텨 키워 낸 것 아닌가.

벼가 인간이 초래한 환경 파괴를 요리조리 피해 후대를 잇기 위한 역할을 다했는데, 이제는 그렇게 잉태된 생명을 또다시 싹둑 잘라 내버리고 마는 것이다. 그 모양으로 생명이 날아간 쌀을 우리가 매일 먹는다. 사람들은 '살려고' 먹지만 찬찬히 따져 보면 '죽으려고' 먹는 것과 다름없다.

배아가 잘려 나간 백미! 그것은 생명의 안테나가 부러진, 가장 심각한 사례일 것이다.

벼에서 겉껍질, 즉 왕겨를 벗겨 낸 것이 현미다. 현미는 백미와 달리 색깔이 거뭇거뭇한 노란색이다. 현미의 겉 부분(미강)과 쌀눈을 깎아 낸 것이 백미다. 현미는 섬유질이 많아 밥으로 지어 놓으면 먹기 불편한 점이 있다. 뻑뻑해서 많이 씹어도 잘 넘어가지 않는다. 치아가 약한 이들은 더욱 싫어한다. 당초 인간이 쌀을 부드럽게 가공해 배부르게 먹으려고 착안한 것이 백미다. 섬유질이 제거됐으니 보들보들해 목구멍으로 술술 넘어간다.

그러나 백미로 만드는 바람에 제거된 것이 섬유질만이 아니다. 가장 애꿎게 날아간 것이 배아다. 배아는 굳이 깎아 내지 않아도 되지만, 섬유질을 깎다 보면 함께 날아갈 수밖에 없다. 요즘은 배아를 살리기 위해 이런저런 새 도정 기술을 적용하기도 하지만, 시중의 쌀들은 대부분 배아를 상실했다. 인간이 보드랍게 많이 먹으려는 마음보를 바꾸지 않는 한 배아를 잃어버리는 현실은 단절되기 어려울 것 같다.

백미로 가공할 경우는 잃어버리는 영양성분이 참 많다. 전체적으로 현미의 영양성분을 100%라 할 때 백미에 해당하는 배유(전분층)의 영양성분은 5%에 불과하다. 나머지 영양성분은 쌀눈에 66%나 들어 있으며, 미강에도 29%가 함유돼 있다. 그러니까 백미로 만들어 먹게 되면 벼의 영양성분 중 95%를 날려 버리는 셈이 된다. 그럼에도 불구하고 사람들은 향상된 맛과 소화흡수율 때문에 백미에 대한 짝사랑 습관을 결코 바꾸지 않는다.

농촌진흥청 자료에 의하면 현미와 백미의 영양성분 중 비슷한 것은 탄수화물과 전분, 단백질 정도다. 현미가 백미에 비해 조지방 5.5배, 조섬유질과 조회분을 각각 2배 높게 함유하고 있다. 또 규소 4배, 칼슘 1.5배, 마그네슘 2.43배, 인 2.61배, 칼륨 1.7배, 유리당 3배를 각각 지니고 있다.

비타민은 B_1 7배, B_2 2배, B_6 9배를 함유하고 있다. 알파토코페롤과 이노시톨 성분은 월등히 많아 각각 11배와 10배나 된다. 이 밖에 니아신 2.38배, 판토텐산 2.4배, 비오틴 2배, 콜린 1.5배, 엽산은 3.53배나 많다.

비타민E는 동맥경화증을 막아 주는 기능을 한다. 현미가 백미의 2배 정도를 지니고 있다. 베타시토스테롤은 인체에 유해한 콜레스테롤(LDL 콜레스테롤)을 낮추는 작용을 하는데 현미에 5배가량 많이 들어 있다.

폴리코사놀은 지방을 빠르게 분해해 에너지로 바꾸고 글리코겐의 저장량을 늘려 체력을 보강해 주는 물질이다. 현미에는 6종류의 폴리코사놀이 있는데, 그중 기능이 가장 우수한 옥타코사놀의 경우 백미보다 월등히 높은 7.5배에 달한다. 암세포 분화를 억제하는 물질로 알려진 피틴산도 현미에 3배나 많이 들어 있다.

이러한 약리성분과 생리활성물질은 대부분 배아와 미강에 넘칠 듯 들어 있다. 그럼에도 불구하고 먹을 때 까칠하다는 이유로 그들 물질을 제거하고 먹는 현실이 안타깝기만 하다.

사실 현미로 밥을 지으면 거칠다. 하지만 현미와 여러 가지 잡곡을 섞어 물에 24시간 이상 충분히 불린 다음 압력밥솥에 밥을 하면 그런대로 먹을 만하다. 그래도 입에 거슬린다면 찹쌀을 조금 섞으면 된다. 찹쌀의 찰기가 현미와 어우러져 거친 느낌을 상당 부분 완화해 준다.

나는 20년 전부터 이렇게 지은 현미잡곡밥을 먹어 오고 있다. 밖에서는 어쩔 수 없이 흰쌀밥을 먹지만 집에서는 조석으로 현미잡곡밥을 먹는다. 이제는 이런 밥에 익숙해져서 흰쌀밥은 영 싱겁고 맛이 없다. 먹을 때마다 무언가 손해가 나는 느낌이다. 아무래도 현미와 잡곡이 지닌 다양한 영양가와 약리성분 들이 빠져 있기 때문일 것이다.

우리 아이들도 현미잡곡밥 예찬론자들이다. 아이들은 처음에 흰쌀밥을 현미잡곡밥으로 바꿀 때 불만이 많았었다. 지금은 정반대다. 밖에 나가 밥 먹을 때 흰쌀밥을 넘기다 보면 마치 모래 씹는 기분이란다. 현미잡곡밥으로 식습관을 바꾸면 다들 이렇게 변할 것이다. 처음에는 힘들겠지만 습관을 서서히 바꾸면 누구든 가능하리라고 믿는다.

현미를 먹으면 식사량도 대폭 줄어든다. 적게 먹고도 배가 부르니까. 이것이야말로 개인적으로는 다이어트에 도움 되고, 국가 전체적으로는 세계적인 식량위기로부터 벗어나는 지름길이 아닐까 생각된다.

희한하게도 날짐승들은 백미가 현미만 못하다는 것을 본능적으로 안다. 하늘이 시키는 대로 살기 때문이다.

주위에 날아다니는 참새들에게 현미와 백미 두 종류를 던져 줘 보라. 그러면 틀림없이 현미 쪽으로 날아와 그것을 먼저 쪼아 먹는다. 그러고도 배가 안 찰 때 백미를 먹기 시작한다.

닭들도 똑같이 행동한다. 역시 현미부터 다가가지, 절대 백미를 먼저 쪼지 않는다. 이렇듯 날짐승들은 영물이 아닌데도 인간보다 영리하다. 잔꾀를 부리지 않기 때문이다.

똑똑한 어리석음에서 벗어나지 못하는 인간들이 이처럼 스스로 생명의 안테나를 분질러 고장 난 것들을 먹고 있는 것이다. 그러고 보면 날짐승들을 영물이라 하고, 사람을 미물의 위치로 격하해야 하는 것은 아닌지…….

계절을 거스르는 농산품

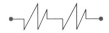

비닐하우스 농사가 보편화하면서 제 계절을 역행해 성장하는 농작물들이 많다. 대표적인 것이 딸기다.

딸기는 본래 7월이 제철이지만 요즘은 7월에 딸기를 볼 수가 없다. 요새 딸기는 12월부터 출하되기 시작해 봄이면 시장에서 사라진다. 계절을 거슬러도 180도 거슬렀다.

계절을 앞당겨 재배하는 것을 '촉성재배'라 한다. 12월 딸기는 촉성재배란 단어로도 설명하기 어려워 '초촉성재배' 딸기라 부른다.

밖은 흰 눈 펑펑 내리는 한겨울인데 비닐하우스 안은 봄이다. 기름을 때서 돌리는 난방기가 연신 따뜻한 바람을 밀어내고, 수정을 위해 투입한 벌들이 딸기 덩굴 주위에서 윤무(輪舞)를 그린다. 일렬로 늘어선 딸기포기마다 영양액이 공급돼 덩굴이 쭉쭉 뻗고, 꽃들이 얼굴을 내민다. 동장군의 위협에도 아랑곳없이 어린애 주먹만 한 열매가 열려 빨갛게 익어 간다. 철저히 인간의 손길이 길러 낸, 공산품 같은 농산품이다.

그런 딸기는 대체로 당도가 높다. 소비자들의 욕구를 반영해 당도 위주로 개량을 거듭한 결과다. 그러나 솜뭉치처럼 물러, 수확 후 며칠만 지나도 힘없이 뭉개진다. 물에 담그면 맥없이 녹아 버리기 일쑤다.

비닐하우스 농법이 확산되기 전인 1980년대 초반만 하더라도 겨울에 딸기를 먹는다는 것은 상상하기 어려웠다. 딸기 꽃은 적어도 5월은 되어야 볼 수 있었다. 앙증맞게 피어난 꽃들 사이로 꿀벌들의 비행이 시작되면 그 후 얼마 지나지 않아 열매가 모습을 드러내었다.

딸기밭을 지나다니던 아이들은 열매가 붉게 익을 때까지 기다리질 못했다. 푸른빛을 지나 살색을 띨 무렵이면 손을 뻗쳐 따 입에 넣었다. 단맛은 별로 없고 새콤한 맛만 가득한 딸기였다. 다 익은 것을 따 먹어도 새콤한 맛이 뒤끝에 남았다. 그 딸기는 단맛이 뛰어나진 못했지만 쉽게 물러 터지진 않았다.

고추는 여름까지 풋고추를 따 먹고 여름부터 홍고추를 따 말려 태양초를 생산했다. 풋고추는 여름날 찬물에 밥 말아 먹으며 된장에 찍어 먹던 추억의 열매다. 태양 에너지가 푸르디푸른 색을 만들고, 톡 쏘는 매운맛도 한 구석에 남겨 두었었다.

요즘은 풋고추가 한겨울에 더 싱싱하다. 딸기처럼 계절을 거꾸로 돌렸다. 그러나 당최 매운맛이 없다. 과학자들이 그 맛을 완전히 없앤 탓이다. '오이맛고추'라 해 오이처럼 굵고 길쭉한 것도 나와 있고, 가지색을 띤 '가지맛고추'도 등장했다. 이들은 형태가 오이, 가지처럼 시원시원하지만 고추 본래의 맛은 없다. 먹을 때 매워 고통스럽다는 의미에서 '고초'란 이름으로 불렸던 양념채소가 이제 완전히 형질 변경된 셈이다.

자기 인생을 주체적으로 이끌어 가지 못하고 어머니에게 의존하는 남자아이를 '마마보이'라 부른다. 계절을 거슬러 온전히 인공적으로 재배되고 조상 때부터의 특질을 상당 부분 상실한 풋고추, 딸기야말로 허우대 멀쩡한 마마보이에 비유될 수 있을 것이다.

이런 마마보이 유형의 농산품은 딸기, 고추에 그치지 않는다. 상당수의 잎채소, 열매채소, 뿌리채소와 과일 들이 계절을 거스른 수상한 농산물들이다.

참외와 수박은 한여름 더위를 식히라고 조물주가 대지 위로 밀어내어 주던 것들이다. 이들 박과채소는 봄날 농부가 모종을 정성껏 밭에 옮겨 심으면 초여름에 들어서면서 덩굴과 잎을 무성하게 내뻗었다. 뜨거운 햇볕이 박과채소의 녹음을 짙푸르게 했고, 과일의 당도를 높였다.

참외, 수박이 기세 좋게 성장하는 시기는 여름 장마 전후였다. 이들 과일은 굵은 빗방울에 후드득 얻어맞으면서 잘 성장했다. 원두막에서 내려다보면 대지 위로 그어지는 빗줄기 사이사이로 노란 몸매를 예쁘게 드러낸 참외를 볼 수 있었다. 수박이 짙푸른 색으로 둥근 형체를 드러낸 밭머리 쪽에서 도라지들이 보랏빛 통꽃을 밀어 올리고 있었다. 그 언저리로 개구리들이 뛰쳐나와 장마철 제 세상을 합창하곤 했다.

장마가 지나고 나면 수박, 참외는 대지를 고문하는 태양의 에너지를 받아들여 이를 점점 더 짙은 당으로 바꾸었다. 사람들은 이들을 우물물에 깊이 담가 두었다가 꺼내 먹었다. 혹은 인근 강가로 들고 나가며 감으며 수구(水球) 공을 대신해 수구를 즐기기도 했다.

잘 익은 수박은 주먹으로 툭 건드리기만 해도 반으로 쫙 갈라졌다. 검붉은 과육을 헐레벌떡 먹다 보면 무더위가 저만큼 달아나곤 했다.

그런데 요즘은 수박을 여름에만 먹지는 않는다. 딸기처럼 한겨울에 나오는 수박도 있다. 백화점 매장이나 호텔 식사에 등장하는 수박들은 계절을 배반한 '이단아'들이다.

참외도 3월이면 노란 배꼽을 드러내며 재래시장 좌판과 대형마트, 백화점 매장에 가득 쌓인다. 그래서 이를 봄철 과일로 착각하는 이들이 많다. 정작 여름이면 참외는 시장에서 자취를 감추니 그럴 수밖에 없을 것이다. 조물주의 의지를 꺾고 제 마음대로 여름 과일을 봄 과일로 둔갑시킨 인간의 재주가 놀라울 따름이다.

그뿐인가. 토마토 역시 주로 여름에 먹던 과일이었으나 요즘은 계절에 구분 없이 먹는다. 비닐하우스와 양액재배 기술이 토마토를 연중 생산되는 과일로 형질 변경시켰다.

오이와 애호박도 계절을 잊었다. 이 둘은 주로 여름을 전후해 따 먹던 것들이지만 요즘은 비닐하우스 덕분에 일 년 내내 생산해 낸다. 요즘 젊은이들은 오이, 호박을 대지가 한철에만 밀어내 주는 작물로 보지 않는다.

심지어 포도나 복숭아 같은 과일도 비닐을 씌워 계절을 훨씬 앞당겨서 생산하는 시대다. 케일, 상추, 비트 같은 쌈채소와 피망 역시 계절을 무시한 채 일 년 내내 마트에 모습을 드러낸다. 쌈밥집이 성행하고, 패밀리 레스토랑 등 서구형 외식산업이 발달하면서 극도로 왜곡된 농산품 생산, 소비 관행이다.

이처럼 이제는 농산물 분야에서 제철이 사라져 버리다시피 했다. 제철에 나온 것들을 먹어야 몸에 좋다는 시식(時食)도 낡은 단어가 돼 버린 듯하다.

하우스 재배로 철을 거슬러 생산한 것들은 생명력이 약하며, 연약성을 드러내는 경향이 있다. 물론 하우스 재배한 것들도 똘똘한 것들이 있다. 농부의 정성이 더해져 상당한 생명력과 약성을 지닌 참외, 오이, 토마토 등을 가끔 보게 된다.

그러나 하우스 재배 농산품들은 대체로 물비료인 양액과 화학비료, 농약으로 길러 내는 데다 태양의 강인한 에너지를 제대로 받아들이지 못해 오묘한 맛이 부족하고 옹골차지 못한 한계가 있다. 그런 농산물들이 약성을 많이 머금었을 리 만무하다.

모름지기 식물의 생장에는 우주 전체가 관련돼 있다고 할 수 있다. 아침 이슬과 가을 서리, 봄 햇살과 여름 태양, 겨울의 눈과 한기 등 어느 것 하나 식물과 분리되어 있지 않다. 해와 달의 리듬, 별의 기운도 식물이 살아가는 데 필요한 요소다.

그런데 우주의 운행은 차치하더라도 계절과의 만남조차 차단하는 것이 인간들이다. 인위적인 작업을 더해 계절을 끊임없이 거꾸로 돌리는 행위는 앞으로도 중단되지 않을 것 같다.

링거주사 같은 양액재배

사람이 피곤할 때나 병원에서 치료받을 경우 포도당 링거주사를 맞는다. 체력 저하가 심각하거나 어지럼증 등이 따를 때는 알부민 링거주사로 원기 회복을 돕기도 한다. 이처럼 링거주사는 특수한 상황에서나 사용하는 것들이다.

기본적으로 사람은 밥을 먹어서 체력을 유지해 나가야 한다. 식사를 통해 영양가와 에너지를 받아들임으로써 일상생활의 피로를 물리치고 원기를 얻는다.

식물도 마찬가지다. 채소, 과일은 토양 속의 영양성분을 빨아올려 싱싱함을 드러내며 성장한다. 굵은 뿌리를 아래로 내뻗고 가는 뿌리들을 전후좌우로 뻗쳐 흙 속의 유기물, 무기물, 수분을 받아들인다. 그러는 과정에서 필수적으로 요구되는 다량원소와 미량원소를 흡수하고, 과학적으로 밝혀지지 않은 수많은 미세 영양성분을 빨아올리는 일을 되풀이한다.

이것이 식물의 식사다. 사람이 밥을 통해 다양한 거시 영양소와 미시 영양소를 흡수하고 체력을 유지하듯이 채소, 과일도 마찬가지 생활을 한다.

그런데 양액재배로 키우는 채소, 과일 들은 날마다 링거주사 맞는 사람의 처지와 비슷하다. 비닐하우스나 유리온실에서 인공적으로 만든 식물 영양제에 의존해 살아가는 것이 안방이나 병원 베드에서 링거주사 줄을 매달고 살아가는 인간과 유사하다고 말한다면 과장일까.

요즘 계절을 거슬러 거의 연중 출하되는 과채류들의 상당량이 이런 식으로 가꿔진다. 딸기, 토마토, 오이, 호박, 멜론, 파프리카 등이 그 예다. 상추, 케일을 비롯한 여러 종류의 잎채소들도 양액으로 키우는 경우가 많다. 크고 색깔이 선명하며 반질반질 윤기 흐르는 것일수록 양액을 먹고 자랐을 가능성이 높다.

양액재배는 작물 생육에 필요한 필수 원소를 그 흡수 비율에 따라 적당한 농도로 용해시킨 배양액으로 작물을 키우는 방법이다. 필수원소는 9가지 다량원소(수소, 탄소, 산소, 질소, 칼륨, 칼슘, 마그네슘, 인, 황)와 7가지 미량원소(몰리브덴, 구리, 아연, 망간, 철, 붕소, 염소)다.

작물의 종류와 생육 상태에 따라 이들 필수원소를 몇 가지 배합해 영양제를 만들고, 이를 작물의 잎이나 줄기, 뿌리 등에 공급한다. 시중에는 작물에 따라 편리하게 공급할 수 있도록 인공 제조된 영양제들이 다양하게 나와 있다. 그러나 제조 과정에서 유기농 영양제와 달리 이런저런 화학물질이 첨가된다는 점이 우려스럽다.

농부는 이들 영양액을 급여하기에 앞서 작물을 지지해 준다. 암면이나 모래, 자갈, 폴리우레탄, 펄라이트, 피트모스 가운데 어느 한 종류를 배지로 삼아 깔고 작물을 심어 고정시킨다. 이들은 뿌리가 파고드는 부분이지만, 각종 영양분과 미생물을 지닌 흙과는 그 성질이 근본적으로 다르다. 그래서 그 배지에 영양액을 인위적으로 공급해 주는 것이다.

그런가 하면 배지 없이 작물의 뿌리를 아예 영양액에 푹 담가 재배하는 수경재배 방법도 있다. 또 흙에 뿌리를 내렸더라도 작물 뿌리 부근에 영양액을 방울방울 떨어뜨려 재배하는 방식도 있다. 어느 경우든 자연의 이치가 부정된 재배 방법이라 할 수 있다.

모름지기 식물의 뿌리는 흙을 뚫고 내려가라고 뻗어 나와 있는 것이다. 그런데 흙은커녕 물에 뿌리를 담그고 영양액만 빨아들이게 한다면 이를 자연의 이치에 걸맞은 생육 방식이라 할 수 있겠는가. 이 경우 뿌리는 뻗어 내려가려 하는 기능을 중단하고 연약성을 드러내게 된다.

흙에 심어져 양액을 방울방울 받아먹는 작물이나, 배지에 심은 농작물도 뿌리가 연약한 것은 마찬가지다. 영양액에 의존하다 보니 뿌리 발달이 더딘 것이다. 이는 마치 포도당이나 알부민 주사만 맞고 식사는 전혀 하지 않는 인간과 다를 바 없다.

본래 흙에서 자연스럽게 자라는 농작물은 흙 속의 영양분과 수분을 찾아 나서느라 뿌리가 부지런히 뻗어 나간다. 양액재배는 작물의 이러한 속성을 차단한 농사법이다. 꼭 필요한 다량원소와 미량원소 몇 가지만 먹고 다른 영양소는 흡수하지 못하게 하는 기이한 농사법이다.

건강한 흙 속에는 아직까지 과학으로 밝혀내지 못한 미세한 원소들이 많다. 미생물들의 활동도 활발하고, 지렁이 등도 꿈틀거린다. 작물은 이들과 호흡하며, 공생하며, 뿌리 발달을 통해 각종 미네랄 등 무수한 양분을 흡수하게 된다. 이를 통해 건강한 열매와 잎을 만들고 인간이 그것을 먹어 건강을 담보받게 된다.

그런데 양액재배를 통해 생산되는 농산물들은 이 같은 자연의 이치를 거치지 않아 무언가 모르는 빈자리가 있다. 물론 겉으로 볼 때는 반지르르하고, 크고, 균일하며, 색깔도 잘 갖춰져 상품성이 뛰어나 보인다. 개중에는 흙과 양액의 역할을 잘 활용해 양질의 농산물을 생산하는 농가들도 있다.

그러나 상당수 양액재배 농산물들이 당도는 높아도 천연 미네랄 부족으로 맛이 떨어지고, 수확 후 유통기간이 길지 못한 단점을 지니고 있다. 허우대는 멀쩡하지만 그 이면에 허허로움이 자리 잡고 있는 것이다. 그 허허로움은 소비자의 건강 추구권 실현에 역행하는 것이다.

그럼에도 불구하고 양액재배는 날로 확산되는 추세다. 양액재배 농부들은 이것이야말로 농사 규모 확대에 도움이 되며, 풍흉에 상관없이 연중 안정 생산이 가능하고, 깨끗하고 균일한 농산물의 다수확으로 수지에 많은 보탬이 된다며 예찬이 대단하다.

이제는 비닐하우스 재배 방식에서 더 진화해 식물공장 형태의 거대한 유리온실이나 빌딩에서 양액재배로 채소와 과일을 키우기도 한다. 선진국에선 식물공장이야말로 현대과학이 낳은 경이로운 생산 시스템이라며 자화자찬이다. 도심의 백화점 농산물 매장 한쪽에 첨단 양액재배 시설을 갖춰 놓고 채소를 재배하기도 한다. 고객들은 엘이디 (LED) 조명 아래서 양액을 받아먹으며 깨끗하고 푸릇푸릇하게 자라는 채소를 지나다니며 바라본다.

그들의 입에서 저절로 감탄사가 흘러나온다.

"어쩜 저렇게 싱싱할까. 대단하네!"

백화점 직원들은 그 자리에서 채소를 수확, 포장해 매장에 진열하는 시연도 마다하지 않는다. 흙 없이 물 비료만으로 키운 것들이어서 깨끗하고 품질이 고르다. 깔끔한 척하는 도시의 깍쟁이 주부들이 홀딱 반할 수밖에 없다.

하지만 햇볕 한 번 받지 않고 자란 그 채소가 어떻게 좋은 농산물일 수 있겠는가. 건강한 농산물이라면 날마다 햇빛을 받아 정상적인 탄소동화 작용을 하고, 조석으로 바람이나 이슬을 받으며 생육되어야 하지 않는가.

좋은 흙 속에 강건하게 뿌리를 뻗어 영양성분을 빨아들이는 과정을 거부당한 것에서 더 나아가, 백화점 건물이나 빌딩 안에서 자연의 손길을 차단당한 채 살아가는 채소에게서 지각 있는 소비자라면 다소 섬뜩한 느낌을 가져야 할 것이다.

싱싱하고 예쁜 외양에 현혹돼 한 가닥 의심조차 일으키지 못하는 주부들이라면 가족의 건강 줄을 놓아 버린 사람들이라 해도 지나치지 않을 것이다.

부피만 커진 과일

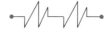

사과의 조상은 꽃사과와 비슷한 야생종이다. 배의 선조도 돌배와 유사한 야생종이다. 꽃사과와 돌배는 탁구공만 하다. 이와 달리 오늘날의 사과, 배는 어른 주먹만 해 먹을 수 있는 부위가 크다. 과학자들이 육종에 육종을 거듭한 결과다.

요즘은 어린애 머리만 한 사과, 배도 많이 나온다. 유명 백화점 선물 코너를 장식하고 있는 과일들이 대개 그렇다. 대부분의 사람들은 이를 과학의 진보가 가져온 결과라고 좋게 평가한다. 그러나 과연 이것이 긍정적이기만 한 것일까.

갓난애 머리만 한 배와 사과는 한입 베어 물었을 때 아삭아삭한 느낌을 주는 것들이 많지 않다. 그만큼 조직이 치밀하지 못하다는 얘기다. 어느 것은 먹을 때 푸석푸석해 헛김이 빠지기도 한다. 좀 과장해 말한다면, 마치 솜조각을 씹는 것 같은 기분이기도 하다.

물론 큰 과일이라고 해서 다 그런 건 아니다. 개중에는 퇴비를 넉넉히 주고 정성껏 가꿔 단단한 것들도 있다. 하지만 이렇듯 억지로 늘리고 키운 듯한 과일들이 오늘날 과일 매장에 심심찮게 등장하는 것은 부인할 수 없는 사실이다.

허우대만 멀쩡하고 푸석푸석한 것만이 문제인 것은 아니다. 당도가 지나치게 높은 것 또한 소비자의 건강상 다소 경계해야 할 점이다. 어느 것은 설탕에 버금갈 만큼 달기만 하고 다른 맛이 없다. 또 어떤 과일은 맛이 참으로 이상하다. 시큼하면서 화학물질이 섞인 것 같은 맛이 난다. 아직 숙기(熟期)에 도달하지 않아 덜 익은 데다 재배 과정에서 성장촉진제를 너무 사용한 탓이다.

우리나라 사과, 배는 생산량의 절반 정도가 추석 대목에 소비된다. 나머지 절반 정도는 겨울을 지나 이듬해 봄까지 팔린다. 보통 추석이 사과, 배가 제대로 익는 계절보다 빨리 오기 때문에 농민들의 마음은 초조하다. 그래서 그들은 이른 봄부터, 아니 묘목 심을 때부터 어떻게 하면 과일을 추석 전에 따 낼 수 있을까에 관심을 집중한다.

사정이 이렇다 보니 재배 기술과 노력의 상당 부분이 추석 대목 출하에 맞춰져 있다. 그것도 외관상 때깔이 좋고 큰 과일을 만들어 내는 쪽으로.

그 가운데 대표적인 것이 성장촉진제의 일종인 지베렐린을 처리하는 것이다. 오늘날 배 주산지 농가들은 대부분 쉬쉬하면서 지베렐린을 사용한다. 방법은 꽃이 지고 열매가 막 맺혔을 때 열매자루에 이를 발라 주는 것이다. 그러면 배가 빨리 성장하며, 추석 무렵에는 실제 갓 난애 머리만 해지기도 한다. 농민들은 주머니에 들어오는 돈의 규모 가 달라지기 때문에 이런 유혹을 뿌리치지 못한다. 하지만 이는 소비 자들에게 큰 불행이다.

물론 잘못은 소비자들에게도 있다. 크고 겉멋 든 것을 좋은 과일로 평가하는 경향이 그것이다. 그런 고장 난 과일들을 선물용으로 선택 하는 관행은 참으로 안타깝다. 상대방을 위한다면서 되레 해를 끼치 는 현실이 아이러니컬하다. 그러나 어찌됐든 고장 난 과일을 선물하 는 관행이 변하지 않는 한 농민의 재배 관행이 바뀌기를 기대하기란 어려운 일이다.

다음으로 걱정스러운 것은 지나치게 높은 당도다. 과학자들이 육종 을 거듭한 탓에 오늘날 과일들은 대부분 단맛이 출중한 것들로 거듭 났다. 신맛과 떫은맛, 매큼한 맛 등은 추방됐다. 이 또한 소비자들의 요구 결과다. 나날이 달고 더 단 것을 찾아온 그들이다. 덕분에 오늘의 과일들은 준(準) 설탕 덩어리가 됐다.

지나친 설탕 섭취가 비만과 당뇨병 등 성인병의 원인이 된다는 사 실은 이미 현대의학이 수많은 연구를 통해 밝혀 놓았다. 설탕뿐 아니 라 당도가 너무 높은 과일도 이 같은 위험을 초래할 수 있다고 한다. 따라서 신선 과일이어도 무조건 많이 먹었다가는 오히려 큰코다칠 수 있다.

예전의 과일들은 요즘 과일과 달랐다. 가을볕에 잘 그을려 노랗게 익은 배는 다 자라도 어른 주먹 크기였다. 한입 베어 물면 아주 옹골찬 느낌을 주었고, 단물이 입안에 신선하게 감돌았다. 겨울을 나도록 먹는 만생종 배는 떫은맛이 함께해 우리 몸에 약성으로 남았다. 사과는 새콤달콤한 맛나는 것들이 많았다. 요즘은 이런 사과, 배를 찾으려 해도 찾을 길이 막연하다.

그 시절 사과, 배는 수확해 창고에 대충 놓아두어도 잘 변질되지 않았다. 과육이 옹골찬 덕분에 겨울을 나도록 잘 물러지지 않았다. 하지만 요즘 사과, 배는 딴판이다. 상온에 놔두면 며칠 못 가 쭈글쭈글해지고, 과육이 푸석푸석해지는 경우가 많다. 이 현상만으로도 전자와 후자의 과일로서의 진실성을 확인할 수 있다. 자연의 질서를 벗어나 억지로 잡아 늘리고 당도 위주로 맛을 변질시킨 것을 긍정적으로 평가하기 어려운 이유다.

좀 더 과거로 돌아가 야생종 사과, 배의 시절을 떠올려 보자. 야생 사과와 배는 작아 볼품없고 맛도 없었지만 대신 생명력과 약성이 강한 특징이 있었다.

야생 사과의 일종이 오늘날까지 전해지는 꽃사과다. 산사로도 불리는 이 열매는 맛은 시큼하지만 색깔이 선명한 데다 적당한 단맛도 지니고 있다. 한방에서는 이를 소화불량, 식욕부진 등 위장 관련 질환을 치료하는 약재로 사용해 왔다. 꽃사과로 술을 담가 먹으면 피로회복과 식욕증진에 도움이 됐으며 신경과민, 불면증, 변비 등을 치유하는 효과가 있어 약술 재료로 이용되기도 했다.

최근의 한 연구에서는 꽃사과 잎의 폴리페놀과 플라보노이드 함량이 오늘날 사과의 주종을 이루는 후지보다 2배 이상 높은 것으로 밝혀지기도 했다. 특히 항산화성분인 폴리페놀이 혈압과 콜레스테롤 상승을 억누르고, 플라보노이드의 경우 혈전 및 뇌졸중 예방, 골밀도 유지에 큰 효과를 보였다고 한다.

돌배는 표면이 매끈하지 않은 녹색을 띠고 작아 경제성이 약하다 보니 '돌'이란 말이 앞에 붙은 것으로 보인다. 그러나 이 역시 배의 한 종류이므로 기침과 기관지염, 천식 등의 치료에 도움이 되며, 그 약성은 일반 배보다 뛰어난 것으로 알려져 있다. 돌배는 과일뿐 아니라 잎과 줄기에도 항산화물질이 다량 함유된 것으로 알려져 있다.

오늘날 사과와 배는 종류가 수만 가지에 이른다. 이들이 꽃사과, 돌배 같은 야생종을 조상으로 두고 있음은 간단한 방법으로 확인할 수 있다. 씨앗을 받아 심어 보는 것이다. 그러면 그 자리에 일반 사과나 배가 나오지 않고 꽃사과, 돌배 같은 야생의 볼품없는 것들이 나온다. 이 때문에 과수 묘목업자와 농민들은 씨를 받아 심지 않고 접붙이기로 사과, 배를 번식시킨다. 복숭아도 씨를 받아 심으면 개복숭아가 나오므로 접붙이기를 한다. 대부분의 과일이 이렇듯 접붙이는 방식을 택한다. 이렇게 접붙이고 개량한 결과, 당도는 향상되고 부피가 커졌지만 잃어버린 것이 많아 아쉬움을 남긴다.

자연의 섭리를 무시한 농사

한국인의 독특한 식생활과 식문화가 깃든 음식이 쌈밥이다. 세계적
으로 이런 음식문화를 발전시킨 나라는 거의 없다.

왁자지껄한 음식점에서 가족끼리, 혹은 지인들에 둘러싸여 쌈밥을
볼이 미어 터져라 우겨 넣는 것은 우리 사회의 진풍경이다.

싱싱한 잎채소 위에 밥과 나물류, 쌈장을 얹어 손바닥으로 받쳐 들
면 군침이 절로 돈다. 불판에 갓 구운 고기나 생선회 한 점을 올려 마
늘을 곁들이면 단백질과 채소가 어우러져 건강식으로 훌륭하다.

여기에 된장찌개라도 보글보글 끓여 내고 잘 숙성된 김치를 곁들이
면 영양식으로도 완벽하다. 화려한 산해진미는 아니지만, 한국인의
밥상을 풍요롭게 만드는 소박한 만찬인 셈이다.

이런 쌈밥에서 빼놓을 수 없는 기본 식재료가 상추와 깻잎이다. 이 둘은 예전에 쌈이란 말을 탄생시킨 주요 채소였을 것이란 생각이 든다. 둘둘 말아 쌈 싸 먹기 좋은 녹색 이파리들이니 밥이란 단어와 어울려 쌈밥이란 용어가 전해졌을 것으로 보인다.

요사이는 이들 외에도 여러 가지 민속채소와 서양채소, 허브류 등이 등장해 쌈밥의 풍미를 더욱 고양시켰다. 민속채소로는 당귀 싹, 곰취, 방풍, 쑥갓, 달래, 두릅 등이 인기다. 서양채소로는 비타민채소, 케일, 치커리, 비트 등이, 허브로는 바질, 처빌, 민트, 레몬밤 등이 식탁에 녹색 풍요와 함께 맛의 악센트를 더해 준다. 이런저런 맛과 색깔에 빠져 이것으로도 한 번, 저것으로도 한 번 싸 먹다 보면 어느새 밥 한 그릇이 뚝딱 비워진다. 내가 밥을 먹는 것인지, 쌈채소가 나를 삼키는 것인지 분간하기 어려운 행복한 식사 시간이다.

이처럼 쌈채소가 다양하게 등장해 쌈밥문화에 깊이를 더했지만, 그래도 아직까지 쌈밥 식탁에 빠짐없이 올려야 하는 주요 채소는 상추와 깻잎이다. 이 둘은 한민족이 가난할 때든 요즘처럼 살만해진 때든 가리지 않고 채소의 신선한 맛을 그대로 살려 식사하는 쌈문화를 웅숭깊게 받쳐 줘 왔다.

그런데 이처럼 중요한 쌈밥의 주인공들이 오늘날 고유의 약성과 자연스러운 특징을 점점 상실해 가는 것을 보면 안타까움을 금할 수가 없다. 먼저 상추를 예로 들어 보자.

상추는 적갈색과 연녹색 두 가지로 구분되며, 생김새는 잎이 쪼글쪼글하거나 작은 배추처럼 포기를 이룬 것이 대부분이다. 마트의 채소 판매대에 진열돼 있는 상추는 크기가 공산품처럼 균일하다. 또 한

없이 보들보들해 한입에 쌈 싸 먹기 딱 알맞다. 쌉싸래한 맛은 부족하고 대신 고소한 맛이 더 많은 느낌이다. 잎자루 끝에는 맹물 같은 액체가 감돈다.

예전의 상추는 이렇지 않았다. 가난하던 시절 우물가 텃밭이나 집 뒤란 밭에 몇 포기씩 재배하던 상추는 잎이 억세고 크기도 들쭉날쭉했다. 또 쓴맛이 강했으며, 갓 땄을 때는 잎자루 끝에 우유 같은 액체가 흘러내렸다. 시원한 우물물에 휙휙 씻어 보리밥에 고추장을 얹어 먹으면 쌉싸래한 맛이 식도를 훑으며 내려갔다. 그런 쓴맛과 흰 액체가 약성을 발휘해 식사 후는 졸음이 슬슬 몰려왔다. 요즘 상추는 아무리 먹어도 졸음이 오지 않는다. 무언가 생명력이 결여됐다는 반증일 것이다.

요새 상추가 그럴 수밖에 없는 것은 주로 도시 근교에서 약탈농업 방식으로 재배하기 때문이다. 상추를 재배하는 이들은 대다수가 도시 근처에 땅을 빌려 비닐하우스를 설치한다. 땅은 제 것이 아니기 때문에 흙을 제대로 가꾸지 않는다. 거름을 충분히 주지 않고 대충대충 파종해 그 자리에서 반복적으로 길러 수확한다. 그러니 땅심이 낮아질 수밖에 없고, 상추의 약성이 떨어질 수밖에 없다. 농민이 가장 관심을 기울이는 것은 똑 고르게 많이 올라오는 잎들이다. 이를 위해 화학비료를 물에 타서 잎에 뿌린다. 그러면 파종 후 20여 일 만에 잎을 줄곧 따 낼 수 있다. 이것이 소득을 높이는 첩경이다.

비닐하우스는 헌 비닐 위에 새 비닐을 겹겹이 올리고 때론 부직포도 둘러 그 안의 식물이 햇빛을 충분히 받기 어려운 환경이다. 심지어는 실내에서 자연광을 완전 차단한 채 LED 등으로 상추를 재배하는 곳도 있다. 이런 곳에서는 식물에 양액을 공급하기도 한다. 작물이 땅에 뿌리박고 영양분을 흡수하는 게 아니라, 물 비료에 뿌리를 담그고 자라는 것이다.

모름지기 식물이란 자연 속에서 햇빛을 적절히 받으며 땅속 영양분을 빨아올려 성장하는 게 정상이다. 아침저녁으로 이슬도 먹고 바람결도 받아 내면서 기능성이 더해지는 것일 게다. 그렇지 않고 지나치게 인공적인 환경에서 기르면 보들보들하게 자랄지는 몰라도 사람의 건강을 떠받치는 핵심 영양성분은 빠질 수밖에 없는 게 아닐까.

예전 우물가에서 키우던 상추는 수확해 상온에 놔둬도 잘 시들지 않았다. 요새 상추들은 먹다가 남아 상온에 방치하면 쉽게 시들어 버린다. 이를 살려 내려고 물에 담그면 생기를 되찾기는커녕 물과 섞여 시나브로 녹아 버리는 느낌이다. 조직이 치밀하지 못하다는 증거다. 이런 것을 일상적으로 먹고 건강해지길 바라는 것은 모순이다.

깻잎은 그래도 상추처럼 사정이 심각하지는 않다. 이는 깻잎의 야성이 강한 덕분이기도 하다. 깻잎은 들깨의 이파리다. 본래 들깨는 들판에서 야생으로 무럭무럭 잘 자란다고 해서 그런 이름이 붙었다. 사람의 손길이 거의 미치지 않는데도 잘 자라고, 강한 비바람에도 여간해선 쓰러지지 않는다. 그래서 과거부터 농민들이 참깨농사는 어렵사리 지었고, 들깨는 대충대충 재배해도 종실과 잎을 충분히 수확할 수 있었다.

그러나 요즘 깻잎은 품종부터가 예전과 다르다. 예전 들깨는 잎과 종실 두 가지를 수확하기 위해 재배했다. 여름부터 가을까지 잎을 따 이용하고, 가을에는 종실을 수확했다. 잎은 쌈 재료 등 신선채소와 절임용으로 쓰였고, 씨앗으로는 들기름을 짰으며, 기름을 생산하고 남은 깻묵은 가축사료나 유기질비료로서 이용가치가 높았다.

요즘 깻잎은 잎만 수확하기 위해 육종한 잎들깨다. 잎들깨는 살아 있는 동안 잎만 줄기차게 피워 낼 뿐, 종자는 생산하지 못한다. 자연 조건에서 자연스럽게 재배하면 씨앗을 맺게 되지만, 농부가 이를 허용하지 않는다. 농민은 푸른 잎만 한없이 수확해 소득을 높이는 데 관심이 있다. 그러다 보니 과거 들깨에 비해 깻잎을 10배 이상 피워 내게 된다.

이렇듯 많은 양의 깻잎을 수확하기 위해 온갖 특이한 농법을 적용하게 된다. 대표적인 것이 전조(電照) 재배다. 이는 백열등이나 LED 전등을 밝혀 식물이 밤을 낮으로 착각하게 만드는 기술이다. 깻잎 주산지인 충남 금산이나 경남 밀양 등지에서는 비닐하우스 단지마다 불야성을 이룬 이상한 광경을 볼 수 있다. 밤에도 쉬지 못하고 부단히 잎을 밀어내야 하는 식물의 고단한 생이 되풀이되고 있는 공간이다.

원래 들깨는 햇빛이 짧은 조건, 즉 가을 초입에 꽃 피울 준비를 한다. 반면 햇빛이 긴 여름에는 개화(開花)를 준비하지 않고 잎만 무성하게 피워 낸다. 전조 재배는 이러한 들깨의 특성을 이용해 식물로 하여금 언제나 광량이 풍부하고 일조시간이 긴 계절로 오인하게 만드는 것이다. 다시 말해 개화를 거쳐 씨앗을 맺으면 잎 수확이 곤란해지므로 개화를 철저히 방해하는 기술이다. 결국 오늘날 우리가 쌈채소로 길러 먹는 잎들깨는 씨앗 생산이 거부돼 후대를 잇지 못하는 비운의 식물인 셈이다. 인간의 극대화된 욕망이 이런 비정상을 유발했다.

더욱 걱정스러운 것은 깻잎에 살포하는 농약이다. 각종 병해충 방제를 위해 어릴 때부터 여러 가지 농약들이 살포되는 것은 우려스러운 상황이다.

상추에도 농약이 많이 뿌려지기는 마찬가지다. 물론 소비자 건강을 고려해 농약 살포를 최소화하려 하는 양심적인 농민들도 적지 않다. 유기농업, 무농약 농사 등 환경 친화적인 농법으로 양질의 깻잎, 상추를 수확하는 이들도 있다. 하지만 종종 백화점이나 대형마트에서 잔류허용 기준치를 수십 배 초과한 상추, 깻잎이 당국의 단속에 적발돼 언론에 오르내리는 것은 정말 아찔한 일이다.

후손을 잇지 못하는 채소

~~~~~/\//\~~~~~

요즘 옥수수는 대부분 알갱이가 노란색으로 균일하다. 거의 같은 크기의 알곡이 대궁에 촘촘히 박혀 있다. 너무 가지런하고 단정해 기계로 찍어 낸 것만 같다. 크기도 적당히 길쭉해 외관상 상품성이 높다.

특히 여름철에 찐 옥수수로 인기인 대학찰옥수수는 씹는 촉감도 보들보들하고 쫀득거리며 고소한 맛이 출중하다. 솥에 갓 쪄내 수증기 감도는 대학찰옥수수는 노르스름한 색깔이 반지르르하게 감돌아 입 안에 절로 군침이 돌게 한다.

이에 반해 예전 옥수수는 고구마처럼 둥글거나 다소 휘어졌고 길이도 짧은 경향이었다. 알갱이의 크기가 고르지 못해 상품성이 낮았다. 하지만 보라, 검정, 노랑, 적색 알갱이가 한데 섞여 약성이 뛰어났고

씹을 때 옹골찬 느낌을 주었다.

농가에서는 옥수수를 수확해 식량으로 사용하고 그중 생김새, 색깔, 알갱이의 충실도 등이 뛰어난 대궁을 별도로 골라 보관했다. 다음 해 종자로 쓰기 위해서였다. 보관 방법은 처마에 매달아 말리는 것이다. 겨우내 양지 바른 남향의 처마에 대롱대롱 매달려 단단하게 건조된 알갱이들은 후손을 퍼뜨릴 수 있는 성질을 고스란히 지니고 있었다.

먹을거리가 부족했던 농가의 아이들은 처마의 옥수수 대궁을 바라볼 때마다 군침을 삼켰다. 짓궂은 녀석들은 부모 몰래 그것을 내려 아궁이 불에 구워 먹었다. 바짝 마른 것이어서 적당히 그을리면 누룽지처럼 고소한 맛이 일품이었다.

그렇게 한창 맛나게 먹다 보면 뒤에서 농부 아버지의 불호령이 떨어지기도 했다.

"이놈 새끼, 씨오쟁이 해 논 걸 궈 먹어?"

곧이어 주먹이 머리에 떨어져 눈앞에 불똥이 튀었다.

"집안 망쳐 먹을 놈이네!"

아버지의 분기탱천한 목소리는 좁은 재래식 부엌 공간을 쩌렁쩌렁 갈라놓았다.

지금은 활동필름처럼 남은 가난하던 시절의 애환이지만, 그런 에피소드의 이면에는 시대의 흐름과 더불어 영영 잃어버린 진실성이 깃들어 있었다. 종자를 둘러싼 건강성과 생명력에 관한 진실성이다.

옥수수만이 아니었다. 산업화 이전 농부들은 대부분의 씨앗을 잘 받아 이듬해 농사에 쓰려고 애지중지 보관했다. 옥수수처럼 짚으로 엮어 처마에 매달아 두기도 했고, 짚이나 싸리로 만든 종다래끼(작은 바구니)에 조심스레 보관해 겨울을 나게 했다.

이런 종다래끼를 '씨오쟁이'라 불렀다. 이와 관련해 '죽어도 씨오쟁이는 베고 죽는다'는 속담도 있다. 농부는 굶어 죽어도 종자는 절대 건드리지 않음을 비유한 속담이다. 그 당시 종자를 얼마나 중요시했는지를 역력히 헤아려 볼 수 있는 내용이다.

요즘도 종자가 중요시되기는 마찬가지다. 하지만 씨오쟁이를 베고 죽을 정도로 자가 채종(自家採種) 씨앗에 집착하는 농민은 거의 없다. 농민들은 대신 대부분의 종자를 해마다 시장에서 사다 쓴다. 종자가 아니면 대규모 공장 형태로 운영되는 모종 농장에서 모종을 구입해 심는 것으로 파종을 대신한다. 이는 세계적인 추세다.

농민이 그렇게 하는 것은 사다 쓰는 종자나 모종이 더 많은 소출을 가져다줄 뿐 아니라 외관상 상품성도 높아 소득을 더 올릴 수 있기 때문이다. 게다가 매년 반복적으로 종자, 모종을 사 와야 하는 이유가 또 한 가지 있다. 이들 종자, 모종으로 농사지어 거둔 작물에서 종자를 받아 다음 해 파종하면 농사를 고스란히 망치게 되기 때문이다. 이렇게 농사지으면 이상하게도 수확량이 크게 떨어지며, 기형 농작물이 많이 나온다. 그러다 보니 농민들이 종자회사에 종속되는 현상이 고착화됐다. 현대 자본주의 체제에서 기업의 고도화된 상업적 전략이 낳은 농민의 불행이다. 농부들은 돈을 좀 더 벌려다가 비싼 값 물고 울며 겨자 먹기로 종자를 사다 써야 하는 슬픈 운명의 주인공이 되고 말았다.

슬픔과 불행은 농민에게만 국한되지 않는다. 농산물을 사다 먹는 소비자도 불행하기는 마찬가지다. 아니, 소비자의 불행은 농민보다 더한 측면이 있다. 대를 잇지 못하는 농작물의 비극이 사람에게 전이

(轉移)될 수도 있는 불행이다.

다시 옥수수의 현실로 돌아가 본다. 오늘날 옥수수 가운데 맛이 가장 뛰어나다는 대학찰옥수수는 여름철 휴갓길에 승용차를 받쳐 놓고 노점에서 몇 개씩 사 먹은 추억이 있을 것이다. 그렇게 맛 좋고 반지르르한 색택(色澤)이 흘러 식감을 더욱 자극하는 대학찰옥수수가 스스로는 대를 잇지 못한다는 사실을 독자 여러분은 제대로 알고나 있으신가.

시중 종자를 심어 수확한 대학찰옥수수는 이를 이듬해 다시 종자로 사용하면 제대로 된 옥수수가 열리지 않는다. 알갱이가 뭉텅이로 빠져 마치 앞니 다 빠진 사람처럼 흉물스럽고, 병충해에 약해 깜부기가 거뭇거뭇하게 앉곤 한다. 옥수수 줄기도 흑인의 머리카락처럼 꼬불꼬불해지고, 대궁도 제대로 달리지 않는다. 기후가 정상적인데도 마치 가뭄이 극심한 조건에서 농사지은 것과 비슷한 상황이 벌어진다.

이는 대학찰옥수수 종자가 자식까지는 잘 이을 수 있어도 손자 대에 가서는 열성 유전자가 발현돼 엉망이 되는 한계점을 지니고 있음을 말해 준다. 이는 최대 이윤추구를 목표로 한 종자회사의 장난에 놀아난 것과 다름없다. 종자회사는 농민의 자가 채종을 원천적으로 방해함으로써 이익을 극대화하고자 한다. 탐욕이 끝을 모르는 현대 산업사회의 단면이다.

문제는 여기서 그치지 않는다. 후대를 제대로 잇지 못하는 이러한 옥수수를 일상적으로 먹을 때 인간에게는 문제가 초래되지 않는지 돌아볼 필요가 있다. 이와 관련해 아직 과학적인 연구 결과가 나오지는 않았지만, 무언가 석연찮은 점이 있다.

후대를 제대로 잇지 못하는 것은 옥수수만이 아니다. 오늘날 대부분의 채소가 후손을 똘똘하게 잇는 능력을 상실했다. 자식까지는 원만하게 만드는데, 손자 대부터는 '바보'가 태어난다. 물론 종자회사의 다수확 신품종 개발 노력 덕분에 인류의 기아 문제가 상당 부분 해결된 측면도 있다. 하지만 오늘날 불임의 증가가 이러한 종자 공급 시스템과 관련된 것으로 판명난다면 인간의 비극은 정점으로 치닫고 말 것이다.

예전에는 오이의 경우 서리 맞아 누렇게 늙은 것을 따다 종자를 확보했다. 팔뚝만 한 늙은 오이의 배를 가르면 그 안에 씨앗이 실하게 들어 있었다. 이를 숟가락으로 죽죽 긁어내면 오이씨가 섬유질과 섞여 나왔다. 이를 채반에 말리면 오이 씨앗만 남고 섬유질은 말라붙었다. 이 씨앗을 바구니에 정성껏 보관해 이듬해 봄에 파종했다.

요새 오이는 누렇게 익을 때까지 덩굴에 매달아 놓아도 씨앗이 제대로 안 생기는 경우가 많다. 생기다 만 씨앗이 과육처럼 뭉클뭉클해 뱉지 않고 함께 먹어 버린다. 씨앗은 더 이상 농부의 관심 대상이 아니다. 열매의 품질과 수확량이 향상돼 돈만 잘 벌리면 그만이다.

고추는 태양초를 가르면 씨앗이 우수수 쏟아졌다. 과거 이들 씨앗은 대부분 고추씨기름을 짜는 데 사용했고, 일부를 남겨 두었다가 종자로 썼다. 요즘은 시중의 개량종 고추 종자를 심어야 고추가 두세 배 많이 달리고 과육이 두꺼워 고춧가루 양도 훨씬 많이 나온다. 재래종 고추 종자를 받던 관행이 사라질 수밖에 없었던 이유다.

과거에는 호박도 늙은 호박의 씨를 꺼내 잘 말려 심었다. 무, 배추는 장다리가 올라오면 거기서 씨앗을 받았다. 이를 위해 수확한 한참 뒤까지 종자를 받을 무, 배추를 밭 한 귀퉁이에 남겨 두었다. 채소들은 대부분 자가 채종해 이듬해에 파종하는 농사 관행이 자리 잡고 있었다.

지난날에는 무엇이든 종자로 삼으려고 조금씩 남겨 정성껏 보관하는 것을 목숨처럼 중요하게 생각했다. 농가의 담 옆에는 아담한 규모의 모종밭을 두었다. 여기에 여러 가지 채소종자를 심어 소중하게 가꿨다. 씨앗을 뿌리고 며칠 지나 나가 보면 새 생명들이 삐죽삐죽 얼굴을 드러냈다. 푸릇푸릇하게 약동하는 채소의 자손들에게서 어떤 원초적 생명력이 뻗쳐 오곤 했다.

이제는 그리했던 농가의 모종밭과 자가 채종 관행을 종자회사가 막강한 자본력을 앞세워 앗아 간 형국이다. 농산물을 천지의 힘으로 길러 내고, 이렇게 하여 생명력으로 충일한 먹을거리를 먹어 나의 생명력을 기르던 방식도 실종됐다. 무엇보다 세계 시장을 점령한 다국적 종자 기업들의 상술이 이런 결과를 불러왔다.

2대에 기형 농작물을 쏟아 내거나 후손을 잇지 못하는 농작물을 먹고 우리가 정자와 난자를 만든다. 그러하니 인간의 후손이 어찌 되겠는가.

잘 모르긴 해도 오늘날의 무정자증이나 정자 활력 저하, 여성의 난임, 불임 등이 이와 무관하다고만은 주장하기 어려울 것이란 생각이 든다.

옛말에 '천지생육만물 생생불식 만대유전(天地生育萬物生生不息萬代遺傳)'이란 말이 있다. 천지가 만물을 생육하되 쉼 없이 낳고 또 낳아 만대를 유전한다는 말이다. 그런데 오늘날에 이르러 만대는커녕 딱 한 대에 끝나게 돼 버렸으니, 한심한 일이다.

유전자조작식품과 불임 씨앗

─╴╱╲╱╲╱╴─

유전자조작식품(GMO)은 글자 그대로 '유전자를 조작해서 만든' 괴이쩍은 식품이다. 다시 말해 동식물과 미생물에서 각종 유전자를 꺼낸 뒤 이를 다른 동식물에 주입해 만든 새로운 생물체이다. 인간이 주제넘게도 조물주의 영역에 들어가 조물주의 역할을 대신해 버린 것이다. 그 뒤에는 물불 가리지 않고 최대 이익을 추구하는 기업들의 탐욕이 도사리고 있다.

GMO의 고향이라 할 수 있는 미국의 경우 소비자의 80%가 이를 반대하는데도 최대 이익 실현에 매몰된 기업들이 정치인들과 손잡고 GMO의 확산에 전력을 기울이고 있다. 캐나다와 호주, 중남미 지역도 사정이 미국과 비슷하다. 돈벌이에 혈안이 된 기업의 행동을 대중이 통제하지 못하는 형국이다.

심지어 세계 200여 도시에서 동시다발로 GMO 반대 집회가 열리는데도 GMO의 손길은 기세 좋게 지구촌 구석구석으로 뻗쳐 간다. 14억 인구의 중국과 14억 인구에 육박하는 인도, 아프리카 등지로 GMO가 깊숙이 발을 들여 놓고 있다.

유럽과 러시아는 GMO를 반대하는 분위기다. 아직까지 생태계와 인체에 대한 안전성이 확실히 증명되지 않았다는 이유에서다. 특히 서유럽 국가들은 GMO를 프랑켄슈타인 식품이라 부르며 일반 대중도 이를 기피하고 있다. 그럼에도 불구하고 이들 지역에도 GMO가 야금야금 파고드는 추세여서 환경론자들에게 우려감을 더한다.

GMO를 찬성하는 쪽은 이것이 병충해 예방 등을 통해 농업 생산성과 농산물의 상품성을 크게 증진시킨다는 점을 부각시킨다. 실제 GMO는 어떤 생물의 유전자 가운데 추위, 가뭄, 병해충, 제초제, 살충제 등에 잘 견디는 유용한 유전자만을 추출해 다른 생물체에 주입하는 방법으로 생산한다. 혹은 비타민, 철분 등 특정 영양성분을 강화하는 방향으로 개발하기도 한다. 이를 통해 달성한 상품성, 생산성 향상을 생명공학기술의 개가로 치켜세운다. 세계의 빈곤을 물리치고 농약 사용량을 줄여 지구 환경보호에도 기여하게 됐다며 자랑이 대단하다.

그러나 GMO 반대론자들의 주장도 만만찮다. 이들은 GMO가 결코 지구촌 기아 문제를 해결할 수 없다고 잘라 말한다. 그들은 세계에서 가장 넓은 면적에 재배되는 한 GMO콩이 기존 콩에 비해 평균 5~10% 낮은 생산성을 나타낸다는 점을 그 예로 들고 있다. 미국, 아르헨티나, 콜롬비아, 호주 등 GMO 면화를 재배한 대부분의 나라에서도 수확량이 기존 면화 수확량 수준에 머물고 있다고 한다.

그런가 하면 GMO콩 생산에 들어간 농약 양이 역설적이게도 기존 콩 재배에 들어간 농약 양을 능가한 경우도 발생했다. 제초제에 잘 견디는 GMO를 개발했는데 엉뚱하게도 2~3년 만에 슈퍼잡초가 출현해 생태계에 악영향을 끼친 사례도 있다.

GMO가 인체에 미치는 부정적인 영향은 더 우려스럽다. 일부 과학자들은 최근 20여 년간 꾸준히 증가한 알레르기 질환이 GMO 섭취와 관련 있다고 주장하고 있다. GMO는 또 항생물질에 대한 내성 증가의 원인이 되어 기존 항생제 사용을 무력화시키는 원인이 될 수도 있다고 강조한다. 이 밖에 쥐를 이용한 각종 실험에서 면역계 손상과 간, 신장 등에 유독한 증세가 나타나는 등 부정적 연구 결과들이 속속 발표되고 있다.

영국 로웨트연구소에서 36년간 재직했던 GMO 대가 알패드 푸츠타이(Arpad Pusztai) 박사는 언젠가 이런 말을 했다. "만일 유전자조작식품을 준다면 저는 분명히 먹지 않을 겁니다. 우리는 전에 먹지 않았던 새로운 것을 식품 속에 넣고 있어요. 이들이 면역계에 미치는 영향은 예측하기 어려워요. 예측 가능하다고 말할 사람이 있으면 누구든지 나와 보라고 하세요."

또 블라디미르 푸틴(Vladimir Putin) 대통령은 "러시아 국민들은 유전자조작식품으로부터 보호될 필요가 있다"며 "국민들은 해로운 식품, 즉 증명되지 않았거나 인간에게 어떤 결과를 미칠지 예견되지 않은 제품, 특히 그런 음식으로부터 보호되어야 한다"고 말했다.

김대중 정부 시절 초대 농림부장관을 지낸 김성훈 중앙대 명예교수도 이들과 입장을 같이하는 학자다. 그는 인간과 생태계에 미치는 여러 가지 부정적인 점들을 고려할 때 GMO가 절대로 이 땅에 뿌리내리지 못하게 해야 한다고 강조한다.

이들의 목소리가 더욱 의미심장하게 들려오는 것은 그만큼 현대인의 밥상이 날이 갈수록 GMO와 각종 오염물질의 오염으로 몸살을 앓기 때문일 것이다.

우리나라는 다행스럽게도 아직까지 GMO가 농촌진흥청 등의 연구포장에서 실험적으로나 재배될 뿐, 농가 단위에서는 재배되지 않고 있다. 그렇지만 수입량이 폭발적으로 늘고 있어서 문제다. 우리나라는 세계 2위의 GMO 수입국이다. 사료용을 포함해 매년 800만 톤가량을 수입한다니 놀랍다. 콩, 옥수수, 유채씨앗 등을 수입해 국민과 가축이 나눠서 먹는다.

우리네 식생활 곳곳에 침투한 GMO의 실상은 실로 놀랍다. 우유 대신 즐겨먹는 두유는 일부 생활협동조합 제품을 제외하고는 대부분 미국산 GMO콩을 원료로 만들었다. 국산 콩으로 만들었다면 오죽 좋은 식품일까 마는, 안타깝게도 현실이 그 지경이다. 천만다행인 것은 된장과 고추장, 두부의 원료로 쓰이는 콩이 GMO가 아니란 사실이다. 대부분 수입콩이긴 하되 GMO는 아니란 점이 그나마 위안이다.

어린이들이 즐겨먹는 시리얼 가운데는 미국산(産)이 많다. 미국에서 수입한 것이니 당연히 미국산 GMO 옥수수와 미국산 GMO 콩이 원료로 들어갔다. 그런데도 우리 어린이와 엄마, 아빠는 무심코 이 시리얼을 구입해 먹는다. 아침저녁으로 우유에 타 먹으며 맛있다고 야단이다.

가축이 먹는 배합사료에는 수입 옥수수와 수입 대두박, 면화씨 등이 들어간다. 100% GMO들이다. 가축이 먹기 때문에 별 문제 없으리라는 것은 오산이다. 배합사료가 고기, 달걀에 축적되어 문제를 초래하고 그것을 인간이 식용하게 되기 때문이다.

주방에 늘 비치해 이용하는 것이 콩기름, 옥수수기름이다. 두부를 굽거나 전을 부칠 때, 달걀프라이할 때 빠질 수 없는 것이 이들 기름이다. 이들이 대부분 수입 GMO 콩, 옥수수로 만들어졌다는 사실을 소비자들은 정확히 알지 못한다.

참치통조림을 열면 거기에 기름이 가득 찬 것을 보게 된다. 카놀라(canola)유다. 유채씨로 짠 기름을 서양에서 카놀라유라 부른다. 미국과 캐나다산 유채씨앗은 거의 100%가 GMO다. 이것으로 만든 카놀라유가 요즘 참치통조림을 가공하는 데 들어간다. 참치 좋아하는 젊은이들의 미래를 걱정하지 않을 수 없게 만드는 대목이다.

간장의 원료도 GMO 콩이다. 우리 음식에 가장 기본적인 조미료로 광범위하게 들어가는 간장이 이런 상황이 된 것은 슬픈 일이다. 빵, 과자, 각종 음료수 등에도 GMO 농산물이 원료로 들어간다. 심지어는 각종 비타민제나 의약품 분야도 값비싼 액상과당 대신 값싼 GMO 옥수수에서 추출한 물질을 사용한다. 막걸리에 들어가는 아스파탐도, 유기농식품에 첨가하는 각종 당 성분도 전부 값싼 GMO 옥수수에서 추출해 만든다고 하니, 웃기는 일이다.

이처럼 GMO 식품을 일상적으로 먹어도 건강에 이상만 초래되지 않는다면 걱정할 것이 없을 것이다. 문제는 GMO가 위에 적었듯이 건강상 안전을 결코 담보하지 못한다는 데 있다.

유럽과 러시아에서는 GMO가 불임이나 난임(難姙)을 유발하는 것으로 알려져 있고, 알레르기 질환과 유방암 등 종양의 발생률을 높여 인종말살을 초래한다고까지 생각하는 실정이다. 그럼에도 불구하고 한국인의 식탁에 이처럼 GMO가 알게 모르게 많이 올라가는 현실은 우려하지 않을 수 없는 상황이다.

2012년 프랑스 캉(Caen)대학의 질 에릭 세랄리니(Gilles-Eric Seralini) 교수팀이 발표한 연구 결과는 우리를 더욱 당혹케 한다. 미국 몬산토 사가 전 세계를 대상으로 팔아먹는 한 GMO 옥수수를 2,000마리의 실험용 쥐에게 2년간 먹인 것이다. 사람으로 치면 10년간 먹인 것과 같다고 한다.

그 결과 쥐에게 유방암 등 종양이 생기고 위장과 비장이 비틀어졌다고 한다. 피해는 암컷과 수컷의 비율이 7:3으로 나타나 암컷이 훨씬 더 취약했다고 한다. 더욱 불안한 것은 2세로 가면서 자폐증과 불임증까지 나타났다는 사실이다. GMO의 위험성을 적나라하게 드러낸 실험 결과라 할 수 있다.

GMO가 불임증까지 초래했다는 사실은 인류의 미래에 드리워지는 먹장구름이다. GMO 가운데 터미네이터(Terminator) 종자가 있다. 터미네이터란 '종결자'란 뜻이다. 쉽게 말해 끝장낸다는 의미이다. 후손을 더 이상 잇지 못하게 끝장내 버린다는 말이다.

무서운 말이지만 실제 GMO 과학자들이 이 종자에 관한 기술을 개발했고 그에 관한 특허를 몬산토 사가 보유하고 있다. 이 기술의 핵심은 생식 능력을 스스로 제거한 자손, 즉 불임 씨앗(자살 씨앗)을 퍼뜨리는 것이다. 불임 씨앗은 자기 세대에는 싹을 틔우고 열매를 맺지만 2

세대에 가서는 완전 불임이 되어 후대를 잇지 못한다.

이로 인해 농부들은 철저하게 종자 주권을 빼앗기고 매년 종자회사에 목을 매어 씨앗을 구입해야만 한다. 농부들이 제 농토에서 씨앗을 받아 농사짓던 관행을 방해해 종자 구입을 강제함으로써 이익을 극대화하려 하는 기업의 탐욕이 초래한 무시무시한 결과다.

지금 서구 사회는 GMO의 불임종자와 그것이 생산한 농작물이 인간의 불임과 난임을 초래하고 있다는 주장으로 시끄럽다. 미국의 동물학자 테오 콜본(Theo Colborn)의 말처럼 실로 인류가 '미래를 도둑맞을지도 모르는' 가공할 현실이 우리 앞에 닥쳤다.

화학비료와 농약

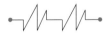

　요즘 시장에 나오는 농산물들은 맛이 밋밋하고 싱거운 것들이 많다. 이는 건강하지 못한 토양에서 유기물 대신 화학비료에 의존해 키워 내는 것이 원인이다.

　쑥갓은 쌉싸래한 맛으로 먹는 농산물인데 그 맛은 어디로 갔는지 좀체 느끼기 어렵다. 물 먹은 배춧잎 씹듯 밍밍하기만 하다. 미나리와 부추와 냉이도 향미가 상당 부분 사라졌다. 오이와 호박도, 더덕과 도라지도 향미가 예전만 못하다. 크기와 무게는 많이 나가지만 왠지 싱겁다.

　개중에는 맛이 똘똘한 것들도 있지만 본연의 맛이 대체로 추락한 것만큼은 사실이다. 과일들도 당도는 향상됐지만, 건강을 뒷받침해 주는 미묘한 다른 맛들을 찾아보기 어렵다. 맛에 조화를 부여하는 천연 미네랄들이 부족하다는 증거다. 이는 토양의 원천적인 생명력이 농작물에 제대로 미치지 못하기 때문일 것이다.

우리가 존재하는 지구는 살아 숨 쉬는 흙이 있기에 다른 수많은 별들과 달리 생명체의 존재가 가능하다. 흙이 살아 있다는 것은 그 속에 두더지, 땅강아지, 지렁이 등의 생물과 수많은 미생물 들이 존재하는 것으로 확인할 수 있다.

과거에는 겨울이면 삽을 들고 다니며 논에서 미꾸라지와 우렁이를 잡을 수 있었다. 미꾸라지는 구멍을 파고 내려가 겨울잠을 잤다. 구멍을 겨냥해 삽을 밀어 넣으면 겨울잠을 자다가 놀란 미꾸라지가 몸을 뒤채며 끌려 올라왔다. 우렁이도 구멍 속에서 한기를 피하며 동면했다. 이는 논이 살아 있다는 증거였지만, 이젠 그런 풍경을 대하기 어려워졌다.

밭과 과수원에서는 지렁이와 달팽이가 심심찮게 발끝에 걸리고 두더지 지나간 자국도 만날 수 있었으나 모두 옛일이 되고 말았다. 화학비료와 농약이 지나치게 살포되면서 토양 속의 생명체들은 멸절되고 생태계가 뒤틀리는 결과가 초래됐다. 한마디로 토양이 병들어, 만물의 생명과 에너지를 관장하는 본래 기능을 크게 상실한 것이다.

우리나라의 화학비료 사용량은 경제협력개발기구(OECD) 회원국 가운데 다섯 손가락 안에 든다. 이렇듯 엄청난 양의 화학비료가 좁은 강토에 투입되고 있는데도 사람들은 반성할 줄을 모른다. 오히려 이 나라 논밭의 황폐화는 점점 더 가속화하고 있다. 약탈농업이 대세를 이루고 있는 까닭이다.

무엇보다 도시 근교의 비닐하우스나 유리온실은 토양에 대한 혹사가 위험 수위에 이르렀다. 채소 농사 위주인 도시 근교는 대부분의 농토가 주인보다는 임차인에 의해 경작된다. 임차인은 자기 땅이 아니니까 흙의 품질을 높이는 데 잘 투자하려 하지 않는다. 돈의 여유가 있을지라도 자연퇴비 등으로 땅심을 높이는 데 정성을 기울이지 않고 맹목적으로 화학비료에만 의존하려 한다. 이런 관행은 오랜 세월 고착화됐다.

화학비료와 더불어 농약 사용량 역시 쉽사리 줄어들지 않는다. 고온다습하고 토양 유기물이 부족해 연작장해가 우려되거나 집약농법으로 좁은 논밭에서 많은 농산물을 거두려 하는 곳일수록 농약 사용량이 많은 편이다. 특히 우리나라와 일본은 이농(離農)과 농민들의 고령화로 일손이 부족해 농약을 더욱 많이 쓰는 경향이다.

일례로 논에서 피사리할 인력이 부족해 제초제를 퍼붓는 일이 일상사가 돼 버렸다. 밭에서도 농약 분무로 잡초와 병해충을 초토화시킨다. 그 결과는 농토의 산성화요, 황폐화다. 당장 편리한 것을 좇다가 후손에게 원죄를 남기는 일이 끊임없이 되풀이되고 있다.

농약과 화학비료의 과다 살포는 우리나라뿐 아니라 지구촌 곳곳의 농토를 황폐화시키고 있다. 미국 농무부 자료를 보면 밀의 미네랄 성분이 1914년에 비해 1992년에 대폭 줄어들었다. 칼슘은 절반으로, 인과 마그네슘은 6분의 1로 감소했다. 철 성분은 폭발적으로 줄어, 무려 26분의 1을 기록했다. 미국의 밀밭이 죽음을 향해 달리고 있음을 말해 주는 통계다. 중국과 일본의 농토도 날이 갈수록 피폐해져 가기는 마찬가지다.

일찍이 미국 미주리대 토양생물학자인 윌리엄 알브레흐(William A. Albrecht) 교수는 약탈농업이 계속돼 토양의 비옥도가 낮아질 경우 농작물의 병충해가 심화되고, 그로 인해 인간과 가축의 건강이 망가진다는 연구 결과를 발표해 눈길을 끈 적이 있다.

그에 따르면 식물에 화학비료를 시비하면 식물 세포에 들어 있는 단백질과 탄수화물의 균형이 깨져, 단백질은 잎의 바깥쪽으로 밀려나고 식물의 잎을 둘러싸고 있던 보호막은 안으로 들어가게 된다고 한다. 이로 인해 단백질이 풍부한 잎은 병해충의 좋은 먹이가 돼 병해충이 기승을 부리게 된다는 것이다.

토양의 미네랄 함량은 농산물의 미네랄 함량으로 연결돼 이를 먹는 사람들의 충치 발생률을 좌우한다고도 한다. 제2차 세계대전 당시 미국 군인 7만 명의 구강 상태를 검진한 결과, 농토를 집약적으로 이용해 토양의 미네랄 함량이 크게 부족한 동부 지역 출신은 충치 발생률이 높았던 데 비해 토양이 비교적 비옥한 중서부 지역 출신은 가장 낮았다는 흥미로운 연구보고서도 있다.

이외에도 화학비료와 농약이 토양에 끼친 부정적인 결과들에 대한 지적은 수도 없이 많다. 농약의 경우 소비자들의 부정적 인식이 높아 작물보호제란 이름으로 바꿔 부르기도 한다. 그렇다고 해서 사람의 건강에 대한 역기능이 사라지는 것이 아니다. 눈 가리고 아웅 하는 식이다. 병해충 퇴치를 위해 어쩔 수 없다고 하지만, 농약을 퍼붓기 이전에 흙을 잘 가꿔 병해충이 달려들지 못하게 하는 일이 시급하다.

정성 들여 가꾸지 않고 양분 수탈만 계속하는 토양은 점점 운동장이나 콘크리트 바닥처럼 딱딱해지고 만다. 거기에는 공극(孔隙)이 없

어 산소가 깃들지 못한다. 작물 뿌리도 뻗어 들어가기 어려운, 죽은 땅
이다. 그런 땅에서 거둔, 면역성 떨어진 농산물은 인간의 신체를 섬약
하게 만드는 악순환을 초래하게 된다.

'씨' 없는 달걀

과거에 닭은 원래 '놔먹이는 새'였다. 마당 곳곳을 자유롭게 돌아다니며 특유의 귀여운 음성으로 구구거렸다. 지렁이, 개구리, 볍씨, 풀씨, 잡초 등을 마음대로 찍어 먹고, 날씨가 쌀쌀해지면 따사로운 햇볕 아래 옹기종기 모여 졸기도 했다.

그 시절의 닭은 야성이 강했다. 걸핏하면 푸드덕 날아 담장을 넘고 지붕 위로 올라갔다. 개중에는 꿩이나 들비둘기처럼 수십 미터를 거뜬히 날아가는 녀석도 있었다. 암탉은 낮에 먹이 사냥을 다니다 때가 되면 둥지에 알을 낳고는 호들갑스런 울음을 토해 냈다. 그러면 주인은 그 달걀 가운데 일부만 가져가고 나머지는 어미가 품게 해 대를 잇게 했다.

암탉이 알을 품는 광경은 생명의 경이 그 자체다. 스물 하루 동안 온 정성을 쏟아 병아리의 탄생을 도우면 알을 깨고 나온 병아리들은 곧 어미, 아비를 쫓아다니며 생존 연습을 한다. 볏이 늠름하고 꼬리가 휘황찬란한 수탉, 알록달록하고 아담한 암탉, 그리고 그 사이사이로 비악거리며 무리지어 다니는 병아리들은 아름답고 경이로운 대자연을 그대로 닮아 있었다.

그런데 요즘은 그런 닭을 거의 찾아볼 수 없게 되었다. 공장형 축산이 시작된 이후 닭은 그저 사료 찍어 먹고 살만 불리는 고깃덩어리로 전락했다. 혹은 죽도록 달걀만 생산하는 '알 낳는 기계'로 망가지고 말았다. 이 같은 닭의 비극은 이제 부메랑이 되어 인간에게 돌아오고 있다.

수탉과의 교미 없이 생산된 무정란은 생명 없는 알, 곧 '씨' 없는 달걀이다. 절대 병아리가 탄생할 수 없다. 오늘날 산란계라 불리는 알 낳는 닭들은 이처럼 거의 수탉 없이 알을 낳는다.

알 낳는 닭들은 좁디좁은 철망 안에 갇혀 지낸다. 3~4단씩 일렬로 죽 들어선 철망마다 닭들이 빼곡히 들어차 있다. 현대의 공장식 축산을 옹호하는 일부 사람들은 잘 지어진 철망이야말로 인간 사회의 아파트와 다르지 않다고 주장한다. 하지만 철망 안에서는 제대로 움직일 수 없고 날갯짓은 더더욱 하기 어려운데 이것이 어떻게 아파트와 같은가.

예전에는 암탉이 알을 품는 동안 수탉이 그 주위를 배회하다가 가끔 암탉에게 달려들어 사랑을 나눴다. 이런 과정을 거쳐야 정상적인 달걀, 곧 유정란이 나온다. 이런 달걀이라야 병아리가, 생명이 탄생할 수 있는 것이다.

요즘 닭의 비극은 부화 단계부터 시작된다. 요새는 암탉이 직접 품어 부화하는 병아리가 매우 드물다. 일부 농민들이 유기농으로 운영하는 농장에서나 찾아볼 수 있을 뿐이다. 대부분의 병아리들은 부화장에서 기계에 의해 부화돼 나온다. 온도와 습도가 잘 갖춰져 있고 환경이 쾌적한 부화장이라고는 하지만, 대자연의 섭리에 비춰 볼 때 비뚤어진 공간이다.

어미 품에서 자연스럽게 알을 깨고 나오지 못한, 기계에 의해 탄생한 병아리들은 어미닭으로 다 자라나서도 알을 잘 품지 못한다고 한다. 자연의 운행을 이탈해 나온 탓에 대를 이을 수 있는 부화 능력을 상실한 것으로 볼 수밖에 없다.

닭 사육 과정을 살펴보면 더 어이가 없다. 닭은 보통 고기를 먹는 육계와 달걀을 받아먹는 산란계로 나뉜다. 육계는 한 농장에서 많을 경우 백만 마리 이상 사육된다. 산란계 역시 몇 만 마리 이상씩 기업화하여 기른다. 달걀을 받아먹기 위해 농가에서 그저 몇 마리씩 키우던 것은 이미 호랑이 담배 먹던 시절의 일처럼 돼 버렸다.

육계용 병아리들은 부화장에서 육계 전문 농장으로 옮겨져 본격적으로 길러진다. 육계농장의 계사는 시멘트 벽돌 건물이나 비닐하우스에 부직포를 씌운 형태가 대부분이다. 그 건물 안에 놔먹이거나 철망 안에 넣어 사육하는 것이다. 통상적으로 1㎡ 면적에 20마리 정도를 기르는데, 이 정도면 닭들이 서로 부대껴 움직이기조차 힘든 사육 밀도다.

닭들 입장에서는 답답한 노릇이겠지만 육계업자들은 엉뚱한 생각을 한다. 닭들이 서로 기대어 지내면 체온을 나눠 겨울철 난방비도 절감할 수 있다는 것이다. 이는 오로지 이익 극대화를 위한 인간의 논리에 불과하다. 닭은 자유로이 돌아다니며 날갯짓하고 모래 목욕도 해야 하는 동물이 아닌가.

요즘 닭은 결코 자연의 질서에 맞춰 성장하는 것이 아니다. 닭 공장처럼 기계적인 절차에 따라 고기가 불어나는 것이라 해야 옳다. 제 어미 품이 아닌, 기계에 의해 태어나 대를 이을 능력도 박탈당한 채 멍하니 고기만 불리다가 도계장으로 향하는 녀석들에게서 사람은 무엇을 얻을 수 있겠는가.

그런 닭들이 식품이 되어 식탁에 올랐을 때, 과연 우리 생명을 온전히 지탱해 줄 수 있을까? 그 닭고기에 현대 영양학이 강조하는 단백질 등은 충분할지 몰라도, 자연의 섭리에 충실치 못한 먹을거리가 주는 역기능은 과연 없을까? 생명의 존엄성이 극도로 부정된 상태에서 얻어진 식품이기에 인간의 건강에도 부정적 결과를 초래할 수밖에 없다고 본다.

육계의 살코기는 대체로 퍽퍽하다. 자유롭게 돌아다닌 닭의 고기가 쫄깃쫄깃한 것과 차이 난다. 나는 라오스나 미얀마 등 동남아시아 여행 중에 그곳의 토종닭을 먹어 보았던 기억이 잊히지 않는다. 겉모습은 작고 볼품없는 닭들이었지만, 음식으로 만들었을 때 입안에 감돌던 독특한 풍미는 감동 그 자체였다.

조리업자들도 그 사실을 안다. 그래서 육계를 조리할 때 온갖 위장술을 구사한다. 기름에 노랗게 튀기거나 온갖 화학첨가물을 섞은 양념에 버무려 낸다. 하지만 이렇게 위장할수록 이를 먹는 현대인의 건강은 점점 더 늪에 빠질 수밖에 없다. 비만, 고지혈증, 고콜레스테롤혈증, 동맥경화, 기타 심장질환이 증가한 이유 중에 오늘날의 닭고기 문화가 빠질 수 없는 이유이다.

더욱 우려되는 것은 육계의 사육 기간이다. 요즘 육계는 한 달 전후로 키워 출하한다. 닭 품종 자체가 한 달 정도만 살고 더 이상은 살지 못하도록 개량(?)되었다. 옛날 닭들은 여러 해를 살았고, 10년 넘게 살면 영물이 되어 심지어 사람 말도 어느 정도 알아들었다고 한다. 토종닭은 본래 15~20년의 기대 수명을 부여받고 태어나 할머니, 할아버지 닭이 될 때까지 생존한다. 그런데 오늘날의 육계는 한 달 정도밖에 살지 못하는 처지이니, 무엇이 잘못돼도 한참 잘못됐다고 할 수밖에 없다.

옛 의생들은 장명자(長命者), 곧 오래 산 것을 먹어야 사람의 목숨이 길어지고 번식력도 왕성해진다고 했다. 그래서 수십 년 자란 도라지, 산삼, 더덕, 잔대 등을 양명의 기운이 강한 약초로 여겨 중요시했다. 닭 등 가축도 예외가 아니라고 했다. 그 조상들이 오늘날 한 달 만에 생을 마감하는 단명자(短命者) 신세가 된 육계를 보면 어떤 생각을 할까?

산란계도 마찬가지이다. 철망 속의 닭들은 살아 있는 생명체라기보다 차라리 '알 잘 낳는 기계'라고 부르는 편이 낫다. 철망 속의 닭들은 연일 덮치는 스트레스에 공격적 성향을 띠고 서로 쪼아 상처를 내기 일쑤다. 이를 예방하기 위해 주인은 병아리일 때 뜨거운 불에 달군 칼날로 부리를 싹둑 자른다. 앞으로는 잘린 부리로 무디게 사료를 쪼아 먹고, 뒤로는 알을 쑥쑥 뽑아내는 기막힌 생활을 반복하는 것이다.

요즘 양계업자들과 영양학자들은 달걀이야말로 완전식품이라고 주장한다. 그러나 대자연의 섭리에 비춰볼 때 이는 견강부회(牽强附會)의 억지 논리다. 생명체로서의 소중한 본성을 거부당한 '산란 기계'가 낳은 달걀이 어떻게 완전식품일 수 있는가. 겉모습이 멀쩡하고 영양가가 많을지는 몰라도 그 내면에는 허허로움이 감돈다.

실제로 닭을 자연 방사해 얻은 유정란과 공장형 축산으로 얻은 무정란은 큰 차이가 있다. 깨뜨려 접시에 올리면 전자는 노른자가 동그랗고 탱탱한 반면, 후자는 노른자가 맥없이 푹 퍼지기 일쑤다. 유정란의 노른자는 젓가락으로 찔러도 잘 터지지 않는다. 탱탱한 인장력이 노른자를 감싸고 있기 때문이다. 무정란에는 이런 에너지가 빠져 있다. 프라이팬에 기름을 두르고 달걀을 깨뜨려 넣는 순간 노른자가 힘없이 무너져 기분이 영 개운치 않다.

나는 요즘 사람들이 달걀을 무의식중에 무척 많이 먹는다는 점이 걱정스럽다. 달걀 자체를 삶거나, 프라이하거나, 반숙해 먹지 않더라도 다양한 음식에 달걀이 상당히 많이 사용된다. 각종 빵과 과자, 국수, 라면, 김밥 등에 빠짐없이 들어가는 것이 달걀이다. 이렇게 여러 가지 음식을 통해 날마다 우리 몸에 들어오면 문제는 점점 더 불거질 수밖에 없다.

무정란은 그야말로 씨가 없는 달걀이요, 암컷도 수컷도 아닌 중성이다. 무정란을 너무 많이 먹다 보니 암수 구별이 사라져 남자는 남성의 기운을, 여자는 여성의 기운을 제대로 못 받는 시대가 된 것은 아닐까. 요즘 남자들 중에 여성처럼 살아가는 '초식남(草食男)'이 많고, 동성애자가 비약적으로 증가하는 현실은 무슨 이유 때문인가. 현대인에게 불임이 많은 원인 중에 무정란으로 인한 것은 과연 없을까?

비약이 심한 비과학적 상상이라고 힐난하는 이들도 있겠지만, 어찌 됐든 오늘날 양계업의 정상을 벗어난 폭주(暴走)는 우려를 넘어 어떤 공포감마저 불러일으키는 측면이 있다.

소와 생명 안테나

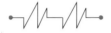

요즘은 소도 과거 소와 다르다. 고기를 불리는 단순 기계로 전락했다.

소는 산업화 이전까지만 해도 논밭을 갈거나 달구지를 끄는 등 노동을 했다. 오늘날 한국의 소들은 노동을 포함해 몸 움직이는 일을 거의 하지 않는다. 그저 먹고 배설하고 살찌우는 일만 기계적으로 반복한다.

송아지 때 좁은 우사 안에 들어간 뒤 다 자라 도축장으로 향할 때까지 걸어 다니는 고깃덩어리 신세로 지내야 한다. 산업동물, 즉 식품용으로 길러지는 짐승의 비극이다.

과거 야생동물로서 자유자재로 뛰어다니던 녀석들이 인간의 손에 길러지면서 점점 비극의 수렁으로 빠져들었다. 그래도 외국 소들은 웬만큼 성장할 때까지 너른 초원에서 자유로이 풀 뜯으며 돌아다닌다. 그러나 요새 이 땅의 소들은 운명이 가혹하게 꼬여 행동의 자유를 박탈당했다. 좁은 우사는 감옥과 다름없다.

바닥은 소들의 분변으로 질척거린다. 거기서 주인이 넣어 주는 배합사료에 의존해 살을 불린다. 풀 사료는 적고 증체를 위해 제공되는 곡물이 소 먹이의 대부분이다. 이쯤 되면 소가 자연스럽게 성장하는 게 아니라 '고기가 불어나는' 것이라 해도 과언이 아니다.

인간이 개발한 '고기 불리는 프로그램'은 동물의 생명 존엄성을 거의 감안하지 않은 것이다. 이 프로그램에서 소는 살아 움직이는 생명의 주체가 아니라 식품을 생산하는 기계 장치다. 주인은 최소한의 사료를 주어 단백질 식품을 최대한 많이 생산하는 데 관심이 쏠려 있다.

사료 효율 떨어지는 소는 주인에게 미운 놈이다. 주인은 송아지가 태어나 도축장으로 팔려 나갈 때까지 최대의 이윤을 남기기 위해 온갖 방향으로 머리를 굴린다.

그 가운데 대표적인 것이 수소의 거세다. 이는 불알을 제거해 수컷을 '내시'로 만드는 것이다.

거세 작업은 신속하게 이뤄진다. 우선 5~6개월 령 수컷 송아지를 밧줄로 꽁꽁 묶은 뒤 마취제를 주사한다. 주사약이 퍼져 소가 정신 줄을 놓으면 배가 천정으로 향하도록 뒤집는다. 수의사는 놈의 배 아래쪽에 달랑거리는 불알을 잡아 늘려 메스로 인정사정없이 도려낸다. 깊은 마취 상태의 녀석도 자신의 '남성'이 잘려 나가는 순간은 움찔하며 버둥댄다. 이미 내시가 된 주위의 비육소들이 우르르 다가와 딱하다는 듯이 이 광경을 지켜본다.

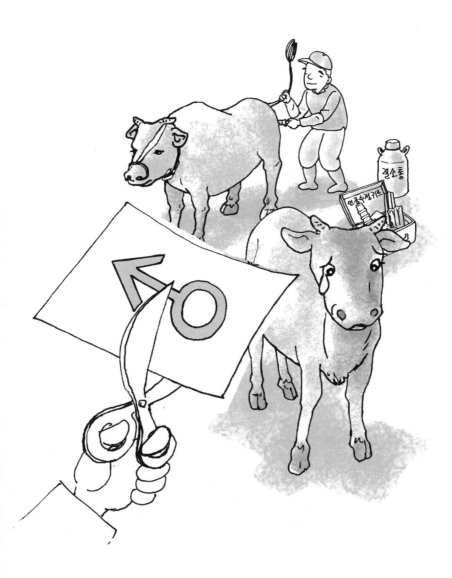

언젠가 나는 이 같은 소 거세 장면을 생생하게 목격한 적이 있다. '남성'을 잘라 낸 뒤 수의사와 농장 주인이 소를 번쩍 들어 이미 내시가 된 소들 곁으로 옮겨 놓았다. 비운의 주인공이 마취에서 깨어 나오는 데는 다소 시간이 걸렸다. 놀라운 장면이 그때 벌어졌다. 주인공을 둘러싼 '내시 소' 너덧 마리가 주인공을 혓바닥으로 하염없이 닦아 주는 게 아닌가.

그 광경을 목도하는 동안 소에게도 사람처럼 감정과 생각이 풍부함을 알아챌 수 있었다. 자기들처럼 내시의 길로 들어선 주인공에게 한없는 동병상련의 감정을 느끼는 순간이 아니고 무엇이었겠는가. 그런 동물이 소인데, 그 소를 바라보는 인간의 시각은 영 딴판이다. 도살장으로 보낼 때 보내더라도 동물의 존엄성을 좀 더 고려해 사육하는 축산업이 아쉽다. 아무리 생산성 향상이 다급해도 수컷들의 거시기를 무조건 다 도려내는, 다시 말해 '생명의 안테나'를 부러뜨리는 행위는 비정하기만 하다.

거세된 수소는 주인에게 여러 가지 이익을 가져다준다. 무엇보다 살이 쑥쑥 잘 찐다. 거세하지 않은 수컷은 다 자라서도 700㎏을 넘기 힘들다. 솟구치는 힘을 억제하지 못해 행동이 거칠고 다른 소에게 싸움을 거는 등 활동량이 많기 때문이다. 과격한 행동으로 관절이 망가져 손해를 초래하는 경우도 비일비재하다. 그러나 거세한 녀석은 움직임이 적어 다칠 일이 거의 없고 비육이 잘 된다. 30개월 정도 키워 내다 팔 때쯤 되면 거의 코끼리 몸집처럼 거대한 덩치를 드러내기도 한다. 이쯤 되면 주인의 입은 저절로 귀에 걸린다.

거세하지 않은 수컷의 고기에서는 누린내가 나지만 거세한 녀석에게서는 이 냄새가 거의 나지 않는다. 그만큼 도축했을 때 상품성이 향상되는 것이다. 또 거세한 소는 마블링이 잘돼 높은 등급을 받는 데 유리하다. 운동 안 하고 게으른 인간이 비곗살을 드러내듯이 거세한 소도 고기 속에 비계가 부챗살처럼 퍼져 좋은 등급을 받게 되는 것이다.

황소는 뿔이 대체로 굵고 짧다. 그러나 거세한 '내시 소'는 뿔이 암소처럼 점점 가늘고 길어진다. 얼굴도 암컷처럼 길쭉하고 얌전해진다. 이 녀석은 결코 수소라 할 수 없다. 중성이거나 암놈이라 해야 옳을 지경이다. 발정 난 암컷이 다가와도 도무지 관심이 없다. 거세하지 않은 황소는 암소 곁에 다른 수컷이 다가오면 뭉툭한 뿔로 들이받는 등 난리를 피운다. 자기 짝을 건드리지 말라는 뜻이다. 하지만 거세한 녀석에게 암소는 그저 동성일 뿐이다.

오늘날 한우나 육우를 대량 사육하는 농장에 가 보라. 비육용 수컷을 집단 사육하는 공간인데도 조용하고 평온하기만 하다. 수컷들의 우락부락한 모습이나 거친 행동을 도무지 찾아볼 수 없다. 살이 투덕투덕하게 오른, 몸통 큰 녀석들이 우두커니 서서 멍하니 되새김질만 하고 있다. 마치 넋이 뽑혀 나간 동물의 표정 같다. 개중에 활동이 다소 있는 녀석들은 헤실헤실 웃는 듯한 모습이다. 코끼리만 한 덩치인데도 하는 짓은 마치 송아지 같다. 오늘날 소 농장의 사육장은 내시 소 집단 농장이다.

인간을 포함한 동물 수컷의 생명 현상은 원초적으로 '그것'에서부터 비롯된다고 할 수 있을 것이다. 그런데 수소의 경우 고기를 더 얻기 위해 이를 싹둑 잘라 내 버리니, 소의 조상들이 살아 돌아온다면 기절초풍할 일일 것이다. 고기를 더 얻고 이런저런 편리성을 확보하기 위해 수컷들을 몽땅 '내시 소'로 만드는 현실은 대자연의 반격을 불러올 가공할 현상이 아닌가.

이미 자연의 대반격이 시작된 것 같은 느낌이 든다. 생명 안테나가 부러진 소의 고기를 먹으니 인간의 생명 안테나도 온전할 리 없다는 생각이다.

수소의 몸에서 '수컷을 수컷답게 만드는 호르몬'이 사라지고 그 자리를 중성 내지 암컷 호르몬이 차지하고 있는 형국이다. 이러한 혼돈과 무질서가 사람의 성 정체성에 혼란을 초래하고 있지 않나 하는 의구심이 고개를 든다. 여성성을 보이는 남성의 폭발적인 증가, 동성애자의 속출, '무정자증' 환자와 불임 부부의 증가……. 이러한 현상이 수컷 소를 비롯한 동식물의 부러진 생명 안테나와 관련 있다고 말한다면 비약일까.

소를 부쩍부쩍 크게 하기 위해 사용하는 성장촉진제도 심각한 문제를 초래하고 있다. 미국 뉴욕 로체스터 의대 산부인과의 섀너 스원(Shanna Swan) 교수팀은 지난 2007년 유럽불임학회 학술지 『인간 생식(Human Reproduction)』에 '호르몬 처리된 쇠고기를 먹은 어머니의 아들은 쇠고기를 안 먹거나 적게 먹은 어머니 아들보다 정자 수가 적었다'는 내용의 연구 결과를 발표했다. 남성 387명을 대상으로 연구한 결과, 일주일에 7번 이상 쇠고기를 먹은 여성의 아들은 적게 먹은 여성의 아들보다 정자 수가 24.3%나 적었다는 것이다. 정자 수 감소는 남성 불임 및 난임의 주요인이다. 충격적인 연구 결과라 하지 않을 수 없다.

암소의 경우는 수소와 달리 거세를 당하는 비운을 겪지 않는다. 그러나 암소도 대자연의 정상적인 운행으로부터 비켜서 있기는 수소와 마찬가지다.

암소는 수컷과 교미 한 번 해 보지 않고 2세를 갖는다. 모두 인공수정을 하는 탓이다. 수의사나 소 주인이 긴 빨대 모양의 '스트로'에 들어 있는 정액을 암컷의 자궁 깊숙이 찔러 넣어 수정을 돕는다. 정작 저돌적으로 돌진하는 수컷은 없고, 사람이 신랑 역할을 대신하는 것이다.

암수의 오묘한 교미 과정이 생략된 채 멋모르고 새끼를 배고, 그 새끼 역시 얼떨결에 이 세상에 나오게 된다. 암컷은 몇 차례의 인공수정과 출산 과정을 겪은 뒤 수소처럼 곡물 사료 먹고 살찌우는 과정을 되풀이하다가 시장으로 팔려 나간다. 이쯤 되면 암소는 생명의 안테나가 꺾이지는 않고 구부러진 신세 정도라고 할 만하다.

이렇듯 소의 생명 안테나는 정상이 아니다. 동물로서 성장하는 게 아니라 식품으로 커져 가는 소의 비극이 사람의 비극으로 연결되지만 않는다면 별 문제 없겠지만, 이미 우리에게 밀려든 불행은 거둬 내기 힘든 지경이 된 듯하다.

돼지 공장

∿

　돼지도 동물로서 존엄성 있게 살아가는 녀석이라 보기 어렵다. 돼지 역시 소나 닭처럼 단순히 식품용으로 비육되는 신세다. 인간이 개발한 프로그램에 따라 단기간에 비계와 살코기를 부풀릴 대로 부풀려 도살장으로 직행하는 산업동물이다.

　돼지의 조상은 멧돼지다. 멧돼지는 동작이 날렵할 뿐 아니라 힘도 무척 세다. 산간 계류에서 새끼들에게 가재를 잡아 주기 위해 너럭바위를 주둥이로 밀어 올리기도 한다. 장정도 겁 없이 달려들었다간 집채만 한 덩치에 깔려 피투성이가 되기 십상이다. 덩치가 큰데도 행동은 민첩하다. 고구마 밭이나 감자밭을 짧은 시간에 초토화시킨 뒤 숲속으로 사라진다. 마치 전차 한 대가 전란이 휩쓸고 간 도시를 뒤로하고 멀어져 가듯이.

돼지를 자연 속에 방사하면 거의 이런 멧돼지처럼 성장한다. 다 자란 수돼지는 덩치가 굉장하다. 고개를 쳐들고 산비탈에 떡 버티어 선 모습은 전사(戰士)의 위용을 떠올리게 한다. 뾰족한 송곳니가 주둥이 양옆으로 솟아 살기를 드러내고, 두 앞발로 받쳐 든 어깨는 들소처럼 늠름해 상대를 겁먹게 만든다. 송곳니는 공격용 살상무기다. 200kg의 하중을 싣고 상대를 공격하면 그 날카로운 이빨 끝에 남아날 것이 거의 없다.

언젠가 야산에 돼지를 방목하는 농장에서 목격한 일이다. 돼지들은 철책 넘어 숲속에서 제 세상 만난 듯 돌아다니고 있었다. 꿀꿀거리며 흙바닥을 주둥이로 헤쳐 대는 놈이 있는가 하면, 두세 마리가 저희들끼리 치받거나 날쌔게 도망치기도 했다. 돈사에 가둬 키우는 돼지의 동작과 너무 달랐다. 물웅덩이에 처박혀 진흙목욕을 하는 덩치 큰 녀석도 볼 수 있었다.

농장 주인은 내게 이곳저곳을 구경시켜 주다가 갑자기 바짓가랑이를 들어 올리며 말했다.

"보세요. 돼지한테 당한 상처예요."

허벅지에서 종아리까지 길게 상처가 나 있었다. 칼로 베인 것 같은 자국이었다.

"수돼지가 송곳니로 공격한 거예요. 하마터면 목숨도 위험할 뻔했어요."

나는 벌린 입을 잘 다물 수 없었다.

"돼지 이빨이 칼이었군요?"

"그래요. 이빨을 다리에 대고 쓱 밀치는 것 같았는데, 순식간에 대형 사고가 났어요. 병원 가서 50바늘이나 꿰맸어요."

"저런!"

수퇘지가 어릴 때 이빨을 잘라 주지 않은 것이 화근이었다. 자연 방사해 멧돼지처럼 키우려다 보니 남들 다 하는 것을 생략한 것이다. 덕분에 돼지들은 천국 같은 생활을 하고 있었다.

그때 마침 사고를 일으킨 놈으로 보이는 수퇘지가 산비탈 아래로 육중하게 달려 내려오는 모습이 보였다. 작은 집채 하나가 흙먼지를 일으키며 번개같이 옮겨 가는 것 같았다. 돼지의 엄청난 힘 앞에 주눅이 들 지경이었다.

요즘 양돈농장 돼지들은 처우가 방사하는 돼지와 180도 다르다. 그것은 농장이 아니라 차라리 육류를 생산하는 공장이라 해야 옳을 듯하다.

물론 돼지공장의 돼지들은 인간 덕분에 먹이 부족을 겪지 않는다. 배합사료가 때맞춰 충분히 공급되기 때문이다. 돈사는 시멘트 블록으로 번듯하게 지어 겨울에 외부의 찬 기운도 잘 막아 낸다. 병에 걸리지 말라고 예방약을 사료에 섞어 공급하고, 병에 걸리면 수의사가 찾아와 치료해 준다. 따라서 얼핏 보면 아주 팔자 편한 생활을 하고 있는 것처럼 보인다.

그러나 냉정히 바라보면 요즘 돼지들은 조상 돼지들에 비해 몹시 불행한 생활을 하고 있다고 할 수 있다. 얻는 것 못지않게 잃는 게 너무 많기 때문이다.

본래 돼지는 자연 방사하면 자유롭게 돌아다니다가 주둥이로 흙을 파헤쳐 벌레나 풀뿌리, 미량광물질 등을 찾아 먹는다. 자연계의 동물들이 대체로 그렇듯이 흙을 고향처럼 여겨 땅 바닥에 배를 대고 비벼대거나, 따스한 지푸라기에 몸을 파묻거나, 진흙목욕하길 좋아한다. 그것이 돼지의 본성이다.

그런데 돼지공장의 돈사는 돼지의 이러한 본성을 사정없이 억압한다. 바닥이 시멘트로 덮여 있거나 철근, 혹은 철판으로 이뤄져 있기 때문이다. 따라서 주둥이로 바닥을 헤치거나 진흙목욕하는 일이 원천적으로 불가능해 돼지는 미칠 지경이 된다.

더구나 두세 평 남짓한 공간에 10여 마리가 사는 것이 보통이고, 심지어 수백 마리를 닭장처럼 자동화된 시스템에 한 마리씩 층층이 가둬 사육하는 경우도 있다. 그렇게 좁은 공간에서 사료 먹고 배설하는 일만 되풀이하며 전 생애를 보내게 된다. 그러니 돼지에겐 감옥이 따로 없다. 하지만 움직일 공간이 거의 없어 쓸데없는 일에 칼로리를 소모하지 않으니 주인은 만족한다. 적은 비용으로 체중을 빨리 늘릴 수 있는 효율적인 방법이기 때문이다.

돼지공장에 가 보라. 돈사 문을 열고 안으로 들어서면 특유의 악취가 감도는 것을 느끼게 된다. 돼지의 배설물에서 발생한 암모니아 가스와 메탄가스 등으로 인한 악취다. 요즘은 환기 시설을 잘 갖춰 악취 문제를 웬만큼 해결하는 농장들이 많다. 하지만 환기가 잘 안 되는 돈사는 악취가 눈과 후각을 바늘처럼 콕콕 찌르기도 한다. 이런 냄새 속에 평생 갇혀 지낸다고 생각해 보라. 돼지 심정이 오죽하겠는가.

그렇게 스트레스를 받은 돼지의 고기에 어떤 독성물질이 농축되지는 않을까 우려하지 않을 수 없다. 그래서 유럽에서는 일찍이 동물복

지 개념을 도입해 공장 형태의 사육을 억제한 것으로 보인다. 그럼에
도 불구하고 한국의 돼지들은 '복지'와는 영 딴판의 생활을 계속하고
있다. 자연스런 본능을 바탕으로 성장하는 게 아니라, 주인의 의도대
로 연일 살코기와 비곗살을 불리는 이상한 생명체로 살아가는 것이다.

공장형 농장의 돼지들은 스트레스를 받아 종종 공격적 성향을 띠기
도 한다. 미치지 않고 제대로 살아가려다 보니 나타나는 성향인데, 주
인은 이를 측은히 여기는 게 아니라 못마땅하게 생각한다. 경영에 손
해를 초래하기 때문이다. 그래서 이를 막기 위한 방책을 마련했다. 대
표적인 것이 수돼지의 거세와 이빨, 꼬리 자르기다.

거세는 새끼가 태어난 뒤 3일쯤 되면 한다. 이빨, 꼬리 자르기도 같
은 날 하거나 며칠 뒤에 실시한다. 거세할 때는 새끼를 바닥에 뉘어 놓
고 작은 불알을 칼로 도려낸 뒤 소독약을 발라 준다. 이렇게 하면 수컷
호르몬이 줄어들어 수컷이 암컷처럼 변해 간다. 공격 성향이 완화돼
자라면서 온순해지고 그만큼 키우기도 편리해진다.

무엇보다 거세를 해야 도축했을 때 수컷의 누린내가 나지 않는다.
거세하지 않은 것은 도축장에서 등외 취급을 받아 반값에 팔린다. 이
런 실정이니 양돈농가로서는 거세를 하지 않을 수 없다. 하지만 돼지
입장에서는 불행이다. 태어난 지 3일 만에 남성성을 빼앗기고 거세우
처럼 '내시'로 살아야 하기 때문이다. 세상에 나오자마자 생명의 안테
나가 부러지니, 조물주 시각에서 기괴한 생명체라 해도 틀리지 않을
것이다.

이빨은 양쪽 송곳니를 펜치로 부러뜨린다. 이때 꼬리도 함께 자른
다. 이렇게 하는 이유는 서로 싸우다 상처를 내지 않게 하기 위함이다.

새끼들은 시멘트나 철판 위에서 살다 보니 스트레스를 받을 수밖에 없다. 그래서 서로 공격하게 된다. 이때 주로 꼬리를 물어뜯는다고 한다. 따라서 꼬리와 이빨을 잘라 버리면 공격을 해도 아무 소용없어 주인에게 피해가 예방된다. 새끼돼지들은 세상에 나와 얼떨떨한 상태에서 이렇게 이빨, 꼬리를 잘리고 남성성도 빼앗기게 된다.

그런 상태로 인간이 적용하는 비육 프로그램에 따라 생활하니, 동물이 성장하는 게 아니라 고기가 커져 가는 과정이라 해도 과언이 아닌 것이다.

더욱이 자연 상태에서는 몇 년을 살 수 있는 돼지들이 이 방법으로는 5~6개월 만에 통통하게 비육돼 고깃덩어리로 생을 마감하게 된다. 단명(短命)하는 운명의 주인공이 되고 마는 것이다.

이처럼 생을 짧게 마감하는 녀석을, 그것도 반자연적으로 살과 비계만 잔뜩 불린 것을 사람들은 날마다 도축해 맛있게 먹는다. 돼지의 비극과 비정상이 사람에게 전가되지 않는다고 말할 수 없는 형국이다.

삼겹살과 등심

우리나라 사람들의 식습관 중 잘 이해되지 않는 것이 있다. 돼지고기라 하면 삼겹살을 먼저 떠올리는 것이다. 삼겹살은 돼지의 뱃살로, 비계가 가장 많은 부위다. 음식점에서든 가정집에서든 불판에 삼겹살을 올려 지글지글 구워 먹는 것을 즐긴다.

직장인들이 가장 선호하는 회식 형태는 삼겹살구이 집을 찾는 것이다. 야외로 소풍이나 낚시를 가서도 삼겹살을 구워 놓고 여흥을 돋운다. 주말 외식에서도 삼겹살 메뉴가 인기다. 무엇에 홀린 사람들처럼 맹목적으로 삼겹살을 찾는다. 갈비, 목살 정도를 제외하고 다른 돼지고기 요리를 주문하는 경우는 드물다.

그러다 보니 삼겹살=돼지고기란 등식이 성립할 지경이다. 이제는

'돼지'란 가축의 명칭을 '삼겹살'로 바꿔 불러도 별반 이의를 제기하지 않을 것 같은 상황까지 됐다.

사정이 이렇게 된 것은 우리의 독특한 구이문화와 관련 있다. 불판에 고기를 구워 먹는 것은 한국인에게 보편화된 식문화다. 이런 식사 방식이 다른 나라에는 흔하지 않다. 다른 나라 사람들은 돼지고기를 볶아 먹거나, 튀겨 먹거나, 삶아 먹는다. 구워 먹더라도 우리처럼 식탁에 불판을 올려 즉석에서 구워 먹기보다 주방에서 구워 내온 것을 먹거나, 돼지를 통째 바비큐로 만든 뒤 부위 부위를 잘라 이용한다.

지난 수십 년간 산업화 과정에서 샐러리맨들이 증가하고 이들이 값싸며 소주 한잔 쉽게 걸칠 수 있는 메뉴로 삼겹살을 선택하면서 삼겹살 전문 음식점들이 급속도로 늘어났다. 오늘날 소주와 삼겹살은 결코 뗄 수 없는 음식 궁합이다. 저녁이면 도시 중심이든 변두리든 음식점들이 몰려 있는 곳마다 삼겹살 장사가 번성한다. 불판에 굽다 보면 고기에 기름기가 있어야 지글지글 잘 구워진다. 지방층이 없으면 구웠을 때 딱딱해져 먹기 불편하다. 삼겹살은 소비자들의 이런 심리를 파고들어 대중화한 음식이다.

게다가 상추, 깻잎 같은 쌈채소가 곁에 있으니 삼겹살을 먹기가 더욱 편리하다. 소주를 한 잔 입에 털어 넣고 채소를 손바닥에 펼쳐 노릇노릇하게 잘 익은 삼겹살을 집어 올린다. 거기에 마늘 조각과 쌈장을 얹어 입에 넣으면 소주의 쓴맛을 중화하기에 제격이다. 한 잔, 두 잔 걸치고 한 점, 두 점 먹다 보면 얼마 지나지 않아 술병이 여러 개 식탁에 뒹굴게 된다. 직장에서의 스트레스나 일상생활의 애로가 삼겹살의 기름기와 알코올에 녹아 저만치 밀려난다.

이렇듯 삼겹살 위주로 소비하다 보니 예전엔 낮았던 삼겹살 가격이 점점 올라 돼지고기 여러 부위 중 가장 높게 매겨진다. 칠레나 유럽, 북미 등지에서 엄청난 양을 수입해 유통시키는데도 공급이 수요를 제대로 못 따라가 삼겹살 값이 치솟는 경우가 많다. 값이 올라도 삼겹살을 향한 소비자들의 맹목적인 사랑 열기는 식을 줄 모른다. 이에 반해 다른 부위는 잘 찾지를 않아 재고가 쌓여 간다. 특히 앞다리, 뒷다리 등은 산더미처럼 쌓여 처리 대책이 막연하다.

쇠고기 등심, 안심도 한국인들이 좋아하는 육류다. 삼겹살에 비해 값이 비싼 게 흠이지만, 이 역시 소의 다른 부위에 비해 한국인들이 가장 사랑하는 부위라 할 수 있다. 삼겹살이 대중적인 음식이라면 등심, 안심은 상류층이 즐겨 먹는 음식이다. 그러나 일반 샐러리맨들도 특별한 회식 자리에서는 등심, 안심을 곧잘 주문한다.

등심, 안심도 삼겹살처럼 기름기가 많다. 어떤 것은 고기 사이사이에 지방이 부챗살처럼 하얗게 퍼져 있다. 이를 일컬어 마블링(근내 지방도)이 뛰어나다고 말한다. 마블링이 높을수록 고급 쇠고기로 대접받는다. 본래 도축장에서 소의 등급을 판정할 때 마블링 상태와 고기의 색깔, 지방의 색채, 고기의 탄력성, 성숙도 등을 종합적으로 고려한다. 그러나 다른 판정 요소를 아무리 잘 갖췄더라도 마블링 상태가 좋지 않으면 최고 등급을 받기 어렵다. 이는 소비자들의 선호도가 마블링이 잘된 쇠고기 쪽으로 고착화돼 있기 때문이다.

이처럼 사람들이 마블링 잘된 쇠고기를 좋아하는 것도 삼겹살처럼 구워 먹기 편리하기 때문이다. 쇠고기도 지방이 없으면 구워 냈을 때 딱딱해지기 쉽다. 그러면 젓가락이 잘 가지 않는다. 기름기가 적절히 밴 것이 부드러운 것은 당연하다. 기름이 살살 감돌며 적당히 잘 익은 고기 한 점을 깨소금참기름에 찍어 입에 넣으면 그냥 살살 녹는다. 깻 잎, 상추, 쑥갓 등과 쌈장이 함께 있으면 등심, 안심 구이의 맛이 절정 에 달한다.

지방이 골고루 잘 침착된 부위가 등심, 안심이다. 눈꽃처럼 예쁘게 잘 퍼진 것은 꽃등심이라 해 특별한 대우를 받는다. 낙엽의 엽맥처럼 잘 퍼진 것은 낙엽살이라 하는데, 역시 값이 매우 높다. 어쨌든 지방 이 물안개처럼 근육 사이사이에 세밀하게 깃든 것을 불판에 지글지글 구워 먹으며 한국인들은 최고의 행복감을 느낀다. 우리의 구이문화와 쌈문화가 이런 음식문화를 꽃피웠으며, 경제성장이 시너지 효과를 냈 다고 할 수 있다. 이에 발맞춰 축산농가들은 마블링 높은 소를 길러 내 는 데 모든 역량을 집중해 왔다.

그러나 엄밀히 따지고 보면 지방이 하얗게 퍼진 등심, 안심은 비정 상적인 육류다. 사람에 비유한다면 지방간이나 고지혈증에 걸린 환자 와 같다. 원래 소는 초원에 자유롭게 돌아다니며 갖가지 풀을 뜯어 먹 는 생활을 하도록 생을 부여받았다. 풀 종류만 먹고 여기저기 뛰어다 니면 지방이 별달리 끼지 않는다. 그렇던 녀석들인데 인간에 의해 가 둬 질러지면서 고열량 배합사료 위주로 섭취한 탓에 비곗살이 증가한 것이다. 요즘은 지방이 근육 내에 최대한 골고루 잘 퍼지게 하는 데 사 육 기술의 초점이 맞춰져 있다. 하기야 소득이 마블링 상태에 크게 좌 우되니 농가로서도 달리 도리가 없다.

서양에서는 최고등급 쇠고기를 '프라임'급이라 한다. 이는 우리와 달리 지방이 거의 스며들어 있지 않고 풍미가 뛰어난 고기다. 그들은 이런 프라임급 쇠고기를 주로 스테이크로 요리해 먹는다. 우리가 최고로 치는, 지방이 너무 많이 침착한 쇠고기는 서구에서 좋지 않은 육류로 분류된다. 그들은 삼겹살도 베이컨 정도로 만들어 어쩌다 먹을 뿐 일상적으로 즐기지는 않는다. 역시 기름기가 많아 건강에 해롭다는 인식 때문이다.

사실 기름기가 많은 쇠고기, 돼지고기는 비만, 암, 당뇨, 각종 심장 혈관 질환의 원인이 된다는 사실은 그동안 수많은 의학적 연구를 통해 밝혀졌다. 그런데도 날이 갈수록 삼겹살과 마블링 높은 등심, 안심을 광적으로 찾는 이 나라 소비자들을 보면 건강한 먹을거리 선택과는 정반대 방향으로 나아가고 있다는 느낌을 떨칠 수 없다.

운동을 못하게 가둬 놓고 곡물 사료 위주로 비육한 소 가운데는 덩치가 코끼리처럼 큰 것들도 있다. 녀석들은 너무 살이 쪄서 한번 엎드리면 제 스스로 몸을 일으키지 못하는 경우도 있다. 그래서 출하할 때 트랙터로 밀어 일으켜 줘야 하는 해프닝도 발생한다.

이런 소를 도축해 그 고기를 맛있는 고기라며 즐겁게 구워 먹는 것은 역설의 극단을 치닫는 한국인의 풍속도라 할 수 있을 것이다. 구울 때 불가피하게 따라다니는 탄 부위는 발암 요인이 된다는 사실이 밝혀졌음에도 광란의 질주는 그칠 줄 모른다.

중성화된 민물고기

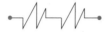

강, 하천의 주인공은 물고기와 조개류다. 연근해도 마찬가지다. 요즘 이런 물속 세상도 카오스 상태다. 인간이 흘려보낸 각종 공해물질이 그곳의 생태계를 마비시킨 탓이다.

코스모스적인 강, 하천은 생태계가 대자연의 운행에 맞춰 조화롭게 형성된 곳이다. 푸른 강물은 연일 수런거리며 흐르고, 그 안에서는 붕어와 피라미, 송사리 들이 떼 지어 유영한다. 물가 밀밭에서는 종달새 한 쌍이 허공을 오르내리며 사랑을 속삭이고, 건너편 산자락에는 흰 구름 몇 장이 조는 듯 걸려 있기도 하다.

그런 곳의 강물은 그냥 손바닥으로 떠 마셔도 아무 문제없다. 그런데 요즘 그런 강물을 만나기란 거의 불가능해졌다. 이 나라가 압축 성장으로 경제적인 번영을 이루긴 했지만, 그 부작용으로 강, 하천, 연근해의 생명력이 파괴됐다. 생태계가 구겨진 강, 하천, 연근해의 면면을 들여다보면 한숨이 길게 나오지 않을 수 없다.

생태계 파괴의 주범은 인간이다. 5,000만 인구가 방방곡곡에서 샴푸나 비누로 머리 감고, 흰 거품 피워 내는 합성세제로 빨래하고, 음식 찌꺼기를 흘려보내 강이 몸살을 앓는다. 요즘은 음식 분리수거 체계가 정착돼 가고 환경단체들의 감시, 고발로 오염 행위가 줄긴 했지만 오랜 세월 지속해 온 행위는 이미 강, 하천을 멍들게 했다.

농사지을 때 사용하는 화학비료와 농약, 축사에서 배출되는 축산폐수, 그리고 골프장에 뿌려 대는 맹독성 농약도 알게 모르게 강물에 흘러 들어간다. 그것으로도 모자라 공장에서는 온갖 중금속과 독성물질을 한밤중에 몰래, 장마철에 슬그머니, 비밀 배출구로 은밀히 강물에 쏟아붓는다. 오염 규제의 손길이 세세히 미치기에는 한계가 있다. 산업화 과정에서 한반도에 공장들이 너무 많이 들어선 탓이다.

물을 직접적으로 오염시키는 것보다 더 무서운 것은 강의 형태를 바꾸는 댐이나 수중보 건설과 모래, 자갈 등을 파내는 일이다. 특히 수년 전 4대강 치수(治水) 사업으로 우리나라 강, 하천의 생태계 파괴는 극단으로 치닫고 있다. 가뭄이 들면 수면에 녹조가 시퍼렇게 번성해 섬뜩하고 불길한 느낌을 준다. 어른이 양손으로 들어 올려야 할 만큼 크고 반투명한 큰빗이끼벌레는 공포감마저 불러일으킨다. 외계에서 온 것 같은 기이한 모습의 것들이 4대강에 번성하고 있으니 불행한 일이다.

사정이 이러하니 강물의 숨통이 조여들고, 민물고기가 숨이 차지 않을 수 없다. 학계의 보고에 따르면 이 같은 결과로 강과 하천의 민물고기 숫자가 날로 감소하고 있다. 물고기의 떼죽음이 곳곳에서 목격되기도 한다. 기형의 물고기들이 도처의 강에서 발견되는가 하면, 수십 년간 멸종된 민물고기도 수십 종에 이른다.

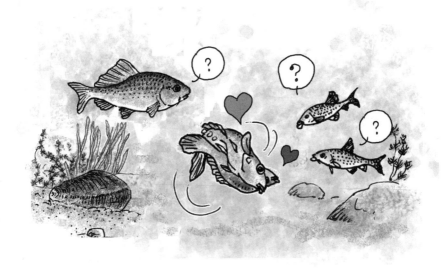

〈jtbc〉 보도(2019년 4월 15일 밀착카메라)에 따르면 최근 한강에서 등이 굽었거나, 한쪽 눈알이 튀어나왔거나, 아가미가 벌어진 기형 물고기들이 종종 발견된다. 본래 누르스름한 피부 색깔이 붉거나 검게

변한 것들이 있고, 버짐 증상이 있는 물고기들도 확인된다. 〈jtbc〉는 어민들의 말을 빌려 이런 기형물고기가 10마리 중 한두 마리 꼴로 잡힌다며, 생활하수로 인한 수질 오염이 원인으로 의심된다고 밝혔다.

이렇게 강에서 잡은 민물고기로 탕을 끓여 내주는 음식점에서는 석유냄새 풀풀 나는 물고기를 먹게 되는 경우도 있다. 석유 찌꺼기에 오염된 민물고기란 의혹을 지울 수 없다. 양심 있는 음식점 주인이라면 이런 민물고기를 단지 값이 싸다는 이유로 사들여 고객에게 파는 행위를 해서는 안 될 것이다. 이는 살인 행위와 다름없다.

지난 2018년 인하대 산학협력단이 내놓은 한 보고서에 따르면, 한강 하구 붕어에서 '머스크 케톤'이란 화학성분이 검출되었다고 한다. 이는 화장품이나 향수 제조에 쓰이는 물질로, 환경오염이 심각해 유럽에서는 사용이 금지되었다. 우리나라 강이 얼마나 오염에 시달리고 있는지 잘 말해 주는 조사 결과다.

민물고기의 기형화나 화학물질 중독, 멸종 등에 못지않게 심각한 것이 중성화(中性化)다. 수년 전 민물고기가 한 몸에 암, 수 성(性) 세포를 동시에 지니는 현상이 보고돼 세상이 시끄러운 적이 있었다.

「조선일보」 보도(2014년 11월 29일 자 A6면)에 따르면 우리나라 하천 붕어의 중성화가 10년 새 무려 4~6배 증가했다. 이런 비정상의 가속화에 기여한 것은 하천에 흘러든 각종 의약물질과 숱한 종류의 화학물질들이다. 의약물질들만 해도 100여 종이 하천에 흘러들고 있다고 하니 개탄하지 않을 수 없다. 각종 공장과 병원, 사무실, 가정집 등에서 흘러나와 섞이는 화학물질, 오폐수의 종류와 양이 엄청나다 보니 이런 끔찍한 결과가 초래된 것 같다.

전남대 조현서 교수팀이 환경부 국립환경과학원 의뢰로 2013년 한 해 동안 남한강, 낙동강 및 영산강의 6개 지점에서 붕어 62마리를 채집해 생식세포 이상 여부를 조사한 결과 20마리(32.3%)가 제 몸에 이성(異性)의 생식세포를 지닌 것으로 밝혀졌다고 「조선일보」는 보도했다.

이성 생식세포를 보유한 붕어 비율은 환경부가 4대강 본류와 지류, 댐 등 전국 20개 지점에서 조사한 결과 2003~2005년까지는 4.8~5.3%, 2006년에 8%였다고 한다. 이미 15년 전쯤 붕어의 중성화가 관찰됐고, 이제 와서는 이 같은 현상이 폭발적으로 증가하고 있음을 이 대목에서 확인할 수 있다.

붕어만이 아니다. 다른 물고기들의 중성화 문제도 심각하다. 전남대 이정식 교수팀이 2009년 환경부 의뢰로 조사한 결과를 보면 산업단지 인근 소하천과 연안지역에 사는 물고기 가운데 주둥치 31.3%, 가숭어 30.8%, 누치 26%, 풀망둑 18.8%가 중성화 현상을 나타냈다고 한다. 이쯤에서 추론해 보면 강, 하천, 연안에 사는 조개류와 꽃게 등 갑각류, 낙지 등 연체류도 중성화 추세에서 벗어나지 못했음을 짐작하기란 그리 어려운 일이 아니다.

물고기의 중성화는 각종 공산품 제조 과정에서 나오는 화학물질과, 수은 등 중금속, 농약, 항생제 등 각종 의약품의 환경호르몬 작용에서 비롯된다. 환경호르몬은 내분비계를 교란시키는 물질이다. 이런 물질 가운데 일부는 일단 물고기의 체내에 들어오면 쉽게 빠져나가지 않고 잔류한다. 이러한 일이 반복되면서 내분비계 교란으로 물고기들의 병리적 현상이 고착화된 것으로 보인다.

중성화한 물고기를 요리해 먹을 경우 찜찜하지 않을 사람은 별로 없을 것이다. 하지만 그동안 우리는 이러한 물고기의 실태를 잘 모른 채 무심코 물고기 음식을 즐겨 왔다. 중성화한 물고기는 많든 적든 환경호르몬이 잔류한 물고기다. 작은 물고기에서 큰 물고기로 먹이사슬을 따라서 이런 잔류 물질이 계속 쌓이면 최종 포식자인 사람에게는 그만큼 더 많이 축적될 수밖에 없다.

물고기의 환경호르몬이 사람의 몸으로 옮겨 앉는 것은 심각한 일로 받아들여져야 한다. 사람의 중성화도 배제할 수 없기 때문이다. 그동안 우리는 양식한 물고기의 항생제 오남용이나 중금속 잔류 문제로 신경을 곤두세워 왔지만, 자연에서 채집한 물고기들마저 이 지경인데에는 입맛이 씁쓸해지지 않을 수 없다.

단맛에 빠진 아담의 후손들

밥상에 단 음식이 너무 많이 오른다. 흰쌀밥은 단 음식을 대표하는 우리네 주식이다. 쌀로 엿을 뽑고 감주를 만드니 이 쌀의 실체는 당이다. 현미라면 그래도 섬유질과 각종 영양성분이 풍부하고 쌀눈도 있어 사정이 다르지만, 백미는 문제가 있다.

사람들이 하늘이 준 현미를 철저히 깎아 백미로 만들어 먹는 것은 결국 부드럽게 밥을 지어 달고, 맛있게, 그리고 많이 먹으려고 그러는 것이다.

흰쌀밥이 아주 나쁜 음식은 아니지만, 당이 많다는 점에서는 경계해야 한다. 과거 배고프던 시절에는 '흰쌀밥에 고깃국'이 최고로 좋은 음식이었지만 요즘은 그렇지 않다.

흰쌀밥에 갖가지 산나물, 들나물, 전통 된장으로 끓인 찌개와 잘 숙성된 고추장 등 양념이 갖춰지면 밥상의 조화는 상당 부분 확보된다. 오늘날의 밥상은 흰쌀밥에 다른 달착지근한 음식들이 가득하고 기름기가 많이 오르는 게 문제다. 단 음식은 폭발적으로 증가했고, 쓴 음식과 신맛은 상당 부분 사라졌다. 맛의 균형이 깨진 것이다.

심지어 고추장, 된장, 간장도 달기만 하다. 이들 장류는 전통방식으로 담가 잘 숙성되면 깊은 맛이 우러난다. 단맛은 가까이 오지 못한다. 그런데 오늘날 장류는 설탕과 한 몸이 됐다. 간장도 단맛 넘치는 양조 간장들이고, 고추장도 설탕이나 올리고당을 잔뜩 넣어 매운맛은 적고 단맛만 가득하다. 매운맛에 고추장을 찍어 먹던 것은 옛일이 돼 버렸다. 달콤한 맛이 매콤한 맛을 제압한다. 색깔은 붉어 고추장 같은데, 맛으로는 준(準) 설탕이다.

된장과 쌈장도 맛이 크게 변했다. 퀴퀴한 곰팡내 감도는 전통 된장, 쌈장 맛을 만나기 힘들다. 더구나 요즘 시중 된장은 제대로 발효되지도 않았다. 당과 함께 적당히 버무려 내놓은 이상야릇한 식품이다. 쌈장 역시 당이 많이 섞여 달착지근하기는 마찬가지다. 요즘 된장, 쌈장을 즐기면 당을 필요 이상으로 섭취하는 이상한 꼴이 된다.

집에서 식사할 경우는 좀 덜할 것 같지만 꼭 그렇지만도 않다. 나는 멸치조림이나 콩조림을 먹을 때도 한심해서 하품이 나온다. 설탕이나 조청에 멸치, 콩이 범벅돼 있기 일쑤이다. 우엉이나 땅콩조림도 사정이 다르지 않다. 젓가락을 달지 않은 반찬으로 옮겨 가려 하면 이번에는 달콤한 초장 곁들인 브로콜리가 보이고, 삶은 단호박이 걸려든다.

심지어는 본래 쓴맛으로 마셔야 할 식후 커피에도 단맛이 넘친다.

설탕보다 더한 올리고당이 종종 커피에 들어간다. 거기에 인공 합성된 프리머까지 첨가되면 이건 커피콩으로 만든 순수 음료가 아니라 괴상한 가공음료를 마시는 형국이 된다.

나는 그래도 세계가 알아주는 전통 식품인 배추김치만큼은 설탕으로부터 자유로운 줄 알았었다. 그러다가 수년 전 이 같은 판단이 오류임을 깨달았다. 배추김치에도 설탕이 듬뿍듬뿍 들어가는 것이다. 총각김치나 쪽파김치도 예외가 아니다. 가정에서 각별히 담가 먹는 것은 예외일 수 있지만, 요즘은 대부분 공장김치를 사다 먹는 것이 원인이다.

불고기도 설탕 덩어리이다. 설탕에 재어야 고기가 부드러워지고 사람들이 반긴다. 불고기집에서 설탕을 멀리했다가는 역시 손님들이 달아난다. 장사 망하는 지름길이다. 갈비탕에도 종종 설탕이 들어간다. 고기를 연하게 만들고 입맛을 당기게 하는 방법이다. 이렇듯 대표적 전통 음식인 불고기, 갈비탕과 배추김치마저 설탕이 점령한 것은 안타까운 노릇이다.

아침밥을 대신해 빵이나 떡을 한두 조각 먹는 샐러리맨들이 많다. 나도 평생을 그렇게 살았다. 빵과 떡도 식빵 정도를 제외하고는 달지 않은 게 거의 없다. 그래도 떡은 전통 식품이어서 덜할 것 같지만 결코 그렇지 않다. 떡집에 들러 살펴보면 달지 않은 떡은 하나도 없다.

단 음식의 현실은 여기 그치지 않는다. 아이들이 늘 입에 물고 다니는 음료수들은 모두 단맛이 독하게 느껴지는 것들이다. 생일날이면 자르는 케이크, 좋은 일 있을 때 꼭 등장하는 아이스크림, 주위에 늘 굴러다니는 과자들……. 그나마 과일은 신선식품이어서 괜찮을 것 같지만, 요즘 과일은 그렇지도 않다. 과학자들이 하도 당도 위주로 개량을 해서 거의 설탕 덩어리와 다름없다.

멜론을 보라. 설탕 덩이가 아니고 무언가. 발그레하게 포동포동한 딸기는 사탕과 진배없고, 사과와 배도 마찬가지다. 포도, 복숭아, 감귤, 곶감……, 어느 것 하나 설탕을 연상시키지 않는 과일이 없다. 새콤한 과일은 소비자들이 외면한다는 이유로 농장에서, 시장에서 자취를 감췄다. 그러다 보니 내가 기댈 식탁은 어디에도 없다. 이제는 살아남기 위해 식탁을 엎는 수밖에 없을 듯하다.

본래 자연은 인간에게 다양한 맛을 선사하고 있다. 신맛, 쓴맛, 단맛, 매운맛, 짠맛, 고소한 맛, 떫은맛 등이 그것이다. 이 중에서 사람의 입이 좋아하는 단맛과 고소한 맛은 식탁 위에 풍성해졌고 입이 기피하는 쓴맛, 신맛은 거의 사라졌다. 그나마 한국인이 좋아하는 매운맛과 짠맛은 적당히 남아 제 역할을 하고 있으니 다행이다.

쓴맛은 우리 건강을 위해 매우 중요하다. 예부터 고미입심(苦味入心)이라 해 '쓴맛은 심장으로 들어간다'고 했다. 쓴 음식을 먹어야 심장이 튼튼해져 심장혈관계통의 질환이 예방된다는 것이다. 현대의학과 영양학에서도 이는 정설로 받아들여진다.

하지만 조상들의 지혜가 어떠했든 별 관심 없는 게 현대인들인 듯하다. 달면 삼키고 쓰면 뱉어 내는 그들이다. 단맛에 길들여져 정상적인 판단을 상실한 것 같다. 마약만 중독성 있는 게 아니라, 설탕도 중독성이 강한 게 틀림없다.

신맛은 간과 쓸개의 건강을 지켜 주며, 우리 몸을 알칼리화해 젊음을 돌려주는 일등공신이다. 다행히 발효된 김치가 가정의 밥상에 가끔 올라 부족한 신맛을 메워 준다. 그러나 식당의 김치들은 대부분 발효되지 않은 상태로 제공돼 문제다. 매실 음료가 신맛을 벌충해 줄 만도 한데 이것 역시 설탕으로 범벅돼 한계를 드러낸다. 홍옥 사과나 천도복숭아 같은 새콤한 과일들도 식탁에 오르는 일이 거의 없다.

산열매나 나물, 잡곡 들이 전해 주는 떫은맛도 현대인의 곁을 떠난 지 오래다. 이 모든 게 선악과나 다름없는 '단맛' 때문이다. 현대인들은 날마다 달콤한 선악과를 따 먹는 아담과 이브다.

단맛을 생각할 때면 종종 성적이고 매혹적인 여성의 발그레한 입술이 연상된다. 그녀의 야한 입술 가장자리에 설탕이 하얗게 묻어 있다. 그녀가 입술보다 더 빨간 혀를 내밀어 설탕을 핥는다. 사탄이 사탕을 먹는 모습이다. 현대사회 아담과 이브 들의 자화상이다.

가공식품의 그림자

먹을거리를 가공하지 않고 있는 그대로 먹을 때의 장점은 여러 가지다. 우선 식품이 지닌 고유의 약성과 영양가를 손실 없이 취할 수 있다. 계절 식품이 지닌 넘치는 생명력과 에너지도 그대로 몸에 넣을 수 있다. 하지만 가공을 하면 사정이 달라진다.

물론 가공이 가져다주는 좋은 점들도 있다. 병원균을 차단할 수 있고, 부패와 변질을 막아 위생이 향상된다. 가공을 거치면 저장하기 쉬워 오랫동안 두고 먹을 수도 있다. 운송이 편리해 오늘날과 같은 복잡한 세상에서 어디든 쉽게 보낼 수 있다. 오지 국가나 남극까지 보내는 일도 가능하다. 그대로 먹거나 조리하기도 간편해 바쁜 샐러리맨들의 식사 대용으로 그만이다. 그러다 보니 가공식품이 홍수를 이루는 시대가 되고 말았다.

하지만 먹는 이의 건강을 고려할 때 이렇듯 가공식품이 넘쳐나는 세상이 된 것은 결코 바람직하다고만은 말할 수 없을 것이다. 천연 식품을 그냥 먹을 때의 이점들을 고스란히 잃어버리기 때문이다. 가공식품에 드리워진 그림자를 살펴보자.

첫째, 자연에서 얻은 것을 가공하면 무엇보다 영양가와 약성이 줄어든다.

대표적인 예가 백미다. 현미를 그대로 먹으면 풍부한 섬유질과, 씨눈의 생명과, 다양한 영양가를 충분히 받아들일 수 있다. 그러나 백미로 먹기 때문에 섬유질과 씨눈이 상실되고 다양한 영양성분이 대폭 감소한다. 영양의 보고인 쌀이 탄수화물 위주의 식품으로 둔갑하는 것이다. 이것이 초래하는 건강상 역기능은 앞에서도 지적해 놓았다.

농산물이든 수산물이든 모든 자연의 식품은 먹는 이의 건강을 돌볼 수 있는 영양가와 약성을 다양하게 지니고 있다. 가공을 하면 할수록 이들이 줄어드는 것은 당연한 이치다. 아주 특수한 경우를 제외하고는 영양성분도 증가하지 않는다. 산열매나 약초도 다를 바 없다.

둘째, 가공을 거치면 식품 고유의 생명력과 에너지도 상당 부분 훼손된다.

쉬운 예로 풋고추를 잘게 썰어 내면 그렇게 썬 횟수만큼 생명력이 소실될 수밖에 없다. 생식의 중요성을 강조하는 이들이 풋고추는 그대로 고추장에 찍어 먹어야 좋다고 주장하는 것도 다 이유가 있다. 당근, 오이도 가급적이면 잘게 썰지 말고 두 토막 정도로 부러뜨려 와작와작 씹어 먹는 게 좋다고 한다.

모든 농수산식품이 제 나름의 에너지를 지니고 있다. 그 에너지가 그 식품에 독특한 인장력과 탄력과 조화를 부여한다. 가공을 하면 이러한 에너지 균형이 깨져 그만큼 건강상 순기능을 덜할 가능성이 있다. 눈에 보이지 않는다고 해서 이를 너무 무시하는 것도 곤란한 일이다.

셋째, 가공을 하면 할수록 몸에 해로운 것들이 점점 더 많이 들어간다. 먹음직스러워 보이라고 발색제가 첨가되고, 향으로 소비자를 끌어당기기 위해 향미제를 넣기도 한다. 눈과 코와 입을 속이는 것이다. 또 썩지 말라고 각종 방부제를 넣는다. 산미료, 인공조미료, 살균제, 산화방지제 등도 가공식품에 들어가는 화학첨가물들이다.

유명 제과점 식빵 가운데는 색깔이 지나치게 하얀 것들이 있다. 표백제를 단단히 첨가한 빵들이다. 사람들은 너무나 깨끗한 외양에 이끌려 그 빵들에 손을 뻗친다. 위험한 유혹에 넘어가는 것이다. 오늘날 수많은 가공식품에 들어가는 표백제의 양은 상상을 초월할 정도로 엄청나다.

다양한 과자에 들어가는 각종 색소는 전문가들조차 종류와 양을 가늠하기 어려울 정도다. 타르색소인 황색4호와 황색5호 등은 콩팥 장애와 발암 가능성이 지적돼 온 지 오래다. 빵이나 과자를 부풀리는 데 쓰이는 탄산수소나트륨은 몸 안에 카드뮴, 납 등의 중금속을 축적시킬 수 있다고 해서 시끄럽다. 오늘날 과자산업이 이렇게 번성하기까지는 각종 합성착색료가 기여한 바가 매우 크다고 할 수 있다.

심지어는 천연 농수산물에도 인공 발색제가 사용된다. 굴비를 더 맛깔나게 보이게 하려고 배 부위에 노란 칠을 하는 경우가 있다. 빵이나 떡에 들어가는 검정깨는 대부분 흰깨를 검게 물들인 것들이다. 그런데도 소비자들은 이를 좋은 식품인 줄 알고 생각 없이 사다 먹는다. 제 생명을 갉아먹고, 가족 건강을 궁지에 몰아넣는 일임을 잘 모른다.

현대인들이 좋아하는 것이 향이다. 그래서 향수 등 향 관련 제품들이 불티나게 팔린다. 가공업자들이 사람들의 이런 심리를 노리지 않을 리 만무하다. 식품에 향을 첨가하면 상품 가치가 향상된다. 소비자들의 구매 심리가 더욱 발동하기 때문이다. 그래서 웬만한 가공식품에는 향미제가 다 들어간다.

소시지를 생산하며 합성착향료를 첨가하지 않거나, 이런저런 과자를 만들면서 합성감미료를 빼 버렸다가는 이들 상품이 당장 시장에서 추방당하게 될 것이다. 천연 향미제라면 그래도 안심이 되겠지만 문제는 생산비 때문에 인공 향미제를 쓴다는 데 있다.

방부제는 식품 가공 산업을 고도로 발달시키는 데 최고로 공헌한 물질이다. 다양한 산화방지제와 설탕, 식염 등이 가공식품에 들어가 방부제 역할을 하고 있다. 수많은 염장식품과 설탕 절임식품, 방부제를 첨가한 온갖 식품들이 대형마트와 동네 마트, 백화점의 식품 매장과 대형 냉장고를 빽빽이 채우고 있는 실정이다.

오늘날 도시의 마트들은 지친 가공식품들이 머무는 정거장이다. 발색제와 향미제와 방부제로 범벅된 식품들이 거기에 갇혀 지낸다. 식품에 들어가는 화학첨가물들은 모두 식품의약품안전처의 사용 허가를 받은 것들이지만, 대부분 화학물질이란 점이 찜찜하다. 더구나 우리나라는 이들 화학첨가물의 총량규제를 하지 않는 것이 심각한 일이다.

물론 당국은 하나의 식품첨가물을 일생 동안 매일 먹더라도 아무런 나쁜 영향을 끼치지 않을 정도까지 규제를 하고 있다고 자랑한다. 각각의 식품에는 1일 섭취 허용량과 최대 사용량이 정해져 있다. 가공업자들은 이를 철저히 준수한다. 그런데 거의 모든 식품에 오만 가지 화학첨가물이 들어간다는 게 심각한 문제다.

사람들은 평생 여러 가지 가공식품을 섭취하는 과정에서 일본 스모 선수 몸무게만큼의 식품첨가물을 먹게 된다고 한다. 무시무시한 얘기다. 이렇게 많은 양을 섭취하다 보면 부작용이 생길 수밖에 없는 것 아닌가. 그러니까 총량규제가 없는 상태에서 개개 상품의 1일 섭취 허용량과 최대 사용량만 규제하는 것은 한계가 있다고 볼 수밖에 없다.

근래 들어서는 자유무역이 확대되면서 국경을 넘나드는 가공식품들이 갈수록 증가하고 있다. 미국에서, 러시아에서, 또 아프리카에서 수만 km를 배나 비행기를 타고 이동해 온다. 이들이 지친 몸을 내려놓는 크고 작은 마트들은 만국 식품들의 박람회장이 돼 버렸다. 식품들은 그곳에서 영어의 신세로 기약 없이 소비자의 선택을 기다린다.

이미 생명력은 상당 부분 빠져나가고 영양가들만 남아 있는 것들이다. 나머지 희미한 생명력과 영양가를 지탱해 주는 것은 갖가지 화학첨가물들이다. 이들은 사람에 비유한다면 링거주사액이나 부목과 다름없다. 침대에 누워 오만 가지 약과 인공장치에 의존해 살아가는 식물인간의 처지와 가공식품의 상황이 무엇이 다른가.

2015년 세계보건기구(WHO)는 더욱 충격적인 발표를 했다. 햄, 소시지 등 가공육을 담배, 석면과 같은 1급 발암물질로 지정한 것이다. WHO 산하 국제암연구소(IARC)가 육류 섭취와 암의 상관관계에 관한

800여 건의 연구조사를 리뷰한 결과 가공육이 직장암을 유발할 가능성이 있어 이런 조치를 취했다. 가공식품을 왜 경계해야 하는지 잘 말해 주는 발표다.

죽음에 이르는 징검다리

제과점에 들어서면 고객의 눈길이 잘 머무는 곳에 쿠키들이 진열돼 있다. 먹을 때 입안에서 사르르 녹는 과자들이다. 초콜릿이나 설탕이 많이 들어간 것은 더 잘 녹는다. 동글납작한 것, 네모난 것, 막대 같은 것, 노란색, 초콜릿색 등 각양각색으로 손님들을 유혹한다.

머핀도 눈에 잘 들어온다. 조막만 하게 기름종이에 싼 머핀은 노르스름한 게 꽤 먹음직스럽다. 머핀과 쿠키는 사랑하는 가족이나 애인에게 선물하기 딱 좋다. 하지만 이런 것을 자주 선물하다가는 사랑하는 사람을 저세상으로 먼저 보낼 수도 있다. 왜 그럴까.

쿠키와 머핀에는 트랜스지방산이 들어가 있다. 쿠키와 머핀의 고소한 맛은 주로 이 때문이다. 이 트랜스지방산이야말로 '침묵의 살인자'

요, '죽음에 이르게 하는 징검다리'다.

지방산은 주로 동물성인 포화지방산과 식물성인 불포화지방산으로 나뉜다. 그동안 포화지방산은 비만과 심장, 혈관계통 질환 등 갖가지 성인병의 원인으로 지목돼 왔으며, 불포화지방산은 건강에 유익한 것으로 알려져 왔다. 그런데 20세기에 이르러 불포화지방산에도 건강에 나쁜 영향을 끼치는 지방산이 있는 것으로 밝혀졌다. 바로 트랜스지방산이다.

트랜스지방산은 심술쟁이다. 인체의 신진대사 관련 국내외 연구들을 종합하면 이는 나쁜 콜레스테롤(LDL 콜레스테롤) 수치를 높이며, 좋은 콜레스테롤(HDL 콜레스테롤) 수치는 오히려 낮춘다. 이 점이 나쁜 콜레스테롤 수치만 높이고 좋은 콜레스테롤 수치에는 별로 관여하지 않는 포화지방산과 차이 난다. 포화지방산보다 더 못된 게 트랜스지방산인 것이다.

트랜스지방산은 관상동맥 심장질환의 위험도 증가시킨다고 한다. 이 질병에 관한 한 포화지방산보다 더 해로운 게 트랜스지방산이라고 의학계는 결론 내리고 있다. 영양학상으로도 트랜스지방산 섭취는 잠재적으로 상당히 해로운 결과를 초래하며 유익한 점이 없다는 것이 대체적인 결론이다. 일부 학자들은 암과 당뇨병의 원인이 될 수 있다는 주장도 한다. 이쯤 되면 악마의 물질이라 해도 틀리지 않을 것 같다.

이런 트랜스지방산은 어떻게 생겨나는가. 지금 우리가 섭취하는 트랜스지방산은 식물성 포화지방산에 산패(酸敗) 억제를 위해 수소를 첨가하는 방법으로 만든다. 이렇게 하면 액체 상태이던 식물성기름이 고체나 반고체 상태로 변한다. 마가린, 쇼트닝, 마요네즈 등이 이렇게 해서 만들어지는 트랜스지방산 덩어리들이다.

일단 마가린, 쇼트닝, 마요네즈 등으로 변신하면 오래 놔둬도 맛이 떨어지거나 색깔이 변하지 않는다. 액체인 식물성기름은 옮기거나 저장하기 어렵지만 트랜스지방산은 고체나 반고체 상태여서 사용하기 편리하다. 유통기한이 길어지고 냉장 보관할 필요도 거의 없다.

무엇보다 트랜스지방산은 음식의 맛을 감쪽같이 향상시킨다. 고소하게 당기는 특유의 맛이 담배의 니코틴처럼 중독성을 초래한다. 그래서 먹고 또 먹다 보면 알게 모르게 몸에 쌓이고, 어느새 죽음의 징검다리를 건너게 된다.

영화관마다 팝콘을 판다. 영화관 매장의 팝콘은 봉지가 의외로 크다. 큰 봉지에 팝콘을 한가득 담아 들고 영화 관람을 하러 들어간다. 영화가 상영되는 동안 화면은 눈을 즐겁게 하지만, 팝콘은 입을 행복하게 만든다. 하지만 그 팝콘이 트랜스지방산으로 튀긴 것임을 아는 영화 관람객들은 얼마나 될까. 결국 입이 행복해하는 동안 몸은 야금야금 죽어 나가는 꼴이다.

프라이드치킨과 감자튀김은 현대 음식의 대명사다. 프라이드치킨은 공장 형태로 한 달 정도 기른 육계를 도축해 만든다. 감자튀김은 생산성 높고 큰 신품종 감자를 가공해 만든다. 그런데 이 둘이 트랜스지방산으로 튀긴 것임을 아는 이들은 많지 않은 것 같다.

햄버거에도 트랜스지방산이 함유돼 있다. 타르트 등 밀가루반죽으로 만든 과자와 만두, 파이 따위의 껍질에도 트랜스지방산이 들어 있다고 한다. 라면과 초콜릿 가공품, 도넛도 예외가 아니다. 사정이 이렇고 보면 젊은이들이 즐기는 먹을거리에 두루 트랜스지방산이 들어가 있는 꼴이다. 악마의 붉은 혓바닥이 날름거리고, 그들이 그 유혹에 휘감기는 형국이다. 이런 지경이 되도록 이 나라 정부는 그동안 무엇을 했나.

나는 일찍이 덴마크 정부가 지난 2004년부터 트랜스지방산 함량이 2% 이상 되는 가공식품의 유통과 판매를 금지시켰다는 소식을 듣고 한숨을 삼켰다. 뉴욕시는 2008년 7월부터 모든 음식점의 트랜스지방산 사용을 전면 금지했으며, 이를 위반하는 음식점에 대해 벌금을 부과하고 있다. 여기서 더 나아가 미국 식품의약국(FDA)은 2015년 트랜스지방을 만들어 내는 부분경화유의 사용 중단을 공식 발표했다. 우리가 반면교사로 삼아야 할 사례들이 아닌가 싶다.

마가린이나 마요네즈 등을 트랜스지방산 덩어리라 해서 피할 수는 있지만 이들로 조리한 여러 식품들마저 하나하나 찾아내 피하기란 쉬운 일이 아니다. 사정이 그렇긴 해도 죽음의 징검다리를 건너지 않기 위해선 최대한 눈을 부릅뜨고 피하는 수밖에 없을 것이다.

가장 좋은 방법은 가공식품을 멀리하고 최대한 천연식품을 가까이 하는 것이다. 생활습관을 바꾸려는 노력을 집중하면 천연식품 위주의 식사를 생활화하는 것이 그다지 어렵진 않다.

그렇긴 해도 아이들이 치킨을 사 들고 들어오고, 간식이라며 쿠키나 햄버거를 건네주는 데는 방법이 없다. 그렇다고 그런 음식을 쓰레기통에 버릴 수도 없지 않은가.

지인들과 회식자리에 앉으면 자신도 모르는 사이에 만두가 디밀어지고, 그곳이 중국음식점이면 자장면이 나오기 일쑤다. 현대인의 불행은 이래저래 그칠 기미가 보이지 않는다.

2

태초의 식사로
돌아가라

계절식

　농장과 식탁의 불편한 진실을 생각할 때마다 내게는 지중해식 식단
이 오버랩 된다. 그리스의 크레타 섬, 이탈리아의 시칠리아 섬, 키프로
스, 터키 등의 해안가에 사는 이들의 식단이다. 장수 건강식으로 알려
진 이 식단은 밭에서 갓 수확한 싱싱한 채소와 허브, 지중해의 물고기,
올리브유와 소금 등을 넣어 단순하게 조리해 먹는 것이 특징이다. 늘
자연의 살아 있는 기운을 함께 먹는다. 화학첨가물 따위는 아예 들어
가지 않는다고 한다.

　이런 천연의 식사와 현대 도시인의 식사는 너무 대조적이다.

　지중해식만이 아니라 국내외 장수촌 사람들은 대부분 계절이 선사
하는, 자연의 살아 있는 식재료를 전통의 방법으로 조리해 먹는다. 그

계절이 선물한 재료는 영양가 외에 생명력이 충일하다. 이런 생명력이 몸 안에 들어와 천연 약이 된다. 장수촌 사람들이 오래 사는 이유 중 하나가 이런 방법으로 몸에 약이 되는 식생활을 일상적으로 실천하기 때문이다.

계절식은 시식(時食)과 동일한 개념이다. 우리 민족은 제철에 나는 식재료로 계절에 맞는 음식을 만들어 먹는 시식 전통을 이어 왔다. 이와 비슷한 전통은 지구촌 다른 나라들에도 있다. 식재료마다 수확 철에 영양가, 향미, 약성 등이 최고조에 달한다는 점을 고려해 발전시킨 음식문화다.

계절의 힘은 위대하다. 봄에는 대지를 뚫고 올라온 쑥에 독특한 향과 쌉싸래한 맛을 넣어 준다. 들판에 지천인 연한 쑥을 뜯어 애탕(艾湯)을 끓이거나 쑥개떡을 만들어 먹을 수 있다. 이들은 쌉쌀한 맛과 입 안에 청량감을 주는 쑥향으로 겨우내 잃었던 입맛을 되살린다. 진달래화전과 각종 산나물 반찬도 봄철 인기 있는 음식들이다.

여름에는 더위를 이기는 음식으로 삼계탕이 각광받는다. 이는 인삼의 향미를 잘 살려 닭고기의 풍미를 높인 세계적인 음식이요, 조상들의 이열치열(以熱治熱) 지혜가 빛나는 계절식이다. 또 여름에는 밭 한쪽이나 담장에 애호박들이 주렁주렁 매달린다. 이들을 채취해 숭숭 썰어 넣고 익힌 칼국수, 수제비, 애호박전은 소박하면서도 특별한 맛을 주는 토속 음식들이다.

가을철은 무르익은 오곡백과와 각종 과일들로 시식의 정점을 맞이한다. 햅쌀로 빚은 송편과 밤을 까 넣고 지은 밤밥, 토란으로 끓인 맑은 장국, 각종 버섯요리, 국화전 등은 가을의 시절 음식이요, 우리 민족의 훌륭한 전통 음식들이다. 겨울은 김장과 시래기추어탕 등이 향토음식으로 빛을 발했다. 추위를 덜어 주는 뜨끈뜨끈한 설렁탕과 쇠고기 전골 등도 겨울철 시절식이다.

시식은 한껏 오른 그 계절의 미각을 즐기는 것 외에 부족한 영양분을 보충하는 의미도 컸다. 봄철 햇나물 요리는 겨우내 부족했던 비타민을 보충하고, 여름의 보양시식은 더위로 떨어진 체력을 회복시키며, 겨울철 시식은 지방이 풍부해 추위를 덜 타게 하는 등 다양한 기능성음식 역할을 했다. 사람들은 이를 통해 원기를 축적할 수 있었다. 이는 그 계절의 식재료에 충일하게 담긴 자연의 위대한 기운 때문이다.

요즘도 이런 시식 전통이 일부 이어지고 있기는 하지만, 홍수처럼 쏟아진 서양음식과 가공식으로 인해 그 빛이 상당 부분 퇴색된 느낌이다.

시식, 즉 계절식의 지혜는 현대인이 메마른 도시 공간에서 별 탈 없이 살기 위해 신앙처럼 받아들일 필요가 있다. 조물주가 그 계절의 산물에 넘칠 듯 넣어 준 맛과 영양가와 약성은 그 무엇과도 등가(等價)로 교환할 수 없는 소중한 것이다. 이를 무시하고 가공식이나 수입식품에 빠져 산다면 어리석다고 할 수밖에 없다.

계절 식재료가 지닌 에너지는 놀랍다. 복숭아씨는 망치로 내리쳐도 깨지지 않을 것처럼 단단하다. 복숭아나무가 흙에서 자양분을 빨아올려 만들었을 텐데, 어떻게 이처럼 단단한 씨앗이 형성될 수 있을까. 자연의 힘 앞에 경외심을 갖지 않을 수 없다. 그런 씨앗을 에워싸고 있는 과육은 씨앗의 옹골진 에너지를 공유한다. 그래서 향긋한 복숭아 과육을 베어 물면 그 에너지가 함께 들어가 영양가 이상의 역할을 하게 된다.

포도도 제철에 수확한 것은 알알이 터져 나갈 듯 팽팽하게 부풀어 있다. 검고 싱싱한 포도알을 입에 무는 순간, 최고조에 달해 있던 포도의 생명력이 툭 터져 황홀한 느낌과 함께 원기를 더해 준다. 여름날 밭에 금덩어리처럼 노랗게 뒹구는 참외와, 가을날 나뭇가지마다 보석처럼 열린 붉은 사과에서는 대자연의 요술을 보는 듯한 기분이다. 이들도 베어 물면 달콤한 맛과 함께 역시 넘치는 기운이 몸에 전해진다.

쌀밥도 윤기 자르르 흐르는 햅쌀밥은 그 자체가 건강식이다. 묵은 쌀로 지어 기가 다 빠진 밥의 영양가와 약성이 햅쌀밥과 같은 수는 없다. 명태와 고등어 등 수산물도 제철 것이 가장 맛있고 건강을 지켜 주는 기능성이 탁월하다.

모든 먹을거리가 다 그렇다. 제철에 거둬 바로 먹는 계절식이야말로 조물주의 사랑이 넘치게 담긴 최고 건강식이라 할 수 있다.

일물전체식

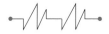

현대인들은 주로 맛있는 것만 골라 먹으려 하는 습성을 지녔다. 그러니 쓴맛, 신맛, 떫은맛을 외면할 뿐 아니라 거친 것, 먹기 불편한 것도 잘 먹으려 들지 않는다. 입에 당기는 것만 좋아한다. 사람들의 입맛이 간사해졌다.

설탕도 결국은 맛난 것만 좇다 보니 생겨난 식품이다. 옛날 사람들은 사탕무와 사탕수수를 날것으로 그대로 먹거나 조리해 식용했다. 그러나 오늘날은 이들이 함유한 단맛 성분인 설탕만을 분리 정제해 음식에 넣어 먹는다. 넣는 양도 점점 늘어나 설탕을 빼놓고는 음식을 조리하기 어려운 시대가 되어 버렸다.

하나의 식품은 자연에서 거둔 원료를 통째로 먹을 때 건강에 이롭다는 '일물전체식(一物全體食)'의 지혜에는 관심이 없다. 일물전체식은 자연건강식의 중요한 원리 중 하나로 예부터 건강 밥상을 얘기할 때 종종 거론돼 온 식이 철학이다.

통째로 먹는 '전체 식품'에는 열량과 단백질, 무기물, 비타민, 섬유소, 기타 모든 생리작용에 관여하는 물질들의 함량이 어떤 고차원적 균형을 이루고 있다. 그럼에도 불구하고 현대인들은 전체 식품 대신 '부분 식품'을 선호한다. 맛있고 먹기 편리하기 때문이다.

콩도 그 자체를 먹기보다 두부로 만들어 맛있게 먹는 데 익숙해졌다. 순두부, 해물순두부, 두부두루치기, 두부김치찌개 등 두부 관련 음식이 발달했다. 두부 만들고 남은 비지는 사람이 먹기도 하지만 주로 가축 먹이로 보낸다. 콩으로는 콩기름도 짜 먹는다. 착유하고 남은 대두박 역시 가축 몫이다. 비지나 대두박의 섬유질을 인간이 함께 먹어야 영양 균형이 달성될 텐데, 그것에는 무관심하다.

특히 두부는 산성식품인 육류와 달리 건강을 지켜 주는 식물성 단백질 덩어리로 인식되면서 관련 음식점들이 전국 관광지와 음식점 거리에 숱하게 들어섰고, 가정에서도 일상적으로 즐기는 요리로 자리 잡았다. 물론 두부의 식물성 단백질이 몸에 순기능을 많이 하는 것은 사실이다. 하지만 영양이 편중된 식품인 것 또한 부인할 수 없다. 단백질만 중요하고 섬유질 등은 중요하지 않다고 말할 수는 없는 노릇이니까.

결국 거친 부분을 빼놓고 먹다 보니 많이 먹게 되는 부작용도 따른다. 반면 콩 자체를 섭취하다 보면 두부처럼 부드럽지 않아 적당히 먹고는 숟가락을 놓게 된다. 이것이 자연의 섭리일 텐데, 영리한 인간들이 이를 거스르고 있는 것이다.

과일은 과거 껍질째 먹곤 했으나 이제는 껍질을 완전히 벗기고 먹어야 하는 것으로 사람들의 가치관이 전도되었다. 과일은 종류별로 각기 색깔이 다른 껍질 속에 항암성분 등 인체에 유익한 성분이 많다. 사과의 붉은색, 단감과 참외의 노란색, 포도의 보라색, 자두의 자주색, 수박의 알록달록한 녹색, 복숭아의 살색 등은 대자연이 인간의 건강을 위해 내려보낸 색의 스펙트럼이다. 이러한 무지갯빛 일곱 색깔을 골고루 받아들일 때 우리 몸이 건강해질 수 있다.

그런데도 사람들은 껍질을 모두 깎아 버리고, 달고 보드라운 부분만 먹는다. 거친 겉껍질은 불필요한 부분으로 여긴다. 물론 농약 걱정 때문이기도 하겠지만, 유기농으로 재배한 과일조차 껍질을 깎아 내는 경우는 좀처럼 납득하기 어렵다. 사각사각한 속살만 좋아하는 인간의 얄팍한 심리가 이런 어리석은 관습을 낳은 것은 아닌지……. 멜론처럼 겉이 팍팍한 것은 예외로 하더라도 나머지 과일들은 일물전체식의 철학에 맞게 껍질까지 섭취하는 게 지혜로운 방법이 아닐까.

고구마와 감자도 껍질을 함께 먹을 때가 벗기고 먹을 때보다 훨씬 다양한 영양분을 섭취하게 된다. 도라지도 껍질에 사포닌이 많아 폐와 기관지 기능 향상에 도움 되지만, 껍질을 다 깎아 버리는 경향이 있다. 한약재 시장의 건재약방마다 도라지 팔지 않는 곳이 거의 없는데, 하나같이 박피해 말린 것들이다. 껍질을 벗기지 않으면 거뭇거뭇하게 변색될 우려가 있다고 한다. 그렇게 되면 상품성이 떨어진다. 사람들이 박피해 하얗게 말린 도라지 뿌리를 선호하기 때문에 상인들도 그에 맞출 수밖에 없다. 이렇듯 기능성이 중요한 한약재조차 부분 식품으로 전락하고 있어 안타깝다.

가을이면 농촌 들녘에서는 김장무가 무럭무럭 자란다. 윗부분이 푸르고 강인한 조선무는 배추와 함께 한국인의 밥상을 든든하게 지켜준 파수꾼이다. 예전에는 무를 수확한 뒤 잎사귀는 잘라 밭에 그대로 내버려 두었다. 사람들은 그것을 주워 토담이나 나뭇가지에 걸어 말렸다. 무 시래깃국은 누룽지 밥과 함께 가난하던 시절 주린 배를 달래주던 향수 어린 음식이다.

경제성장으로 먹을 것이 다양하고 풍부해지면서 무시래기가 천대받았다. 그랬던 것이 최근 다시 건강식품으로 돌아왔다. 무청은 무 못지않게 많은 영양성분을 지니고 있는 데다 항암물질도 여러 종류 함유하고 있는 것으로 밝혀졌다. 일부 소비자들은 장 볼 때 무시래기를 각별히 챙긴다. 그러나 아직까지 일물전체식 차원에서 무와 무시래기를 함께 가까이하는 이들은 그다지 많지 않아 아쉬움을 남긴다.

부분 식품으로 차려지는 우리의 식탁은 이 밖에도 사례가 아주 많다. 낙지와 오징어는 저밀도콜레스테롤을 다량 포함해 자주 먹으면 각종 성인병의 원인이 될 수 있다고 한다. 그런데 신비스럽게도 낙지와 오징어의 먹물에 타우린이란 콜레스테롤 예방물질이 들어 있다. 아이러니컬하게도 사람들은 이 먹물을 빼 버리고 오징어, 낙지를 요리해 먹어 문제를 야기한다.

이런 사례에서 보듯이 조물주는 하나의 식품을 인간에게 줄 때 문제점을 커버할 수 있는 기능도 겸비시킨 경우가 많다. 인간이 어리석게도 자연의 식품을 나누고 가공해, 버려선 안 될 것들을 내버리는 바람에 부작용이 초래된 경우가 허다하다.

전체 식품인 현미는 중요한 영양성분과 생리활성물질을 쌀겨(속껍질)와 배아(씨눈)에 포함하고 있다. 이들이 약이 되어 인체를 보호해 준다. 그러므로 현미를 먹는 게 건강에 유익하다는 정보는 귀가 따가울 정도로 많이 듣고 있다. 그런데도 사람들은 습관적으로 쌀겨와 배아를 깎아 내고 하얗게 정제한 흰쌀밥을 먹는다.

　소금도 백미 짝이다. 식탁에 오르는 소금은 거개가 뽀송뽀송하게 만든 정제염이나 꽃소금이다. 특히 정제염은 약리성분 지닌 다양한 천연 미네랄을 제거하고 짠맛 나는 염화나트륨만 99% 농축해 만든 것이다. 희고 보드라워 먹기에 좋을지 몰라도 염화나트륨의 부작용을 커버할 수 있는 미네랄이 없어 많이 섭취하면 부작용이 초래될 수밖에 없다.

　'어두육미(魚頭肉尾)'는 선조들의 지혜가 묻어나는 사자성어다. '물고기는 머리 쪽이 맛있고, 짐승 고기는 꼬리 쪽이 맛있다'는 말로, 먹기 좋은 부위만 먹지 말고 대가리와 꼬리도 함께 챙겨 먹으라는 교훈이다. 이 사자성어의 영향으로 한동안은 생선을 먹을 때 일부러 머리 부분을 챙겨 먹는 이들이 적지 않았다.

　요즘은 이런 식습관도 많이 퇴색했다. 생선을 굽거나 탕으로 끓여 내놓으면 대부분 보드라운 뱃살만 떼어 먹고 젓가락을 놓는다. 건강식의 관점에서는 꼬리와 지느러미도 씹어 보고, 내장도 먹을 수 있는 것은 최대한 먹는 게 좋다. 대가리는 주둥이, 아가미, 뇌, 눈알 등 부위마다 각각 다른 미네랄과 비타민 등을 함유하고 있다. 따라서 구석구석을 씹어 보고 맛보는 게 현명한 일일 텐데 대중은 이에 관심이 거의 없다.

되풀이 말하지만 입에 달고 부드러운 것만 골라 먹다 보면 우리 몸에 필수적으로 필요한 각종 비타민과 천연 미네랄, 다양한 생리활성 물질 들이 부족해질 우려가 높다. 이렇게 되면 마치 자동차에 휘발유만 넣고 윤활유는 얼마 넣지 않은 채 도로를 주행하는 것과 비슷한 상황이 된다. 그러니 그 자동차가 오래 갈 리 있겠는가.

우리 밥상이 이렇게 갈팡질팡하는 사이에 오히려 최근 들어 서양에서 전체 식품 섭취의 중요성이 강조되는 추세여서 관심을 모은다. 미국의 톰 크루즈 같은 톱스타나 클린턴 전 대통령 같은 사회지도층을 중심으로 '마크로비오틱(Macrobiotic)'이란 새로운 식생활이 번져 나가고 있다고 한다. 마크로비오틱이란 '크다'란 'macro'와 '생명'이란 'bio', '방법'이란 'tic'의 합성어로 '크고 위대한 생명을 담은 요리'란 뜻이다. 거창해 보이지만 생명력 넘치는 자연의 먹을거리를 통째로 먹는 식사법이다.

마크로비오틱 실천가들은 채소도 뿌리부터 잎, 줄기, 껍질까지 통째로 먹고 생선도 머리부터 꼬리, 지느러미까지 식용 가능한 것은 다 먹는 식사법을 고수한다고 한다. 겉으로는 풍요로워 보이지만 갈수록 식이철학이 빈곤해져 가는 듯한 한국인의 식탁이 반면교사로 삼아야 할 식사법이 아닌가 싶다.

신토불이식

신토불이(身土不二)는 제 몸(身)과 자기가 발을 딛고 살아가는 흙(土)은 둘이 아닌(不二) 하나이므로 제 고장에서 나오는 식품을 먹어야 건강에 이롭다는 뜻이다. 우리나라 고전 의서인 『향약집성방』 서문에 '기후 풍토와 생활 풍습은 같다'라고 한 것이나, 『동의보감』에 '우리의 살은 땅의 흙과 같다'고 한 내용은 신토불이와 맥을 같이 하는 표현들이다. 모두 자연계와 인체의 상호 관련성을 나타낸 것으로, 농식품은 몸과 흙의 중간 매개자 역할을 해 양자가 물질적으로 순환하게 하므로 결국 제 고장에서 거둔 먹을거리가 체질에 맞고 건강을 잘 돌본다는 의미로 해석될 수 있다.

세계 각 지역의 사람들은 기후의 한열, 대기의 압력과 온도, 토지의 건습, 공중 전기와 지중 자기의 특이한 작용 등에 의해 그 땅에 적응하고, 출현하고, 생장한 자연의 주산물을 주식으로 삼고 부산물을 부식으로 삼아 심신을 양육해 왔다. 이는 태곳적부터 전해지는 인간의 보편적 식사법이며, 가장 기본적인 건강 유지 방편이라 할 수 있다.

그런데 근래에 이르러 가공식과 서구음식이 지구촌을 휩쓸면서 이같은 습관적 식사법이 많이 퇴색되었다. 이로 인해 세균이나 바이러스가 아닌, 잘못된 식습관으로 인한 비전염성질환 환자가 양산되고 있다. 따라서 신토불이 식이(食餌) 철학을 통해 잘못된 방향으로 흘러가는 식생활 습관을 교정할 필요성이 있다. 이렇게 하는 것은 태초의 조화로운 식생활로 돌아가는 하나의 구체적 방편이기도 할 것이다.

제가 태어난 고장에서 자란 식물과 그 식물을 먹고사는 동물을 먹어야 건전한 신체를 유지할 수 있다는 것은 만고불변의 진리이다. 따라서 서양인에게는 그들 땅에서 길러 내 조리한 서양식이 어울리고, 한국인에겐 한반도의 흙과 물과 바람, 공기가 빚어 준 우리 먹을거리가 체질에 맞는다. 중국인에게는 그들 땅에서 수확한 식재료로 만든 중화요리가, 일본인에게는 스시와 메밀국수 등이 입에 짝짝 붙는 좋은 음식들이다.

에스키모인들은 북극 빙판 위의 얼음 속에서 생선을 잡아 날것으로 먹으며 생명을 이어 간다. 한국인은 상상하기 힘든 특이한 일이지만, 이는 그들이 조상대대로 지녀 온 식습관이고 체질에도 잘 맞아 그들은 자연스럽게 그런 생활을 영위한다.

아프리카인들은 어렵지만 사막 위에서 식재료를 구해 먹고살도록 되어 있고, 병을 고치는 약물도 자신들의 지역에서 찾아 이용한다. 아프리카에서 걸리기 쉬운 말라리아의 특효약 '키니네'의 주원료는 바로 아프리카의 식물로부터 얻어진다고 한다.

동남아 사람들에게는 훅 불면 날아갈 것 같고 끈기 없는 인디카 계열의 안남미(安南米)가 입맛에 맞지만 우리나라 사람들에겐 당최 맞지 않는다. 동남아 사람들은 오히려 자포니카 계통의 우리 쌀이 찐득거려 먹기 불편하다고 말한다. 열대지방 사람들에게는 안남미가 건강에 좋고, 우리에게는 우리 쌀이 미각적으로나 건강상 적합하게 되어 있는 것이다.

어디 쌀뿐이겠는가. 닭도 기왕이면 토종닭이요, 쇠고기는 한우 고기요, 김치도 우리 땅에서 거둔 무와 배추로 담가야 우리 입맛에 맞는 음식이 될 수 있다. 또 제 고장에서 만들어진 토속음식을 먹어야 건강이 잘 유지되고 성인병도 예방, 치유될 수 있다. 이처럼 신토불이 철학은 미묘하고도 심오한 데가 있다.

서양에는 신토불이와 유사한 슬로푸드와 로컬음식 개념이 있으며, 일본에는 지산지소(地産地消) 운동이 있다. 이들 역시 자기 고장 음식을 먹어 건강을 지키기 위한 식이 철학들이다.

이들 표현이 상징하듯이 자기의 생명력을 유지하는 데 필요한 식품과 약재는 자기 땅에서 나오는 것이 적합하다. 굳이 산삼 같은 특수한 것들을 열심히 찾아다닐 일이 아니다. 우리 곁에 늘 있는 신토불이 음식들도 산삼 못지않은 장점이 있다. 거기에 태초의 질서와 조화가 깃들어 있기 때문이다.

생식(生食)

〰〰

자연계의 동물들은 음식을 익혀 먹을 줄 모른다. 하늘이 시키는 대로 날것으로 먹는다.

불을 활용할 줄 모르니 더욱 그럴 수밖에 없다. 인간은 불을 발견해음식을 익혀 먹으면서 문명을 발전시켜 왔다. 선사시대에 불을 발견했다고 하니 화식(火食)의 역사가 꽤 오래되었다.

기생충이나 세균 감염으로 인한 피해를 줄이기 위해서는 당연히 익혀 먹어야 한다. 원시 사회나 고대 사회에서는 각종 균과 기생충으로부터 생명을 지키는 일이 중요했을 것이다. 따라서 감염증을 예방, 퇴치하는 방편으로 음식을 익혀 먹는 것은 당연한 일로 받아들여졌다.

그러나 현대 사회는 위생이 상당 수준까지 향상됐고 항생제도 발달해 감염증으로 인한 피해가 그리 많지 않다. 육류는 조심해야겠지만 채소, 과일, 곡식은 깨끗이 씻으면 날것도 그다지 위험하지 않다. 그런데도 사람들은 무엇이든 익혀 먹으려 한다. 무조건 펄펄 끓이고, 삶고, 찌고, 볶고, 구워서 먹는다.

감염증이 거의 물러간 지금도 익혀 먹는 습관이 바뀌지 않으니 다른 문제가 나타난다. 바로 성인병, 현대병이다. 성인병이 전적으로 화식 탓만은 아니지만, 자연의 생명력이 그대로 담긴 식사를 하지 않는 것이 오늘날 성인병, 혹은 비감염성질환의 원인이 되고 있음은 많은 실험연구가 입증한 지 오래다.

물론 경우에 따라서는 익혀서 먹을 필요도 있다. 식재료의 독성을 완화하기 위해 데치거나 볶아 먹어야 건강에 유익할 수 있다. 그러나 문제는 맹목적으로 화식을 하는 데 있다.

우리는 음식을 익힘으로써 잃어버리는 것이 많지는 않은지 되돌아봐야 한다. 일단 익히면 생명이 상당 부분 죽은 식품이 된다. 생식품이 지니고 있던 비타민, 미네랄, 효소, 엽록소가 파괴되고 단백질, 지방질 등이 변형되면서 자연 상태 그대로의 영양분을 섭취할 수 없게 된다.

또 각종 유효 생리활성물질들의 기능이 크게 약화되고, 항산화 활성이 높아 젊음을 돌려주는 플라보노이드 등의 약리 작용도 감소한다. 항암 활성 및 면역력 증진 작용도 기대하기 힘들어진다.

음식을 익히거나 가공하면 거칠지 않고 입에 맞아 먹기 편리하다. 포만감을 누리며 욕심껏 많이 먹을 수도 있다. 반면 날것은 거칠고 다듬어지지 않아 많이 먹는 데 한계가 있다. 이 역시 사람들이 화식을 선호하는 이유다. 이렇게 화식이 습관화되다 보니 생식을 한다 하면 이상한 시선으로 바라보기도 한다.

생식이 왜 이상한가. 나는 생식이야말로 대자연이 가르쳐 주는 가장 바람직한 식생활이라고 생각한다. 날것을 그대로 먹는 것은 하늘과 땅의 정기를 그대로 몸 안에 받아들이는 것과 같다.

예를 들어 채소를 날것으로 뿌리부터 잎까지 통째로 먹는다 치자. 이 채소는 햇빛과 공기, 물의 에너지를 듬뿍 머금고 있다. 뿌리의 삼투압 작용을 통해 땅의 기운을 끌어들이고, 잎의 광합성 작용 등을 통해 태양과 우주의 기를 받아들여 갖은 영양소와 함께 싱그러운 생명력을 지니고 있다. 채소는 태양광선의 푸르고, 붉고, 노랗고, 희고, 검은 색들을 갖추고 있다. 또 시고, 쓰고, 달고, 떫고, 고소한 풍미도 지니고 있다.

그렇기 때문에 생식을 하면 몸 안에 우주의 정기가 들어와 생생한 활력을 되찾을 수 있게 되는 것이다. 하지만 불에 익히면 천연의 맛과 색이 변질될뿐더러 그것이 지닌 생명력과 영양가와 약성도 파괴돼 우리 몸 안에 들어왔을 때 제 역할을 다할 수 없게 된다.

생식을 하면 조금 먹고도 힘이 넘쳐 건강이 증진된다. 익혀 죽은 것은 많이 먹어야 하지만 날것은 생명이 가득하기 때문에 저칼로리 식사를 해도 아무 문제가 없다. 그러므로 현대인에게 유행병처럼 번지는 비만을 해결하는 데도 좋은 방법이다.

생식은 젊음을 되돌려 주고 장수를 보장한다. 날것을 먹으면 새로운 세포가 활발히 만들어져 늙은 세포를 대체한다. 기존 세포의 생존 기간도 연장되며 활력이 증진된다.

생식은 최고의 미용식이기도 하다. 몸 안의 독소 배출을 촉진하고 혈액순환을 도와 피부가 고와지면서 탄력이 생긴다. 이는 질병에 대한 저항력을 높여 각종 난치병을 물리치는 데도 많은 도움을 준다.

화식은 하늘이 준 좋은 원료를 가장 안 좋게 먹는 방법이라고 말할 수 있다. 열을 가하지 않은 자연 그대로의 곡류, 채소, 해조류, 과일을 몸 안에 넣을 때 원천적인 힘이 용솟음치는 것은 당연한 이치이다.

간헐적 단식

음식으로 인한 질병은 자연의 섭리에 입각해 계절식과 생식을 실천하고 오염되지 않은 음식을 먹어도 나타날 수 있다. 현대인은 대부분 꼬박꼬박 하루 세끼를 먹는다. 그렇더라도 소식을 하면 별 문제없겠지만, 종종 과식을 해서 문제다.

오늘날 많은 사람들이 과식과 그로 인한 영양과잉, 체내 노폐물 축적 등으로 고생하고 있다. 이것이 초래하는 질병이 성인병이다. 성인병은 생활습관병이라고도 하는데, 과식 등 잘못된 식사가 큰 요인이다. 과식으로 인한 영양 과잉이 비만과 혈관의 제반 문제를 초래하고 나아가 각종 심장질환, 당뇨병, 암 등을 부른다. 이들 대부분은 만성질환이다. 현대의학은 이들 만성질환 앞에 상당히 무기력하다.

배불리 먹어서 생긴 질병은 배를 곯는 것으로 해결해야 한다. 단식은 인체의 장수 유전자가 요구하는 것이다. 야생동물이 그렇듯이 인간의 조상도 수백만 년간 원시생활을 하며 포식과 굶는 일을 반복했다. 날마다 세끼를 먹기 시작한 것은 역사적으로 최근 일이다.

우리 몸은 현대에 살고 있지만 유전학적으로 원시시대에 그대로 머물러 있다. 수백만 년간 조상들의 경험이 새겨진 원시 유전자의 활동을 거슬러 생활하면 문제가 불거질 수밖에 없다. 그런데 현대인은 원시 유전자의 활동에 반하는 의식주 생활을 한다. 그러다 보니 오늘날 생활습관병이 폭발적으로 증가할 수밖에 없는 형국이다.

생활습관병의 노예가 되지 않으려면 원시 조상들이 어떻게 살았는지 곰곰 생각해 봐야 한다. 결론은 자명하다. 그들은 사냥을 나가 동물을 포획했을 때 배불리 먹었다. 산천에 나무열매와 식용 가능한 식물들이 많이 보이면 그것을 채취해 만족스럽게 섭취했다. 그러다가 사냥이 불가능하거나, 계절이 바뀌어 산야에 먹을 것이 부족할 때는 며칠이고 굶어 지냈다. 인간은 태초부터 이렇게 살라는 천명(天命)을 부여받은 것으로 보인다. 그래서 수백만 년 동안 원시 조상이 그런 생활을 했고, 그 흔적이 아직 우리 몸에 유전자 형태로 남아 있다.

따라서 현대인은 결코 이 유전자의 명령을 거부할 수 없다. 평소 포식을 하더라도 때로는 절식과 단식을 하여 균형을 맞춰 주어야 한다. 이것이 건강하게 사는 지혜이건만, 이 같은 태초의 질서에 편입된 생활을 실천하는 이들은 많지 않다. 배불리 먹는 것을 행복의 출발점으로 알고 있다. 의사와 영양사 들도 하루 세끼를 잘 챙겨 먹어야 한다고 강조한다. 제대로 먹지 않으면 병이 낫지 않는다고 주의를 주기도 한다.

배 속을 비우면 병이 쉽게 낫는 경우가 많다. 우리 몸에 지속적으로 영양을 공급하면 노폐물이 배출되기도 전에 영양분이 과도하게 쌓인다. 이는 혈액을 걸쭉하게 만들고 몸 곳곳에 만성염증을 만드는 등 혼란을 초래한다. 이때 음식을 먹지 않으면 과식으로 쌓여 있던 체내 잉여 물질이 줄어든다. 몸이 대청소되는 것이다. 그러면 생명력이 기지개를 켠다.

단식으로 인한 자연 정화는 장기, 근육, 뼈 등 인체 내 모든 곳에서 일어난다. 이를 통해 독소가 제거되고, 활성산소가 빠져나가며, 혈액이 맑아진다. 인체 내 막히거나 뭉쳐 있던 부분이 풀리고, 호르몬 등이 선순환해 만병이 물러간다. 암과 협심증, 당뇨병 등이 호전되고 아토피피부염과 천식, 심지어 무좀까지 치료되는 것으로 나타났다. 뿐만 아니라 회춘 유전자의 스위치가 켜져 검버섯, 주름살, 흰머리 등이 크게 감소하는 등 젊음이 돌아오는 현상도 일어난다. 이는 과학자들이 연구를 통해 밝혀낸 사실이기도 하다.

먹지 않을수록 자연치유력은 강화된다. 림프구의 면역 활성이 높아지고, 면역세포인 백혈구가 증가하는 것으로 밝혀졌다. 야생동물은 굶는 것이 자신의 치유력을 높인다는 것을 알고 있다. 그래서 병이 나면 바닥에 엎드린 채 아무 것도 먹지 않고 회복되기를 기다린다. 먹지 않으면 낫는다는 사실을 인간만이 모르고 있다.

야생동물들 중 상당수는 겨울잠을 잔다. 이는 먹을 것이 없는 겨울을 그런 방법으로 견딜 수 있게 한 조물주의 섭리다. 겨우내 굶고 나면 비쩍 말라 몸을 잘 가누지 못한다. 그러나 봄이 되어 산천에 풀들이 자라고 생물들이 활동하기 시작하면 그들을 섭취해 다시 기력을 회복한다. 야생동물들은 이렇듯 긴 단식 상황에서도 죽지 않고 대를 이어 갈 수 있도록 되어 있다.

물론 극단적인 굶주림은 야생동물들을 죽음으로 몰고 가기도 한다. 그들이 오래 살지 못하고 죽는 것은 지나친 먹이 부족이나 혹한, 힘센 맹수의 습격 등이 원인이다. 이런 요인들만 아니라면 원시 유전자의 명령대로 자연에 순응한 삶을 사는 야생동물들이 주어진 수명을 다 채울 수 있으리라고 본다. 인간처럼 생활습관병에 걸려 고생할 리 만무하기 때문이다. 인간은 이를 반면교사 삼아 지나친 영양 과잉을 경계하고, 가끔 적절한 단식을 실천해 줄 필요가 있다.

일주일이나 한 달씩 하는 긴 단식은 전문가의 지도에 따라 실천하지 않으면 위험할 수도 있다. 그런 지나친 단식보다는 가끔 굶어 주는 간헐적 단식이 좋다고 할 수 있다. 신체가 가벼워지고 면역력이 살아나도록 하루나 이틀, 혹은 한나절 정도 식사를 제한해 본다. 이는 먹이 확보에 실패한 야생동물처럼 되어 보는 것이기도 하다. 항상 배부른 것보다 간혹 배고픈 상황을 만들어 주는 것이 내 몸을 조화롭고 건강하게 가꾸는 길이다.

토종과 재래종

토종과 재래종은 수백, 수천 년간 그 지역의 기후, 풍토에 적응해 온 동식물들이다. 인위적인 개량이 가해지지 않고 이 강토에서 스스로 생명줄과 대를 이어 온 것들이다. 그러므로 이들이야말로 지극히 자연스런 생명체라 할 수 있다.

토종과 재래종은 겉모습이 크거나 화려하지 못하고 오히려 꾀죄죄한 경우가 많다. 그러다 보니 사람들에게 배척받을 수밖에 없었다. 더욱이 현대인들은 '눈으로 먹는다'는 말을 곧잘 한다. 혀에 감겨드는 단맛 외에 외양이 좋고 색깔이 현란한 것을 좋아하니 상대적으로 이들이 푸대접받을 수밖에 없다.

하지만 색택이나 모양이 요란하고 몸피가 크다고 해서 질적으로 우수하다고만은 말할 수 없다. 겉모습과 물량주의를 숭앙하는 현대사회의 트렌드가 과학자들을 부추겨 크고, 보기 좋고, 당도 높은 개량종을 탄생시켰지만 이들은 이면에 다른 문제점들을 지니고 있다. 맛이 떨어지고, 쉽게 변질되며, 당도가 너무 높아 건강에 역기능을 하는 점 등이 그것이다.

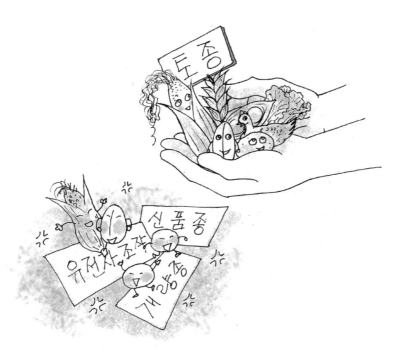

생산성을 지나치게 추구하다 보면 그 어딘가에는 반드시 허허로운 것이 남는다. 쉬운 예가 밤이다. 과학자들이 토종밤의 답답한 소출량을 극복하기 위해 일찍이 어린애 주먹만 한 신품종 밤을 개발했지만,

이는 어떤 귀중한 요소가 빠져 있는 것 같고 맛도 토종밤만 못하다. 이에 비해 토종밤은 작고 볼품없어도 맛이 기막히게 좋다. 자연의 에너지를 오밀조밀하게 받아들여 야무지기 그지없다.

벼도 마찬가지다. 토종벼나 재래종벼 가운데는 이상하게 생긴 것들이 많다. 벼 낟알이 큰 대신 쓸데없이 까끄라기만 길거나, 모양이 못생겼거나, 키가 너무 커서 잘 쓰러지는 것 등이다.

하지만 그것들은 나름대로 장점도 있다. 특이한 색깔을 띠고 있기도 하고, 향미를 풍기기도 한다. 어느 것은 붉은색이 짙고, 다른 것은 검정색을 띠고 있기도 하다. 어떤 것은 향이 짙어 밥을 지으면 옛날 가마솥 누룽지와도 같은 고소한 냄새가 집 밖에까지 풍겨 나간다.

낟알의 크기와 무게가 개량종만 못하더라도 개량종과 다른 영양가와 약성을 지니고 있을 수 있다. 구구각색인 생김새와 색깔, 향기 등이 영양가와 약성의 차이점을 확인할 수 있는 잣대다. 긴 까끄라기나 못생긴 외모 등은 그것이 지닌 에너지가 다르다는 얘기다. 그 에너지는 땅과 우주 전체에서 받아들인 것이다. 그것이 영양가와 약이 돼, 먹는 이의 몸을 보호하는 역할을 한다고 볼 수 있다.

그런데 현대 과학농법은 소출이 적다는 등의 이유로 토종과 재래종을 서자 취급해 왔다. 이러한 트렌드가 가져온 인류 건강상 부작용에 대해서는 아직까지 심도 있는 논의가 제대로 이뤄지고 있지 않아 안타깝다.

보리도 다를 바 없다. 옛날 보리들 가운데는 역시 까끄라기가 어른한 뼘 길이 정도 되는 토종들이 있었다. 삶아 채반에 너는 과정을 세번 반복한 뒤에 밥을 지어도 거무튀튀하고 꺼끌꺼끌해 먹기 불편한 것들도 있었다. 그러나 이런 토종, 재래종 보리들이야말로 미네랄과 섬유질이 풍부해 우리 몸에 약이 되는 것들이었다.

예전 보리들은 뿌리도 좋은 약이 됐다. 겨울을 난 겉보리의 하얀 뿌리를 캐어 물에 삶은 뒤 그 물로 세안을 하면 피부가 매끈해졌다. 요즘의 '매끈매끈하다'는 말은 보리뿌리의 한자어인 '맥근(麥根)'에서 유래됐다고도 한다.

이 같은 약성을 지닌 토종, 재래종 보리들이 고농서인 『행포지(杏蒲志)』에 여럿 기록돼 있으며, 농촌진흥청 종자은행이 파악한 토종보리도 종류가 꽤 많다.

지금 우리가 먹는 보리는 거의 전부 개량종들이다. 소비자 요구에 맞춰 개량하다 보니 까칠한 식감이 사라지고 쌀처럼 미끌미끌한 것들이 대부분이다. 색깔도 거무스레한 것들은 거의 찾아볼 수 없으며 쌀처럼 희끗희끗하다. 쌀인지 보리인지 구분하기 어려울 정도로 보드라운 알곡들이 많다. 맛에 너무 방점을 찍은 나머지 기능성이 추방당한 것 같아 씁쓰레한 느낌을 지울 수 없다. 소비자들의 입맛이 너무 간사해졌다는 생각이 든다.

옥수수의 현실도 오십보백보다. 토종, 재래종 옥수수들은 생김새와 색깔과 맛이 제각각이다. 모양이 쥐 이빨 같아서 쥐이빨옥수수라 불리는가 하면, 사람이 주먹 쥔 형상이어서 주먹찰로 불리는 것도 있다. 색택에 따라 검은찰, 황색옥수수, 맛에 따라 찰옥수수, 단옥수수, 여무는 시기에 따라 올강냉이, 올옥수수, 올찰 등의 이름이 붙어 있기도 하다.

예전에는 이들 옥수수가 대세를 이뤘지만 지금은 개량종에 자리를 내어 주고 극히 일부 지역 농가나 연구소 포장에서 보호받는 신세로 전락했다. 대신 대학찰옥수수 등 개량종이 활개를 친다. 소비자들로서도 대학찰옥수수가 먹을 때 입안에서 살살 녹아 우선 이를 선택할 수밖에 없다. 너무 맛난 것만 찾다가 잃어버리는 것이 있을 수 있다는 반성은 아예 하질 않는다.

거의 모든 곡식이 이 지경이 되었다. 밀, 호밀, 메밀, 수수, 조 등을 가릴 것 없이 대부분의 곡물의 토종, 재래종이 개량종의 그늘에 가려 맥을 못 춘다.

다만 콩은 그런대로 토종, 재래종이 한반도에서 변함없이 그 맥을 이어 가고 있다. 색깔별, 무늬별, 모양별로 가지각색이다. 하지만 토종, 재래종 콩은 수입 콩에 밀려 그 위세가 예전 같지 않다. 수입 콩 가운데는 유전자 조작 콩도 상당량을 차지한다. 그러고 보면 토종, 재래종 콩의 입지도 크게 축소된 셈이다.

채소 영역으로 눈길을 돌려 보자. 배추는 무와 함께 한국인에게 가장 친근한 채소다. 토종, 재래종 배추로는 개성에 많이 심었다는 개성배추와 서울 근처에서 많이 가꿔 먹은 서울배추가 있다. 이 밖에 경북 의성지방의 조선배추와 경남 울산지역의 울산배추, 전남 보성지방의 봄배추 등이 있다. 하지만 이들도 극히 제한적으로 재배돼 언제 멸절할지 모르는 신세다.

개량종 배추들은 결구가 잘돼 다 자라면 포기가 두툼하다. 그래서 먹을 수 있는 부위가 많다. 이와 달리 토종은 얼갈이배추나 봄동처럼 잎이 가늘거나 연약한 것들이 대부분이다. 결구도 잘 되지 않는다. 그러니 먹을 수 있는 부위가 적어 경쟁에서 밀릴 수밖에 없다. 엉뚱하게도 뿌리가 무처럼 큰 것도 있고, 키가 50cm까지 껑충하게 자라는 것도 있다. 상품성이 개량종에 못 미치는 이유다.

하지만 객관적인 형태만 보고 가치를 판단하는 것은 단견일 수 있다. 개량종 배추는 뿌리를 먹지 않는다. 맛이 밍밍하고 작은 탓이다. 토종 가운데는 뿌리가 매콤하거나 고소해 잎보다 더한 약성을 지닌 것들이 있다. 잎도 개량종처럼 두텁고 겹겹이 나지는 않지만, 가늘고 얇아 배춧국을 끓이기에 제격인 것도 있다. 못났다고 결코 괄시만 할 일은 아닌 것이다.

상추는 토종 및 재래종이 수십 가지에 이르지만 역시 개량종에 밀려 힘을 못 쓴다. 토종, 재래종 상추는 잎상추와 줄기상추로 나눌 수 있다. 잎상추는 다 자랐을 때 포기째 수확하는 것이다. 줄기상추는 줄기를 따라 새 잎이 계속 돋아나는데, 시골집에서 한번 심어 두고 틈틈이 잎을 따 먹던 것이 이 종류다.

상추는 고려 고종 때 편찬된 『향약구급방』에도 언급돼 있을 만큼 우리 민족이 오래도록 애용해 온 채소다. 토종은 잎을 따면 하얀 진액이 흘러나왔다. 혈액순환을 도와 건강을 지켜 주는 약성분이 거기 가득했다. 야들야들한 상추를 손바닥에 올려놓고 밥 한 술에 마늘, 된장을 놓아 쌈 싸 먹던 추억을 기성세대들은 잊지 못한다. 지금 먹는 상추에서는 결코 느낄 수 없는 매력이 거기에 있었다.

참외는 또 어떤가. 한때 이 땅에는 껍질 무늬가 개구리를 닮은 개구리참외를 비롯해 사과참외, 호박참외, 감참외, 청참외, 미꾸리참외 등 다양한 재래종들이 있었다. 개구리참외는 과육이 연해서 인기가 있었고, 사과참외는 색깔은 노랗지만 사과처럼 동글동글한 외모가 눈길을 끌었다. 요즘은 노란 색깔이 특징인 금싸라기 참외 계통의 개량종들이 재래종을 밀어내고 왕좌의 위치를 차지했다.

가축도 마찬가지다. 닭만 해도 레그혼 같은 수입 품종으로 완전히 대체된 지 오래다. 몸 전체가 다섯 가지 빛깔로 영롱하던 오색계, 꼬리가 길고 푸르스름하게 번쩍거렸던 장미계(長尾鷄) 등 토종닭들이 많았지만 지금은 찾아보기 어렵다. 일부 농가와 연구소에서 유전자원 보존 차원에서 몇 마리 기르고 있을 뿐이다. 살붙임이 많지 않고 알을 잘 낳지 않는다는 이유로 천대받다 사라진 토종들이다.

외국도 상황이 심각한 정도가 우리와 다르지 않다. 미국은 양배추의 95%를 비롯해 옥수수의 91%, 완두콩의 94%, 토마토의 91%가 사라져 버렸다. 19세기만 해도 흔했던 80~90%의 채소, 과일 종이 논밭에서 종적을 감춰 버렸다고 한다.

중국에서 재배되던 밀은 1만여 종에 달했는데, 그 가운데 1970년대에는 1천여 종만 남았다고 한다. 인도의 농민들은 반세기 전에 3만여 종의 벼를 재배했지만, 현재 인도에서 재배되는 벼는 75% 이상이 개량종 10가지에 불과하다. 이러한 현대의 품종들은 병해충에 잘 견디거나 화학비료에 잘 적응하고 수확량이 많다는 등의 이유로 재배가 장려되고 있다. 생물 다양성이나 영양 다양성, 기능성 등은 중요한 고려 대상이 아니다. 동남아시아 대부분의 국가들도 벼는 개량종 몇 가지로 통일됐다.

남미 안데스 산맥 고지대에서는 전통적으로 수십 종류의 토종, 재래종 감자들이 재배됐다. 감자들은 색깔이 울긋불긋, 알록달록하다. 크기도 제각각이며 모양도 긴 것, 뭉툭한 것 등 가지각색이다. 그들을 한자리에 모아 놓으면 마치 보석을 합쳐 놓은 것 같다. 그러다 보니 페

루의 고산지대에서는 과거 한 농가가 30~40종의 독특한 감자를 생산하기도 했다. 이들은 그 농가의 식량이자, 병을 막아 주는 예방약 구실도 했다.

하지만 불행하게도 지금은 남미의 감자가 불과 개량종 몇 가지로 통일됐다. 심지어 네덜란드에서는 감자 경작지의 80%에 단일 종의 감자가 재배되고 있다고 한다. 안데스와 유럽 지역 산맥의 기후와 흙이 키워 낸 토종들이 다양한 필수 영양소를 바탕으로 주민의 건강을 지켜 준다는 주장은 다국적 거대 식품기업들의 횡포 앞에 힘을 잃고 있다.

사람의 생명 유지에 필요한 것은 충분한 열량만이 아니다. 열량은 소수의 가축과 식물을 통해서도 얻을 수 있지만 영양소는 그렇지 못하다. 특히 다량원소, 미량원소, 특정 식물생리활성 영양소, 육류의 화학성분 등은 같은 동식물이어도 맛과 생김새, 색깔 등 상이한 다양한 품종을 통해서만 몸 안에 흡수할 수 있다. 이렇게 할 때 각종 감염병과 성인병, 특히 면역력 결핍으로 초래되는 암 등 만성 퇴행성질환을 효과적으로 예방할 수 있음은 이미 많은 영양학자와 의학자 들이 지적한 바 있다.

토종, 재래종은 우리 건강을 예측 불가능하게 위협하는 여러 요인과 이상기후 등 먹을거리의 안정적 조달을 저해하는 요인들을 막아 주는 일종의 보험 같은 역할을 한다. 이런 보험의 혜택을 누리려면 겉만 번드르르한 개량종, 신품종을 너무 찾지 말아야 한다. 비록 작고 못생겼어도 우리 체질에 맞으며 약성이 뛰어난 것들이 우리의 건강을 일으켜 세운다.

유기농 식사

유기농업은 화학비료와 농약, 항생제, 화학적 사료첨가제 등 일체의 합성화학물질을 사용하지 않고 자연의 자재만을 사용해 농사짓거나 가축을 기르는 것을 말한다. 퇴비 등 유기물을 시용해 토양의 활력이 회복되면 농작물에 자연스럽게 병해충 저항력이 생긴다는 생각을 배경으로 한다. 이렇게 농사지으면 건강하면서 영양가 풍부한 농산물이 생산되고, 이를 먹는 사람의 건강도 증진된다는 게 유기농업 전문가들의 견해다.

사람들이 충분히 먹지 못하던 시절, 식량 증산을 위해 투입된 것이 화학비료와 농약, 항생제 등이다. 화학비료를 논밭에 시비하자 처음에는 농작물이 잘 자라 식량 증산에 크게 도움 되었다. 그러나 갈수록 유익한 미생물이 줄어들고 해로운 미생물이 증가하는 부작용이 생겨났다. 이는 토양의 산성화를 촉진해 역설적으로 농사를 어렵게 만들고, 건강에 덜 유익한 농산물을 소비자 식탁에 올리는 결과를 초래했다.

농약은 농작물의 병 피해와 충해의 습격을 줄여 역시 식량을 증산하는 데 많은 도움을 주었다. 그런데 갈수록 농작물이 연약해져 농약 없이는 제대로 생육하거나 열매 맺지 못하는 상황이 초래되었고, 논밭의 유익한 생물들까지 멸절시키는 문제가 야기됐다. 농약이 잔류한 농산물은 안전성 문제로 소비자로부터 차가운 시선을 받는 상황이 됐다.

항생제와 화학적 사료 첨가제도 가축의 질병 피해를 줄이고 생산성을 높이는 데 기여했으나, 축산물에의 잔류 위험성으로 역시 소비자의 따가운 시선을 피해 가지 못했다.

이 같은 부정적 상황에 대한 반성으로 일찍이 유럽에서부터 먼저 시작돼 전 세계로 확산된 것이 유기농업이다. 유기농업은 생태계와 조화를 이루며 소비자 건강을 책임지는 농업의 전범(典範)이다. 이 같은 정의는 국제유기농연맹(IFOAM)이 내세우는 '유기농업의 원칙(The Principles of Organic Agriculture)'에도 함축적으로 담겨 있다. 이 원칙은 건강, 생태계, 공정성 및 책임을 지향점으로 삼고 있다.

이 같은 원칙을 바탕으로 생산되는 유기농 축산물은 대체로 다음과 같은 장점을 지닌다. 우선 유기농 과일과 채소는 인공 비료 대신 건강한 토양으로부터 영양분을 흡수해 일반 식품보다 영양분을 더 고농도로 응축하고 있다. 유기농으로 사육한 가축은 면역력이 높아 질병의 감염 위험성이 낮고, 번식과 병후 회복 능력도 뛰어나다. 육류에 지방이 이상적으로 침착해 있으며, 불포화지방 대비 포화지방의 비율이 더 낮다.

유기농 축산물은 식품의 향미가 뛰어나고 맛이 좋으며 소화도 잘된다. 관행농업의 농약이 호르몬과 면역체계에 부정적 영향을 미치고, 가축 항생제는 내성을 길러 주는 역작용을 하지만 유기농업에서는 이런 우려가 뒤따르지 않는다.

물론 관행농업에서 유기농업으로 전환한 뒤 몇 해 동안은 소출이 줄어 농가 피해가 커질 수 있다. 하지만 그 뒤에는 생태계와 조화를 이루는 농업으로 자리 잡아 수확량이 정상을 되찾게 된다. 더구나 이렇게 생산된 농산물은 맛이 뛰어나 소비자 관심을 크게 끌 수도 있다.

농식품에는 수많은 식물화학물질들이 들어 있다. 과학자들은 마늘에서 60종, 사과 100종, 토마토에서 150종의 성분을 찾아냈다. 그러나 실제로는 이보다 훨씬 많은 물질이 들어 있다고 한다. 미국 코넬대 과학자들은 토마토에만 해도 1만 종 이상의 물질이 들어 있을 것으로 추산한다. 이들 물질은 우리 몸 안에서 다양한 영양물질로 작용해 힘을 길러 주고, 때로는 병을 치료하는 기능도 한다.

하지만 화학비료와 농약에 너무 의존해 연약하게 자란 농작물에서는 아무래도 인체에 유익한 성분이 줄어들 수밖에 없을 것이다. 물비료만 먹고 자라는 수경재배 과일, 채소는 더 말할 나위 없다. 그러므로 가족의 건강을 생각한다면 정직하게 기른 유기농식품을 잘 찾아내 식탁에 올리는 노력을 게을리하지 말아야 한다.

유기농산물은 일반 농산물에 비해 대체로 가격이 비싸다. 따라서 이를 위주로 한 유기농 식사는 자칫 부자들을 위한 고급 식사로 치부될 수도 있다. 그러나 이는 분명 태초의 질서와 조화에 한 발짝 더 다가간 식사이므로 불편한 시선으로만 바라보는 것은 온당치 못하다.

제대로 키운 유기농산물로 차리는 유기농 식사는 지상에서 대할 수 있는 '천상의 식사'다. 이는 서민들에겐 부담이지만 건강 문제가 절실한 환자들에게는 치료약이 될 수도 있다. 자연의 정직성과 건강성을 바탕으로 사람들이 병원 갈 일을 원천적으로 줄여 줄 수 있는, 바람직하고 합리적인 식사라 할 수 있다.

원시 식단

유기농 식사보다 한 걸음 더 태초의 질서로 다가간 것이 원시 식단이라 할 수 있다. 원시 식단은 원시 자연 속에서 채취하거나 사냥한 열매, 나물, 야생동물 등으로 차리는 것을 말한다. 천혜의 자연 공간에서 저절로 자란 것들만 먹는다는 점에서 태초의 조상들이 먹었던 조화로운 음식과 유사하다고 말할 수 있다.

한때 서양에서 원시인 다이어트 열풍이 분 적 있다. 이는 우리 몸이 아직 원시시대 조상들의 유전자를 많이 물려받았는데 의식주 생활은 고도로 발달한 현대에 맞춰져 건강에 적신호가 켜진 것에 대한 반성으로부터 시작됐다.

예를 들어 우리 몸은 여전히 사냥에 성공할 때까지 배고픔을 참아야 하는 유전자를 지니고 있는데, 위장이 비워지기도 전에 계속 먹어 각종 염증과 비만에 시달린다. 우리 몸은 거친 채소를 장내 세균의 도움으로 소화시켜야 하는데, 몸에 좋다는 비피더스균만 계속 먹어 장내 세균이 불균형을 이루고 역설적으로 면역력이 약화하는 모순을 초래하기도 한다.

원시인 다이어트는 구석기 인류가 수렵생활로 얻은 식재료와 유사한 식품을 식탁에 올리도록 한다. 즉 자연에서 얻은 육류, 생선, 채소, 과일, 견과류 등을 섭취하는 방식이다. 야생동물을 사냥해 포식한 원시인처럼 단백질 식품이 현대인의 일반 식단보다 많다. 또 쌀밥이나 국수, 빵을 먹지 못했던 원시인처럼 탄수화물의 섭취량을 크게 제한한다. 설탕 섭취도 제한하고 그 대신 과일에 들어 있는 천연당을 섭취하도록 한다. 이 식사법은 체중 감량 효과가 두드러져 영화배우 등 유명인은 물론 많은 시민들부터 각광받았다.

이 식사법은 체중 감량 외에 현대인을 괴롭히는 각종 생활습관병을 예방, 치료하는 데에도 상당히 기여할 수 있다. 암, 심장혈관 질환, 당뇨병 등이 정제된 곡물 음식과 지방이 많은 음식, 당분 등을 과잉 섭취하고 운동을 적게 하는 것과 관련 있음은 과학적 연구를 통해 이미 밝혀졌다. 따라서 식이섬유 등이 풍부하고 신선한 천연 식품을 섭취해 체중을 조절하고 건강을 유지할 수 있다는 원시인 다이어트는 현대인에게 시사하는 바가 크다고 할 수 있다.

일부 비판적 시각의 사람들은 원시인들의 수명이 현대인보다 짧은데 이 다이어트가 무슨 도움이 되겠느냐고 반문하기도 한다. 그러나 그들의 짧은 수명은 식단보다는 혹독한 기후나 맹수의 공격, 부족한 식량 등이 원인이었을 것으로 추측할 수 있다. 『구약성서』 창세기 편에는 수명이 700년, 900년을 초과했던 태초 조상들에 관한 기록도 나온다. 이 기록이 사실이라면 원시인이 단명했다고만 단정할 수도 없을 것이다.

장수한 원시인들은 태초의 식생활을 실천하면서 각종 위험으로부터 벗어나 매우 평화롭고 단순한 삶을 살았을 것으로 유추해 볼 수 있다. 그러므로 각종 생활습관병의 노예가 된 현대인은 원시 식단의 비밀을 들여다보고 그 장점을 취해 자신의 건강을 증진하는 계기로 삼는 것도 권장될 만한 일이다.

원시인 다이어트는 서구인들이 그랬던 것처럼 전문가로부터 지도받아 실천해야만 하는 것은 아니다. 또 원시 식재료는 구하기 어려운 것도 아니다. 관심을 갖고 찬찬히 살펴보면 주위에서 쉽게 얻을 수 있는 것들이 많다.

이를테면 인근의 농산물직거래 장터나 5일장을 찾아가면 거기에 출하된 자연산 산나물이나 각종 천연 실과 들을 싼값에 구입할 수 있다. 농민들이 자연농법으로 키운 채소들도 원시 식재료와 유사하므로 구입해 식탁에 올리면 된다.

토종닭을 놓아먹여 키우는 농장이 있으면 찾아가 달걀을 사 온다. 이는 자연의 새가 낳은 알과 별반 다를 것 없다. 깨끗한 호수나 바닷가에서 낚시로 건져 올린 물고기도 원시 조상들이 잡아서 먹었던 것과 다르지 않다. 이 같은 방법으로 현대 사회를 사는 우리도 원시 조상들의 건강한 식단을 어렵지 않게 흉내 낼 수 있다.

주말이면 걸망을 들고 야산을 오른다. 봄철 산속 자드락길 가장자리로 순하게 피어난 연분홍 진달래꽃은 진달래 화전의 재료로 일품이다. 이는 한민족이 조상대대로, 아니 그 이전의 태곳적 조상 때부터 먹었던 유서 깊은 식재료일 것이다.

산에는 철 따라 각종 산야초들이 모습을 드러낸다. 역시 태곳적부터 전해지는 식재료들이다. 인류의 조상들이 뜯어 먹었던 그런 산야초들을 오늘날의 우리도 똑같이 즐겨 먹을 수 있다. 다만 태고의 조상들이 이를 야생풀로 그냥 뜯어 먹었다면, 현대인들은 이리저리 무치는 등 요리해 먹는 점이 차이 날 뿐이다.

산야초 가운데는 먹기 좋은 나물들이 많다. 이들의 영양가와 약성은 요즘 인공적으로 재배하는 채소와 다르다. 인위적으로 길러 내는 것들은 부피가 크고 생김새가 반듯하지만 산나물, 들나물은 왜소하고 볼품없는 것들이 많다. 그러나 생리활성물질과 비타민, 미네랄 등이 풍부해 단순한 식재료 차원을 넘어 우리 몸을 성인병 등으로부터 보호해 주는 약이 된다.

산나물, 들나물이 약성을 발휘하는 것은 자라나는 동안 생명 유지를 위해 절대 필요한 화합물을 무수히 생산해 내기 때문이다. 이들은 주위 잡풀들과의 경쟁에서 살아남기 위해 강인한 생명력을 키운다. 특히 강한 비바람 등 자연의 악조건에 적응해 생존하기 위해 페놀과 폴리페놀 등 여러 가지 생리활성물질과 다양한 천연 미네랄을 비축한다. 이들이 우리 몸에 들어가 약성을 유감없이 발휘하는 것이다.

야생 산나물, 들나물의 생명력이 재배 채소와 차이 나는 점은 이들을 며칠간 상온에 놔두기만 해도 쉽게 확인할 수 있다. 재배 채소는 여러 날 지나면 시들지만, 야생 산야초는 그렇지 않다. 싱싱하고 뻣뻣한 모양새 그대로 있다. 시일이 더 지나면 시들게 되지만, 이때 물에 넣으면 금세 생기를 되찾는다. 원시 식단 야생 식재료의 이런 장점을 결코 가볍게 여기지 말 일이다.

씨앗 실한 식품

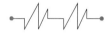

씨앗은 생명이요, 힘의 원천이다. 씨앗의 생명력은 새 생명을 양육해 대를 잇게 하고 자손을 번성케 한다. 동물의 씨앗인 콩팥과 불알은 정력과 야생미의 원천이다. 이들이 약화하거나 사라졌을 때 야성이 빛을 잃고 정력이 수그러든다. 씨앗 여물지 않는 식물은 거세한 동물과 다름없다. 대를 이을 수 있는 능력을 박탈당했으니 결코 정상적인 식물이라 할 수 없다.

지난 1953년 육종학자인 우장춘 박사가 국내에서 '씨 없는 수박' 재배에 성공했을 때 국민이 열광했다. 당시 신문들은 우장춘 박사를 '육종학의 마술사'라 부르며 대서특필했고, 농민들은 씨 없는 수박을 육종의 기적으로 받아들였다. 덕분에 일제 강점기 이후 황무지 상태에 놓여 있던 우리나라의 육종 기술은 도약의 시발점에 설 수 있었다.

우장춘 박사가 그런 실험을 한 것은 씨가 많아 먹기 불편한 수박의 단점을 보완하기 위함이었다. 그러나 나는 씨 없는 수박 개발을 미친 짓이라고 여긴다. 태초에 하늘이 넣어 준 생명의 씨앗을 사라지게 한 것은 역천(逆天)에 가까운 비정상적인 행위라고 본다.

당시 우장춘 박사도 자신의 육종 행위가 다소 찜찜했던지 종종 "찬물에 채워 둔 수박을 씨를 뱉어 내며 먹어야 제맛이 나지. 씨도 없는 수박을 먹는 것은 점잖을지는 몰라도 어딘지 운치 없는 일"이라고 말했다고 한다. 아무튼 대자연의 자연스러운 운행을 돕지는 못할망정 이상한 재주를 부려 이를 정면으로 거스르는 것이야말로 현대과학이 깊이 성찰해야 할 부분이라고 나는 믿는다.

그럼에도 불구하고 인간의 과학은 반성은커녕 요술에 요술을 거듭하고 있는 형국이다. 씨 없는 것이 수박에서 더 나아가 포도, 단감, 감귤, 바나나 등으로 그 영역을 확대해 온 것이다.

요즘 미국에서 생산해 전 세계로 유통되는 건포도는 모조리 씨가 없다. 종자를 말려 버려, 아예 불임(不姙)의 과실로 만든 까닭이다. 바나나도 과거에는 씨가 박혀 있었으나 어느 시점인가부터 사라졌다. 열대지방의 거의 모든 바나나가 그렇다.

우리나라에서 생과용으로 재배되는, 포도알 하나가 왕사탕만 한 거봉포도 역시 대부분 씨가 없다. 그래서 먹기는 편리해도 뭔가 찜찜하다. 게다가 당도도 매우 높아 과일을 먹는 것인지, 인공의 왕사탕을 입에 넣는 것인지 헷갈릴 지경이다.

한입 베어 물면 아삭한 식감과 함께 단물이 줄줄 흐르는 단감 역시 씨앗 없는 경우가 많다. 씨앗이 있어야 할 자리엔 불임 처리된 자국만 남아 있을 뿐이다. 감귤과 한라봉, 천혜향, 그리고 미국 캘리포니아에서 수입되는 야구공 크기의 오렌지 종류에서도 씨앗을 찾아볼 수 없다.

외국은 사정이 다소 다르다. 중국이나 동남아 지역에서는 아직도 씨앗 박힌 감귤 종류를 만날 수 있다. 이들을 품종 개량이 덜된 것들이라고 폄훼할 수 있겠지만, 불임종자 개발처럼 하늘의 이치를 마구 거스르는 과학은 진정한 과학이라 말할 수 없다고 생각한다.

요즘은 먹다가 씨앗이 걸리는 과일을 오히려 하품으로 여기는 경향이다. 기가 찰 노릇이다. 비정상이 정상의 자리에 올라앉고, 정상이 비정상 취급을 받는 현실을 어떻게 해석해야 하나. 더구나 씨 없는 과일의 당도는 또 얼마나 높은가. 거의 설탕 수준으로 단맛이 극대화되고 신맛은 추방된 과일들이 마트의 진열대를 가득 채우고 있다. 성장촉진제 처리로 크기도 어린애 머리만 해진 것들이 많다. 비정상의 극치인데 누구도 별다른 이의를 제기하지 않으니 놀라울 따름이다.

모든 동식물에는 그것을 그것답게 만드는 프로그램이 내장돼 있다. 씨앗이 없는 과일은 본디 정상적이던 프로그램이 고장 난 것으로 볼수밖에 없다. 그 프로그램이 눈에 안 보인다고 해서 무시할 일만은 아니다. 씨앗이 없어 불임인 것을 먹어서 내게 부정적인 결과가 미치는 것은 아닌지 돌아볼 필요가 있다. 아무래도 정상적인 에너지가 내 몸에 들어가는 것과 비정상적인 게 들어가는 것은 분명 차이가 있을 테니까.

한방에서는 불임 환자 치료를 위해 복분자, 토사자 등 씨앗류 약재를 처방한다. 그 이유는 종실류 약재가 고장 난 인체의 호르몬 신호 체계를 정상화해 임신에 도움을 주기 때문이다.

원리는 이렇다. 인간의 몸에는 시상하부, 뇌하수체 등 생식기능을 담당하는 기본 축이 있다. 조화롭지 못한 농산물을 계속 먹거나 스트레스를 받으면 이들이 제대로 기능하지 못해 호르몬 분비에 이상이 초래된다. 이때 종실류 한약을 먹으면 호르몬의 분비와 흐름이 정상화되고 정자, 난자의 질 및 활동성도 향상된다. 여기에 혈액순환도 돕는 한약을 추가하면 자궁내막이 두꺼워져 착상이 잘 됨으로써 임신 확률도 높아진다. 더욱이 건강이 전반적으로 개선돼 생식계통과 면역기능이 강화됨으로써 불임 문제가 근본적으로 해결될 수 있는 것이다.

씨앗의 기능은 이처럼 중요하다. 그러므로 당초 음식을 대할 때 만대(萬代) 유전하는 생명체의 번식 능력을 박탈당한 괴기스런 농산물을 먹어선 안 된다. 자기와 가족의 건강을 원하고 자손이 대대로 잘 이어지는 인간 사회가 지속되길 바란다면 씨앗이 없거나 부실한 것들을 멀리하는 것이 옳다. 생명 현상이 박탈당한 프로그램을 지닌 것들에게선 희망을 건질 수 없다.

가축도 다를 바 없다. 거세한 소와 돼지에게서 얻은 고기는 가급적 가까이하지 않는 게 현명하다. 번식 기능이 뿌리 뽑혀 영영 대를 잇지 못하는, 고장 난 생명체의 육류이기 때문이다. 생식 기능이 튼실한 소, 돼지 수컷은 씨앗이 단단해 생명력 넘치는 실과에 비유될 수 있다. 요즘 그런 가축의 고기를 구하기 어렵지만 자기 자신과 주변을 정상화하려면 열심히 찾아 나서야 한다.

우유도 송아지가 젖을 빠는 기간 동안 나온 것을 마시는 게 순리이다. 그 기간이 지나서 착유한 우유는 생명물질이 상당 부분 소실된 것이므로 양질의 우유라 하기 곤란하다. 영양소는 많을지 몰라도 생명소가 빠져 있다. 그것은 배합사료와 바꾼 음료라 해도 과언이 아닐 것이다.

달걀도 병아리가 깨어 나오지 못하는 무정란을 연일 먹어 대는 것은 문제가 있다.

태초에 하늘이 설계한, 조화로운 생체 프로그램을 거쳐 생산된 달걀, 우유, 육류가 사람을 살린다.

넘치는 힘과 생명력

멧돼지는 힘이 세다. 주둥이와 이빨이 공격 무기다. 다 큰 멧돼지의 몸집은 웬만한 소만 하다. 그런 몸무게로 돌진해 덤빈다면 당해 낼 상대가 별로 없다.

더구나 멧돼지는 동작도 아주 빠르다. 하도 이 산, 저 산 뛰어다니며 단련된 몸이라 잽싸게 장애물을 넘고 피한다. 그렇게 동작이 날렵하고 힘센 녀석의 고기를 먹어야 한다. 놈의 힘이 고기를 거쳐 내 힘이 된다.

또 그 고기는 얼마나 자연스러운가. 인위적인 못된 짓이 가해지지 않았으니 멧돼지고기야말로 하늘이 준 최고의 고기라 할 것이다.

야생 짐승의 고기가 대체로 그러하다. 산과 들에서 자유로이 뛰어다니며 자란 것들이어서 야성이 최고조에 달해 있다. 안타까운 것은 그렇게 야생으로 자란 것들의 고기를 얻기 힘들다는 점이다. 그러므로 그 대신 야생이 아닌, 야생과 비슷하게 놓아기른 것들의 고기를 먹으면 좋을 것이다.

방목하는 소들의 야성미와 그 힘은 야생동물의 그것과 다를 바 없다. 방목하는 돼지도 멧돼지와 비슷하다. 날카롭게 솟아 무기 역할을 하는 어금니에 걸렸다가는 심각한 상처를 입는다. 하지만 이렇게 놓아먹이는 소와 돼지의 고기를 만나기도 쉽지 않다.

그렇다면 거세하지 않은 한우 수소와 수퇘지 고기라도 추천할 만하다.

거세하지 않은 수컷 소는 힘이 엄청나다. 고삐에 매어 있는데도 불구하고 암소라도 한 마리 지나가면 교접하려고 난동을 피운다. 어떤 녀석은 우리를 뛰어넘다가 뿔이 난간에 걸려 부러지는 사례도 있다. 투우의 힘은 천하제일이다. 싸움소의 뿔에 받혔다가는 누구든 온전할 수가 없다. 거세하지 않아 막강한, 그런 넘치는 소의 힘을 취할 필요가 있다.

거세하지 않은 돼지도 힘이 넘친다. 침을 질질 흘리며 문짝을 치받고, 암컷에게 다가가려고 몸부림을 친다. 솟구치는 정력을 주체하지 못해 그 큰 덩치로 시멘트벽을 때린다.

이렇게 내뿜는 힘이 무지막지하니까 농부는 부대끼지 않으려고 돼지와 소를 거세하는 것이다. 거세한 놈들은 '내시'와 다름없고 양처럼 순해 날마다 사료만 먹어 대고 헤실헤실한다. 고기는 비곗살투성이다. 지방간이나 고지혈증 걸린 소, 돼지의 육류다.

건강을 위해 이런 육류를 먹는 게 좋겠는가, 아니면 힘이 넘치는 녀석을 잡아 그 고기를 취하는 게 낫겠는가. 결론은 자명한 일일 것이다.

닭도 놓아기른 토종닭이 힘이 넘치는 것은 당연하다. 이리저리 휙휙 날아다니고, 모래목욕도 하며, 야생의 풀씨와 벌레 등을 잡아먹고 자란 놈이 건강할 수밖에 없다. 고기는 쫄깃쫄깃하고 생기 넘친다. 달걀도 놓아먹인 녀석이 낳은 게 싱싱하고 노른자가 탱탱하다. 그런 살아 있는 에너지가 나에게 들어와 내 힘이 되는 것이다.

채소, 과일, 곡식도 제철에 나온 싱싱한 것들을 가까이하는 게 순리다. 제철 것들은 영양성분도 충분히 지녔을 뿐 아니라 생명력이 넘칠 듯이 들어 있다. 그런 생명력을 함께 먹어 나의 활기로 되살려 낼 필요가 있다.

9월에 탱탱하게 익은 검은 포도알을 입에 물면 툭 터지면서 입안에 생기가 확 퍼지는 것을 느끼게 된다. 그러니 먼 나라에서 온 시들시들한 포도나 비닐하우스로 계절을 앞당겨 생산한 것을 먹어서야 되겠는가.

사과와 배와 감은 10~11월에, 감귤과 한라봉은 12~1월에 수확한 것이라야 계절의 에너지가 탱탱하게 깃들어 있어 우리 몸에 좋다. 곡식도 햇것이 생명의 에너지로 꽉 차 있다. 몇 해 묵은 쌀은 가축에게도 좋은 먹잇감이 되지 못한다. 그러니 하물며 사람이 먹어서야 되겠는가.

봄의 계절이 햇빛 에너지와, 산야의 정기와, 땅의 영양성분을 끌어모아 키워 주는 산나물, 들나물도 생명이 충만한 먹을거리이다. 가을 산의 이런저런 실과에서도 오밀조밀한 영양가와 생기를 얻을 수 있다.

모름지기 생명력 넘치는 영양 덩어리를 먹어야 한다. 그것이 내 몸에 들어가 생명활동의 원천이 되는 정(精)과 기(氣)를 만들고 면역력을 높인다.

그러므로 살아 있는 채소, 과일, 곡식을 취해야 한다. 생채식은 생리활성물질과 항산화물질이 가득한 식사다. 영양가 외에 우리 몸을 살려 주는 그런 '살아 있는' 것들을 가능한 한 그대로 먹는 지혜가 필요하다. 그럴 때 그렇게 살아 있는 것들의 힘과 생기가 나의 힘과 원기가 되어 솟아오른다.

장명자(長命者)

우리가 음식을 먹을 때 크게 고려해야 할 요소 중 하나가 생명력이다. 그런데도 현대 영양학과 보건의학은 영양가 위주로 판단한다. 이것이 현대 과학의 맹점이다. 이런 방식으로는 인간의 건강을 확실히 담보할 수가 없다.

모든 음식과 약초에는 생명력과 기(氣)가 깃들어 있다. 눈에 보이지 않고 만질 수 없다고 해서 이를 무시하면 절대 안 된다.

우리는 무엇을 먹느냐에 따라 생명이 길어질 수도 있고, 짧아질 수도 있다. 장수할 수 있는 것을 먹으면 장수하게 되고, 단명하는 것을 먹으면 일찍 죽게 된다. 뭐니 뭐니 해도 오랫동안 생존한 것을 섭취하는 게 중요하다. 남의 생명을 취해서 내 생명을 지키는 것인데 가능한

한 오래 사는 것을 먹는 게 유익함은 당연한 이치 아니겠는가?

짧게 사는 동식물에는 그것을 빨리빨리 성장하고 죽게 만드는 프로그램이 내장돼 있다. 반면 장생하는 동식물에는 그와 반대의 프로그램이 들어가 있다. 장생하는 것들에는 오랜 세월의 풍상을 겪어 낸 가운데 축적된 힘이 있다. 현대 과학에서 페놀이니, 폴리페놀이니 하는 항산화물질도 이런 과정에서 많이 생겨난다.

캄보디아와 베트남 등에서 재배하는 안남미는 훅 불면 날아갈 것 같이 가볍다. 안남미는 재배 기간이 90일에 불과하다. 이처럼 짧게 산 쌀을 주식(主食)으로 하니까 그곳 사람들의 수명이 대체로 짧다는 논리도 있다. 요즘도 50대에 죽음을 맞는 사람들이 상당히 많다. 물론 그들의 수명이 짧은 것에는 다른 요인들도 있다. 취약한 의료 및 생활 인프라와 영양 부족 등이 그것이다. 하지만 날마다 먹는 쌀밥이 단명과 관련되었다는 주장은 상당한 설득력을 지닌다.

그와 달리 우리나라와 일본은 180일 정도 재배한 쌀로 밥을 지어 먹는다. 안남미보다 2배나 오래 자란 쌀이니까 생명 연장에 도움 되는 것이 당연하다. 우리 쌀보다 더 좋은 것이 겉보리(늘보리)다. 가을에 심어서 이듬해 여름에 베니까 재배 기간이 200일이 넘는다. 겉보리는 추운 겨울을 버텨 내야 하므로 생명력이 강하다. 봄에 심어 거두는 쌀보리는 겉보리만 못하다. 현재로서는 장수에 도움 되는 곡물로 겉보리보다 우수한 것을 찾아보기 어렵다.

곡식 외에도 모든 먹을거리와 약재를 장명자(長命者)로 선택하는 지혜가 필요하다. 그런 점에서 오래 묵은 도라지나 잔대는 우리 몸에 아주 좋은 식품이자 약이다. 자라나 거북 등 오래 산 것들이 우리 수명을 늘리는 데는 좋다. 닭도 여러 해 기른 것이 좋다. 요새처럼 한 달도 못 돼 출하하는 육계는 우리의 수명 연장에 도움이 안 된다.

무엇이든 속성으로 기른 것은 좋지 않다. 빨리빨리 자라났다가 시들어 버리는 것들은 피하는 게 좋다. 어느 것은 아침에 생겨났다가 저녁에 시들어 버리기도 한다. 그렇게 생명력이 짧은 것은 우리의 건강과 장수에 별로 도움이 되지 않는다. 남의 생명력으로 내 생명력을 기르는 것인데, 그렇게 생이 짧은 것을 먹어서야 되겠는가.

그렇다고 생이 짧은 것들의 역할이 전혀 없는 것은 아니다. 그것들도 분명 여러 가지 영양소들을 갖추고 있다. 그러나 건강과 장수를 얘기할 때는 영양소 외에 생명력이 무척 중요하다. 그러니까 영양소가 출중하더라도 생명력이 짧으면 그것의 가치는 50%로 평가해야 한다.

음식을 먹어 건강해지고자 할 때 늘 생명력을 염두에 둬야 한다. 약초도 1년도 못 산 것을 쓸 것인가, 아니면 수십 년 혹은 수백 년 생명력을 이어 온 것을 사용할 것인가 잘 판단해야 한다. 이런 판단 기준은 도외시한 채 엉뚱한 기준을 들이대니 안타깝다. 눈으로 봐서 예쁘면 기뻐하고, 맛있으면 즐거워하고, 냄새 향긋하면 무조건 좋다고 하니, 그야말로 하나만 알고 둘은 모르는 단견(短見)이다.

칡

칡은 오래 살아 생명력과 면역력이 강한 대표적인 식물이다. 수백 년 산 것들도 흔하다. 산을 깎아 터를 다지는 아파트 공사장 같은 데서 굵은 칡뿌리가 자주 나온다. 봄부터 늦가을까지 온 산을 질기게 뒤덮는 것이 칡덩굴이다. 이 산, 저 산에서 기세 좋게 뻗어 가는 칡덩굴의 전진을 막을 자는 아무도 없다. 다른 식물들은 대부분 제자리를 지키고 있는데 칡만이 낙지의 흡반처럼 수목을 휘어 감고 잡풀을 제압한다.

칡은 병들어 죽은 것을 찾아볼 수 없다. 몇 백 년을 살아도 뿌리가 썩지 않는다. 칡뿌리를 파먹는 해충도 없다. 오래된 사찰 같은 데서 수백 년 묵은 칡으로 만들었다고 전해지는 아름드리 기둥을 더러 볼 수 있다. 이것만으로도 칡이 사람의 생명력과 면역력을 높이는 데 탁월한 식물임을 알 수 있다.

칡의 강인한 생명력은 그것이 지닌 강한 염기성 때문이다. 염기(鹽氣)란 짠맛만을 뜻하지 않고, 식물성 유기 미네랄을 통틀어 일컫는다. 칡은 훌륭한 알칼리성 종합 유기 미네랄의 보고(寶庫)다. 다양한 유기 미네랄이 풍부히 들어 있고 알칼리성이다 보니 사람의 산성 체질을 알칼리성으로 바꿔 생명을 키우는 데 일등공신이 될 수 있는 것이다.

요즘은 대형마트에 먹기 좋은 크기로 잘 썰어 포장한 칡 제품이 다양하게 나와 있다. 칡즙과 칡전분 제품도 여러 종류다. 이들을 메주를 쓸 때나 간장 담글 때, 혹은 김치를 담글 때 적절히 넣으면 좋다. 각종 전을 부칠 때 칡 전분을 넣으면 영양식으로 그만이다.

잔대

잔대 역시 오래 사는 식물 중 하나로, 수백 년을 살 수 있다. 간혹 잔대 뿌리의 윗부분에 빽빽이 돋아난 작은 뇌두를 통해 몇 백 년 묵은 것을 확인할 수 있다.

잔대는 모두 자연산이다. 인공재배가 안 되니 더욱 좋은 식품이다.

보통 도라지 크기인데, 큰 것은 사람 팔뚝만큼 길고 굵다. 시장에서 몇십 년 묵은 것 정도는 어렵지 않게 구입할 수 있다. 오래 살아 섬유질이 촘촘한 뿌리이다 보니 아파트 베란다에 몇 달을 놔둬도 썩지 않는다. 이는 그만큼 사람의 수명을 늘리고 면역력을 향상시키는 데 도움이 되는 약이란 뜻이 된다.

생명력이 강한 뿌리이다 보니 새살을 잘 나오게 하는 기능이 뛰어나다고 한다. 몸속에 쌓인 독을 푸는 데도 좋다. 특히 예부터 잔대는 부인병 치료 약재로 다양하게 활용돼 왔다. 대하증, 생리통, 냉증 등에 효과가 높고 불임증에도 효과가 뛰어나 한방에서 이들 질병 치료 약재로 오랜 세월 각광받았다.

잔대를 먹을 때는 흙 묻은 껍질을 일일이 벗겨 내야 한다. 그것이 다소 귀찮지만, 뛰어난 약성을 생각할 때 그 정도의 번거로움은 참아 내야 할 것이다. 껍질 벗긴 것을 손으로 가늘게 죽죽 찢는다. 이를 고추장에 묻혀 내거나 귀리, 보리 등 잡곡과 함께 넣어 밥으로 지어 내면 구수한 풍미가 그만이다. 밥상 위 다른 반찬들의 맛과 격이 잔대의 등장으로 인해 뚝 떨어진다.

야생마

야생마는 산약(山藥)으로도 불린다. 옛날 중국에서 영토 전쟁이 벌어졌을 때 싸움에서 패한 군사들이 산속에 숨어 1년을 버텼다. 그들은 산에서 뿌리가 굵고 길며 맛이 달착지근한 고구마 같은 것을 캐어 허기를 메우고 힘을 축적할 수 있었다. 그들이 먹은 것이 야생마이다. 그후 '산에서 몸을 보하는 약'이란 뜻으로 이를 산약이라 부르게 됐다고 한다.

야생마는 훌륭한 장수식품이다. 『본초강목』에는 야생마에 대해 '내상(內傷)으로 쇠약해진 것을 보충하고, 한열(寒熱)의 사기(邪氣)를 물리치며, 비위(脾胃)를 보충해 기력을 좋게 하고, 새살이 돋게 하며 성기능을 좋게 한다'고 적혀 있다.

옛 의학책들이 하나같이 신장을 튼튼히 하는 작용이 뛰어나 꾸준히 먹으면 양기가 세어진다고 밝히고 있다. '마장수는 마누라가 둘이 아닌 사람이 없다'는 옛말도 있을 정도다. 정력을 세게 만든다는 것은 한마디로 '불로장생의 선약'이란 말이다.

요즘은 마를 밭에서 많이 재배한다. 야생마를 야산약(野山藥)이라 하고, 농가가 심어 가꾼 것을 가산약(家山藥)이라 하는데, 가산약은 재배 기간이 1년에 불과하고 약효도 낮다. 야산에서 오랜 세월 거친 풍상을 견디며 생명을 키워 온 야산약이라야 장수약이 될 수 있다.

야생마는 100년 이상 자란 것도 발견된다. 제주도와 강원도, 경북 지방 등 야생마가 많이 나는 지역의 5일장에서 운 좋게 오래된 야생마와 만날 수 있다. 재배한 것은 미끈한 막대처럼 쭉쭉 빠졌지만, 야생마는 울퉁불퉁하고 끝이 뾰족하며 잔털이 많이 나 있다. 철곤산약(鐵棍山藥)이라 해, 쇠몽둥이처럼 굵고 단단한 것이 약효가 제일 높다고 한다.

잣

잣나무는 자라는 속도가 늦다. 크는 것인지, 멈춰 있는 것인지 모르게 항용 그 모습 그대로 표연히 서 있다. 보통 수십 년, 혹은 수백 년 동안 여름이건, 한겨울이건 푸름을 잃지 않고 맑은 향을 내보내며 청아한 품위를 유지한다. 이 나무가 매년 솔방울 모양의 잣송이를 통해 우리에게 선사하는 열매가 잣이다.

느릿느릿 자라기 때문에 묘목을 심어서 열매 맺기까지 적어도 10년 이상 걸린다. 개화 후 열매가 달리기까지도 2년이 소요되는 특이한 나무다. 5월에 꽃이 핀 뒤 솔방울 모양으로 매달려 있다가 이듬해부터 본격적으로 성장하기 시작한다. 가을 무렵이면 종이컵보다 다소 작은 타원형의 잣송이가 달린다. 그 안에 둥근 세모꼴의 잣이 100개쯤 들어 있다. 이렇듯 열매가 익기까지 2년이나 걸리고, 나무의 오랜 연륜이 더해져 생겨나는 대표적인 장명자이다.

잣처럼 깨끗한 열매도 드물다. 잣나무 자체가 일반적으로 환경오염과 거리가 먼 청정한 산속에서 자란다. 잣송이는 주로 잣나무 꼭대기 부위, 즉 바닥에서 10m 이상 되는 지점에 달린다. 어떤 것은 30m 이상 높은 가지에 달리기도 한다. 그렇다 보니 땅속 중금속 등 오염물질이 잣나무를 타고 올라오다가도 목질부가 필터 역할을 해 잣송이까지는 닿지 않는다. 예부터 잣을 '신선이 먹는 열매'로 친 이유를 알 만하다.

청신한 향이 일품이고 고소한 맛이 구미를 계속 당기게 한다. 영양가만 해도 비타민B와 철분, 회분 등이 들어 있으며 인체에 유익한 올레인산, 리놀산, 팔미틴산 등 필수지방산이 많은 자양강장제이다. 필수지방산이 살결을 곱게 하고 몸 안의 중성지방질을 분해해 기운을 북돋운다. 머리를 맑게 하고 치매를 예방하며 심장을 튼튼히 하는 것으로 알려져 있다. 수천 년 전부터 전해 내려오는 한국인의 건강장수 식품이다.

섬유질과 근육질

듸가을 들녘에 시퍼렇게 살아 있는 조선무는 그 계절이 한국인들을 위해 만들어 준 약이다. 파란 윗부분과 거칠게 뻗은 이파리에서 넘치는 생명력이 느껴진다.

무는 섬유질 덩어리이다. 칼륨, 칼슘과 석회질도 많아 뼈와 인대와 힘줄을 지키는 데 명약이 될 수 있다. 쭉쭉 뻗은 무청도 섬유질의 보고다. 이런 보배 덩어리를 놔두고 다른 데서 뼈와 인대를 지키는 약을 찾는 이들이 있다. 등하불명(燈下不明)이다.

무를 말린 무말랭이는 무의 특질이 농축된 식품이어서 뼈와 인대를 지키는 데 더욱 좋다. 치아와 잇몸 건강에도 유익한 것으로 알려져 있다.

무보다 더 출중한 식품이 콜라비다. 콜라비는 무의 사촌 격인데, 겨울이 제철이다. 무보다 훨씬 더 단단해 뼈를 왕뼈로 만들고 힘줄과 인대를 탱탱하게 하는 데 최고의 식품이라 할 만하다. 콜라비를 얇게 썰어 와작와작 씹으면 달고 고소한 천연의 맛이 감동을 준다. 비닐봉지에 담아 직장에 가져가면 건강을 지키는 간식거리로도 훌륭하다.

이처럼 섬유질이 풍부한 식품을 챙겨 먹을 필요가 있다. 현대인들은 영양가와 맛에 경도돼 이처럼 뼈나 인대, 힘줄을 튼튼히 해 줄 수 있는 식품의 섭취를 소홀히 하는 경향이 있다. 일상적으로 보들보들한 것을 좋아한다. 여성들일수록, 그리고 도시에서 오랫동안 살아온 사람들일수록 그런 경향이 더하다.

미용식이라 해서 바나나와 죽을 즐기고, 보들보들한 상추나 떠먹는 요구르트를 찾는다. 빵과 떡, 국수 등 가루로 만든 것들을 좋아한다. 치아에 부담되지 않고 부드러워 먹기 편하기 때문이다. 그런 현대인들의 식성과 기호를 좇아 수많은 가루음식들이 개발돼 나와 있다. 뻥튀기도 다이어트를 하는 여성들에게 인기다.

모두 인체에 필요한 이런저런 영양가들을 지닌 식품이지만 섬유질이 거의 없거나, 있어도 가루화 하는 과정에서 박살 난 것들이다. 이들은 내 몸에 들어가 내 뼈와 인대와 힘줄을 보호하는 역할을 제대로 수행하지 못한다. 근육도 무력해지게 만든다. 심하면 근무력증도 따라다니게 된다. 근무력증의 원인을 잘못된 식생활에서 찾지 않고 병원 약에만 의존해 고치려 하는 환자들도 있다. 헛다리짚는 꼴이다.

뼈, 인대, 힘줄, 근육만이 아니다. 혈관, 자궁, 위, 항문 등의 견고성도 섬유질과 관련돼 있다. 섬유질을 충분히 섭취하지 않으면 혈관이 얇아져 터져 버린다. 뇌출혈, 뇌경색으로 인한 반신마비도 이렇게 해서 온다. 자궁도 섬유소의 힘으로 탱탱해져야 한다. 그런데 섬유질을 안 먹으니까 출산 시기가 아닌데도 자궁이 힘없이 열려 유산하게 된다.

항문도 괄약근이 받쳐 주는데, 섬유질 도움 없이는 힘을 못 써 탈항의 원인이 된다. 역시 섬유질 공급 부족으로 위벽이 얇아 축 처지면 위하수로 고생하게 된다. 이렇게 섬유질이 우리 건강을 받쳐 주기 위해 기여하는 범위는 꽤 넓다. 섬유질은 단순히 장 속에서 불순물을 흡착해 밖으로 내보내거나 변비를 해결해 주는 정도의 역할에만 머무르지는 않는다.

그러므로 말린 가지와 연근을 수시로 요리해 먹고, 양배추와 브로콜리를 데쳐 두툼한 부분을 즐겨 먹을 필요가 있다. 잡곡밥, 그중에서도 율무와 겉보리를 넣은 잡곡밥이 섬유질 섭취에 아주 좋은 밥이다. 열무김치를 가까이하는 것도 섬유질을 보충하는 좋은 방법이다. 피할 것들은 입안에서 부드럽게 녹아 없어지는 것들이다.

채소의 섬유질에 해당하는 것이 가축의 근육질이다. 육류도 보들보들한 부위만 먹지 말고 질긴 근육이나 인대, 힘줄, 도가니 같은 부위를 일부러 찾아 섭취하는 것이 좋다. 설렁탕집에 가서 도가니탕을 주문하고, 고깃집에서 인대나 힘줄 부위를 불판에 올려 달라고 주문하는 것이 건강하게 사는 지혜다. 동성상응 동기상구(同聲相應 同氣相求), 즉 '같은 소리는 서로 감응하고 같은 기운은 서로 구한다'는 옛말은 요즘도 진리다.

제**2**장

태초의 질서와
주거 환경

의식주 생활 가운데 주거생활이 인간의 건강에 끼치
는 영향 또한 매우 크다. 이 장에서는 현대인이 머무는
주거 공간의 제반 문제점과 태초건강법이 추구하는 바
람직한 주거생활에 대해 살펴본다

1

자연의 질서가
실종된 주거 공간

사막화된 도시

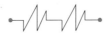

인간은 수 세기에 걸쳐 도시를 꾸준히 확장시켰다. 그러면서 나무와 수풀, 새, 곤충, 네 발 달린 짐승 등 과거에 함께 어울려 살았던 자연의 친구들을 자신의 공간에서 쫓아내 버렸다.

인간은 무릇 흙바닥에 발을 붙이고 살도록 돼 있었건만, 이 같은 조물주의 섭리를 거역하고 하늘을 찌를 듯한 빌딩들을 올렸다. 그리고는 그 안에서 공중에 붕 뜬 이상한 삶을 영위한다.

지금도 도시화는 세계 곳곳에서 진행을 멈추지 않는다. 경제 성장으로 돈이 생기면 자연을 밀어내고 흙바닥에 시멘트부터 쏟아붓는다. 상업용 빌딩과 아파트를 앞다퉈 올리고, 아스팔트 길과 철로와 지하철을 깐다. 자동차와 컴퓨터 등 문명의 기기들을 도시 공간에 밀어 넣는다. 그러는 과정에서 자연은 점점 더 밀려나고, 전후좌우 모든 방향에서 인공이 사람을 에워싼다.

현대의 도시는 거대한 사막이다. 사막 도시의 유일한 생명체는 인간이다. 인간은 오아시스도 없는 현대판 사막 한가운데서 먹고살기 위해 1년 365일 다람쥐 쳇바퀴 돌리는 생활을 계속한다. 상업용 건물이나 층층이 쌓은 상자 같은 아파트, 연립주택 등에 문명의 이기들이 갖춰졌다. 냉장고, 세탁기, 전기밥솥, 전자레인지 등에다 냉난방기와 공기청정기 등이 편리성을 극대화해 준다. 물도 정수기를 통해 마시는 등 기계에 의존한 생활이 고착화했다. 출퇴근할 때도 자동차와 전동차가 회사와 집을 기계적으로 연결해 준다. 그러다 보니 수년을 도시 공간에 살아도 흙 밟을 일 없고, 비나 바람과 접촉할 일이 거의 없다. 진종일 빌딩 안에서 일하다 보면 대지에 햇살이 찰랑거리는지, 계절이 바뀌는지 알 도리가 어렵다.

이제 21세기 인간들은 시멘트와 쇳덩어리, 문명의 기기들에 지배당한 생활에서 거의 벗어날 수 없는 운명이다. 스마트폰을 집에 놓고 출근하기라도 하면 불안해 일이 손에 안 잡히는 것이 이를 잘 상징한다. 기계의 편리성을 누리는 것 같지만 냉정히 바라보면 사실은 그에 종속된 삶이다. 그런 상태에서 인간은 죽어라 일해 돈 벌고, 또 그렇게 번 돈으로 성능이 더 우수해진 문명의 이기들을 구입한다. 스스로 매일같이 '플러스 삶'을 산다고 생각하지만, 어찌 보면 생명을 갉아먹는 '마이너스 삶'을 살고 있는 것과 같다.

문명의 기기들에 대한 탐닉은 마약 중독과 유사한 측면이 있다. 마약 중독자들이 느끼는 금단(禁斷) 현상처럼 이들을 가까이하지 않으면 왠지 불안하고, 생활이 마비될 것 같은 느낌이 덮친다. 그래서 사람들은 과거와 같은 자연 친화적 삶을 팽개친 채 점점 더 문명의 늪에 빠진다. 악순환의 연속이다. 그럼에도 불구하고 인류 문명의 거대한 수레바퀴는 점점 더 속도를 높여 비정하고 잔인하게 굴러간다.

그나마 다행인 것은 일부 도시인들이 아직 어릴 적 농촌에서의 삶을 기억하며 자연친화적 생각을 지속하고 있다는 점이다. 그들은 도시의 녹색 가뭄을 해소하기 위해 삶터에 자연을 불러들이고, 공원이나 산을 낀 주택에서 살기를 희망한다. 휴일에는 자연과 초록의 부재로 인한 심신의 불편감을 해소하기 위해 전원으로 향한다. 주말이면 고속도로마다 도시를 탈출하려는 차량들로 장사진을 이루는 것은 현대문명이 낳은 진풍경이다.

그러나 젊은이들은 대부분 그렇지 않다. 그들은 부모 세대와 달리 어렸을 적부터 자연과 원천적으로 유리된 채 성장했다. 그들 부모는 농촌에 사는 동안 경험한 아름다운 기억들을 아직 간직하고 있다. 반딧불이들이 어둠 속에서 타원형으로 날고, 은하수가 하늘에 시냇물처럼 흐르는 여름밤! 익어 가는 햇살이 프리즘의 광선처럼 영롱하게 쏟아지고, 노란 단풍잎마다 보석처럼 반짝이던 가을날! 조물주의 작품이란 말 외엔 달리 표현할 길 없는 이 같은 생명 현상들을 이야기하면, 젊은이들은 전근대적이고 고리타분한 얘기라며 고개를 돌린다.

그들은 현대 기계문명이 낳은 신세대이다. 자연이나 전원에는 도무지 관심 없고, 새로운 전자제품이나 첨단 자동차 등에 열광한다. 제2의 스티브 잡스나 빌 게이츠가 되기를 꿈꾼다. 그러면서 틈나면 PC방에 달려가고 스마트폰 게임에 중독된다.

사막화된 도시에서 이제는 인간의 기계화마저 실현된 느낌이다. 인간은 젊은이들을 중심으로 정서상 로봇처럼 변해 버렸다. 오만과 교만이 극에 달한 원숭이과가 되었다. 그리하여 마침내 돌아올 수 없는 루비콘 강을 건넌 느낌이다.

　만물의 영장임을 자랑하던 인간은 문명을 진보시켰지만 원형(原形)적 생명의 샘물은 유사 이래 최대로 고갈시켰다. 제 스스로 똑똑함을 자랑하지만, 다른 한편으로는 가장 어리석은 동물이라 해도 지나치지 않다. 그들은 녹색 가뭄 타오르는 사막도시에서 오늘도 비정한 삶의 페달을 계속 밟는다. 저만큼에서 죽음의 행진곡이 다가오는 것만 같다.

빛 공해

사막화된 현대의 도시들은 밤마다 불야성을 이룬다. 야간이면 대부분의 동물이 밀려온 어둠과 함께 잠들던 태초의 이치가 무시되고 있다.

오늘날의 도시가 이렇게 된 것은 최근 100여 년간의 일이다. 과거 인간은 몇 백만 년 동안 낮에는 밝은 빛 아래 활동하고 밤에는 어둠에 적응해 잠드는 생체 사이클을 지속했다. 아니, 생물이 살아온 4억 년 동안 밤이 낮으로 둔갑한 적은 한 번도 없었다.

그러다가 19세기에 전구가 발명되면서 인류의 밤이 밝혀지기 시작했다. 특히 산업화 이후 불빛이 필요해지면서 인공조명은 급속도로 산업 현장과 주거 공간에 파고들었다. 덕분에 인간은 해가 진 뒤에도 불편 없이 활동을 지속할 수 있었다. 인공조명은 하루 생활시간을 늘

렸고, 범죄와 사고의 위험으로부터 벗어날 수 있게 했다. 산업 생산을 늘리고, 문화를 융성시키는 데 일조했으며, 도시의 확산과 발전에 절대적으로 기여했다.

그러나 오늘날에 이르러서는 인공조명이 과도하게 사용돼 인간과 동식물에 상당히 부정적인 영향을 미치는 실정이다. 즉, 생체 리듬이 무너져 각종 질병이 초래되고 동식물의 생태계를 파괴하는 등 적잖은 공해 요인이 되고 있다.

지난 2016년 미국의 한 관측 위성이 야간의 지구를 관측한 결과를 토대로 국제공동연구진이 각국의 빛 공해 실태를 조사했다. 그 결과 사람 거주 지역의 80% 이상이 빛 공해 지역으로 나타났다. 20개국 가운데 국토 면적에서 빛 공해 지역이 차지하는 비율은 이탈리아가 90.4%로 1위, 한국이 89.4%로 2위를 기록했다. 미국과 유럽연합은 무려 99%의 인구가 빛 공해 속에서 사는 것으로 나타났다.

빛 공해를 일으키는 주범은 대형빌딩과 아파트를 비롯하여 가로등, 보안등, 네온사인, 상업용 간판의 불빛, 컴퓨터와 스마트폰 등 전자기기의 청색광 등이다. 특히 상점 간판과 네온사인 등으로 휘황한 도시 상업지역의 빛 공해가 심각하다. 자신의 상점이 더 돋보이게 하려고 서로 경쟁적으로 간판의 불빛과 네온사인을 과도하게 사용하는 것이 원인이다. 이런 곳에 거주하는 사람들은 밤에도 대낮처럼 밝은 거리의 불빛으로 잠을 제대로 못 이루는 등 피해가 심각하다. 일 년 열두 달 그런 불편을 겪다 보면 질병이 초래되는 것은 당연한 이치다.

빛 공해 요소는 다음 몇 가지다.

첫째, 한 곳에 불빛이 과도하게 몰려 시각적 혼란을 초래하는 경

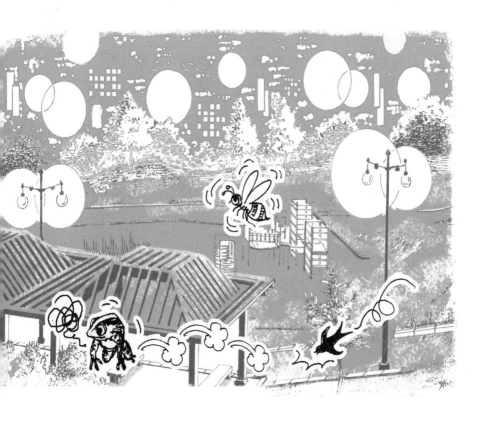

우다.

둘째, 잠자리에서 청색광을 내보내는 스마트폰이나 컴퓨터를 오랫동안 사용하는 경우다. 청색광은 푸르스름한 새벽빛처럼 잠을 깨우는 특징이 있다.

셋째, 외부 불빛이 창문을 통해 들어오는 경우다. 새벽까지 켜져 있거나 깜박거리며 잠자리까지 침입하는 불빛은 수면을 크게 방해한다.

넷째, 하늘로 어지럽게 흩어져 밤하늘을 밝게 하는 불빛이다. 수많은 가로등과 상업용 간판의 불빛이 이런 상황을 초래한다.

다섯째, 눈을 부시게 하는 불빛이다. 이는 순간적으로 시각을 마비시켜 사고의 원인이 되기도 한다. 자동차 헤드라이트 불빛이나 강한 상업용 간판 불빛이 이에 해당한다.

여섯째, 필요 이상으로 많은 조명을 사용하거나 불필요한 조명기구를 켜 두는 경우다.

어느 경우이든 이러한 공해 요소들은 인간의 건강에 도움이 되지 않으므로 최대한 멀리 해야만 한다.

불면증은 이튿날 피로를 중첩시키고 신경이 곤두서게 해 정상적인 사회생활을 어렵게 만든다. 이 증상이 계속되면 심장혈관질환 등 심각한 질환이 초래될 수도 있다. 늦은 시간까지 스마트폰이나 컴퓨터 화면을 들여다보면 거기서 강한 청색광이 나와 멜라토닌의 분비를 억제한다. 멜라토닌은 수면 호르몬으로, 어두운 환경에서 만들어지고 빛에 노출되면 합성이 중단된다. 커튼을 사용해 외부에서 침입하는 불빛을 차단하지 않는 것도 밤 내내 불면증을 부르는 원인이 될 수 있다.

각종 암도 빛 공해와 관련 있다. 이스라엘 하이파대학 연구팀의 연구에 따르면 빛 공해가 심한 지역에 거주하는 여성의 경우 다른 지역 여성보다 유방암 발병률이 73%나 높았다고 한다. 이는 인공조명에 오랫동안 노출된 결과 체내 항산화물질 생산이 감소한 것이 원인이었다.

빛 공해는 성장호르몬, 황체호르몬, 테스토스테론, 프로락틴 등의 호르몬 분비를 방해하기도 한다. 이들 호르몬은 체력 회복, 에너지 보존, 신체 발달 및 성숙 등과 관련 있는 것들이다. 따라서 청소년의 경우 빛 공해에 많이 노출되면 신체가 제대로 성장하지 않는 문제가 초래될 수도 있다.

빛 공해는 사람뿐 아니라 자연 생태계에도 악영향을 미친다. 빛 공해가 있는 곳에서는 꿀벌들도 사라지고, 새들도 생체리듬에 혼란이 초래돼 다른 길을 찾아 떠나게 되며, 많은 동물들이 짝짓기를 제대로 못하는 등의 부작용이 속출한다. 동물들은 인간보다 훨씬 예민해 전반적인 생태계 교란을 피할 수 없다.

과도한 불빛이 도시를 점령하면서 나타난 문제는 또 있다. 밤하늘의 별들이 사라진 것이다. 불과 한 세기 전만 해도 인간의 삶터는 어느 곳이든 별빛이 밤하늘에 장관을 이뤘다. 맑은 시냇물처럼 흐르는 은하수와 북두칠성, 전갈자리 등 다양한 별자리는 낭만적인 삶을 가능케 했고 꿈과 사랑을 심어 주었다. 별들은 깊은 밤이면 처마 밑에까지 내려와 소곤거리는 듯했다. 장대로 건드리면 후드득 떨어질 것만 같았다.

그렇게 아름답고 신비스럽던 밤하늘이 사라지면서 인간의 건강과 생태계도 망가져 버렸다. 원시의 건강성을 상실한 데 따른 당연한 결과라 하지 않을 수 없다.

대기 오염과 사라진 하늘

인간의 삶터에서 자취를 감춘 것은 뭇별들만이 아니다. 낮이건 밤이건 아름답던 하늘이 어느 날부터인가 자취를 감추고 말았다.

오늘날 산업화로 단기간에 급성장한 국가들의 하늘이 대체로 그렇다. 중국과 한국, 그중에서도 공해가 심각한 서울, 베이징, 상하이 등 대도시의 하늘은 뿌연 미세먼지로 절망적이다.

인도와 방글라데시, 파키스탄 등지의 하늘도 암울하다. 인도 뉴델리는 전 세계에서 대기오염이 가장 심각한 도시로 손꼽힌다. 공업화와 자동차 증가가 안개 낀 듯 흐릿한 도시 하늘을 만들었다. 오염된 공기가 사람들의 숨을 턱턱 막아선다. 딱히 피할 곳도 마땅치 않다.

세계보건기구(WHO)는 2019년 인류 건강을 위협하는 10가지 요인

중 1위로 대기오염을 선정했다. 전 세계 10명 중 9명이 오염된 공기 속에 생활하고 있으며, 매년 대기오염으로 사망하는 사람은 700만 명에 이른다고 한다. 이쯤 되면 대기오염을 '조용하고 강력한 살인자'라고 한 데이비드 보이드(David Boyd) 유엔(UN) 인권·환경특별보좌관의 말에 동감하게 된다.

대기오염 물질은 미세먼지, 초미세먼지 등 입자와 일산화탄소, 아황산가스, 질소산화물, 오존 등의 화학물질이다. 우리나라와 중국은 대기 중의 이들 오염물질 농도가 종종 지구촌에서 최악의 상황을 드러내곤 한다.

미세먼지와 초미세먼지는 석탄, 석유 등 화석연료를 태울 때 주로 발생한다. 공장 굴뚝과 자동차 배기가스를 따라 많이 나온다. 지름이 $10\mu m$보다 작은 것을 미세먼지(PM10), 지름이 $2.5\mu m$보다 더 작은 것을 초미세먼지(PM2.5)라 한다. PM10은 사람의 머리카락 지름($50\sim70\mu m$)의 $1/5\sim1/7$ 정도로 작고, PM2.5는 머리카락의 $1/20\sim1/30$에 불과할 정도로 매우 작다.

미세먼지와 초미세먼지는 대기 중에 머물러 있다가 호흡기를 통해 우리 몸 안에 들어와 천식, 만성 폐질환 등을 초래하거나 혈액을 따라 돌아다니다가 각종 염증과 심뇌혈관질환, 암 등을 일으키는 것으로 알려져 있다. 이들 미세먼지와 초미세먼지는 납, 카드뮴 등의 중금속과 각종 화학물질 함유량이 높아 인체에 자칫 치명적일 수 있다. 세계보건기구 산하 국제암연구소(IARC)는 미세먼지를 1군 발암물질로 지정했다.

일산화탄소는 석탄 등의 화석연료를 태울 때 발생량이 증가한다.

일산화탄소는 뇌졸중을 촉진하고, 알레르기 비염을 일으키며, 아토피 피부염을 악화시킨다는 연구 보고들이 있다. 대기 중의 일산화탄소가 평균 1ppm 오를 때마다 피부 가려움증과 발진 등이 초래될 가능성이 8.1배 증가하는 것으로 밝혀지기도 했다.

아황산가스는 석탄, 석유 등 황을 함유한 연료가 연소되는 과정에서 발생한다. 이는 점막을 자극해 기침, 콧물, 가래 등이 나오게 하며 호흡곤란을 일으키기도 한다. 기관지염, 폐렴, 폐수종 등을 일으키는 주요 물질 중 하나다. 이는 미세먼지의 주요 원인물질이기도 하다.

질소산화물은 높은 온도에서 연료가 연소될 때 공기 중의 질소가 산화해 발생한다. 자동차와 발전소, 대규모 공장의 연소 시설 등에서 많이 나온다. 아황산가스와 비슷한 피해를 가져오며 산소결핍증을 일으키기도 한다.

오존은 자동차 배기가스에 포함된 탄화수소가 자외선에 의해 분해되는 과정에서 생기는 2차 오염물질이다. 본래 오존은 자외선이 풍부한 산이나 바닷가 공기 중에도 존재해 상쾌한 느낌을 주는 근원이 된다. 그러나 자동차에 의한 2차 오염물질 형태로 다량 존재하면 독성을 띠어 인체에 피해를 준다. 즉 불쾌한 냄새가 나고, 기침을 일으키며, 눈이 따가워지게 한다. 심할 경우 숨이 차거나 폐렴, 폐수종을 초래하고 실신하기까지 한다. 각국에서 대기 중 오존 농도가 심할 때 오존주의보나 경보를 발령하는 것도 이런 이유 때문이다.

역사적으로 유명한 대기오염 사례로 영국 스모그 사건을 들 수 있다. 1952년 12월 4일 짙은 안개가 런던을 덮었다. 그날은 날씨도 추워 시민들의 난방 사용이 급증했다. 당시 런던 가정에서는 주로 석탄을 난방 연료로 사용했다. 석탄이 타면서 나온 연기가 대기 중으로 방출되었다. 하필 바람도 불지 않아 석탄 매연과 디젤 차량이 내뿜은 아황산가스, 화력발전소에서 나온 연기 등이 안개와 섞여 스모그 현상이 발생했다. 이 스모그는 12월 10일까지 런던 상공에 머물렀다. 이로 인한 호흡기질환과 질식으로 3주 동안 4,000여 명이 사망했다. 그후 만성 폐질환으로 8,000여 명이 더 사망하는 대참사가 발생했다.

　최근 한반도와 중국이 유사 이래 최악의 대기오염을 드러내고 있는 것을 보면 과거 런던 상황이 아시아에서 재연되고 있는 것 같아 섬뜩한 느낌을 떨칠 수 없다. 낮에도 종일 흐릿해 하늘이 실종되었던 런던과 오늘의 한국, 중국 등의 하늘은 너무 빼닮았다. 두꺼운 마스크를 착용하고 눈동자를 불안하게 굴리며 바쁘게 거리를 오가는 시민들의 모습에 죽음의 그림자가 얼비치는 것 같다. 태초의 질서를 외면한 데서 초래된 재앙이라고 말할 수 있다.

아파트 문화

~/\\/~

아파트는 오늘날 도시 주거 형태의 상징이다. 특히 짧은 기간에 경제적으로 압축 성장을 지속한 나라들의 주요 주거 형태로 자리 잡았다. 우리나라와 중국이 대표적으로 그렇다. 대도시마다 아파트들이 겹겹이 쌓은 네모꼴 상자처럼 들어섰다. 서울, 부산과 베이징, 상하이, 광저우 같은 대도시에서는 30~50층으로 하늘을 찌를 듯 치솟은 아파트들도 많이 볼 수 있다.

아파트는 중소도시와 농촌에도 상당히 많이 보급됐다. 심지어 아파트에 살면서 논밭으로 일하러 다니는 농민들도 심심찮게 볼 수 있다. 최근 부동산 투기 광풍이 불며 주요 도심의 아파트는 부의 아이콘으로 자리 잡았다. 게다가 생활하는 데 편리하고 일반 주택과 달리 따로 보수할 일이 별로 없어 점점 더 인기를 끌고 있다. 이에 반해 개인 주택들은 편리성과 편의성 부족으로 차츰 설 자리를 잃어 가는 형국이다.

구미 각국이나 일본 등 선진국은 한국, 중국과 사정이 다르다. 물론 이들 나라에서도 아파트 문화가 점차 그 영역을 넓혀 가고 있기는 하지만 속도가 매우 완만하다. 그리고 아파트를 지어도 우리처럼 마천루 형태가 아니라 적당한 높이로 건립하는 경향이다.

우리에 비하면 환경과 생태에 대한 고려를 많이 해, 앞뒤에 울창한 수목이나 공원 등을 끼고 있는 아파트 단지들이 많다. 아파트의 겉모습도 획일적인 입체도형 같은 비정함이 아니라, 대체로 생태 주택에 버금가는 편안한 느낌을 준다. 이들 나라는 좋은 아파트를 지어 팔아도 구입 경쟁이 그다지 치열하지 않다. 정원 딸린 주택에 대한 관심이 여전하기 때문이다.

이와 달리 우리나라는 주요 도심과 역세권 등을 중심으로 아파트가 편안한 거주 공간 대신 대표적인 투기 대상으로 변질된 느낌이다. 무엇보다 속도전 치르듯 날마다 바쁘게 사는 도시 직장인들에게 잠만 자고 출퇴근하기 편리한 가옥의 욕구를 채워 주어 대도시를 중심으로 점점 더 그 수요가 늘어날 수밖에 없을 것 같다.

그러나 아파트는 입주민의 건강과 생명을 지켜 주는 데 다소 문제점이 있다. 편리성과 편의성이 높은 대신 생체 건강과 정신 건강 측면에서 잃어버리는 것이 많은, 역설적 주거 공간이다.

무엇보다 아파트는 사람의 정서를 메마르게 한다. 사고를 무디게 만들고, 감성도 사라지게 한다. 정형화된 곳이며, 무언가 박제된 느낌을 준다. 사방이 시멘트와 철골로 차단된, 생명력 없는 공간이다. 생태적 요인을 찾아보기 어려우며 자연의 순환이 정지된 주거 형태다. 눈이나 비가 내려도 잘 느낄 수 없고, 계절의 변화도 눈치채기 어렵다. 거대한 무생물이 연일 비정한 행진을 계속하는 비인간적인 공간이다.

시골에서 성장한 기성세대들의 어릴 적 주택은 이렇지 않았다. 농가주택 앞에 아담한 꽃밭이나 채마밭이 있었고, 그 옆으로 외양간과 헛간도 보였다. 우물도 있었다. 어머니는 채마밭에서 파나 부추를 뜯어 반찬을 만들었다. 아이들은 그런 곳을 놀이터 삼아 뛰어다녔다. 농가주택 안팎이 자연스런 활동공간이요, 삶의 터전이었다.

요즘 아파트는 과거 농촌에서와 같은 그런 움직임을 허용치 않는다. 거주하는 사람의 실내 동선이 짧다. 매일같이 먹고 활동을 적게 하니 비만이 촉진된다. 비만은 또 암, 뇌·심장 혈관질환, 당뇨병 등 여러 가지 성인병의 원인이 된다.

아파트는 이웃과의 왕래를 단절하는 주거 형태다. 비밀번호가 내장된 출입문을 굳게 닫아 놓아 옆집에 누가 이사 왔는지, 사람이 살아 있는지 죽었는지도 알지 못한다. 가족 구성원도 저마다 자기 방문을 닫고 살아 정감의 교류가 힘들다. 가족의 생활 사이클이 서로 달라 함께 식사하는 집이 많지 않다. 이렇게 비정한 공간이 오늘날 우리 사회의 기본 주거 형태로 확산되다 보니 현대문명의 불안한 그림자가 짙게 드리운 형국이다.

아파트 주민들은 또 창문을 이중으로 굳게 닫아 놓고 산다. 밤 내내 호흡을 통해 나온 이산화탄소와 요리할 때 나온 음식 냄새, 일산화탄소 등을 창문을 열어 내보내야 하는데 이를 제대로 실천하는 가정이 많지 않다. 그러다 보니 실내 공기가 오염돼 사람들의 폐 면역

환경이 악화하는 결과가 초래됐다. 오늘날 많은 도시인들에게 천식과 아토피 피부염이 따라다니는 것은 이 같은 주거 공간의 문제와 무관하지 않다.

그렇다고 해서 현대인들이 과거의 농가주택 같은 주거 환경으로 되돌아갈 수는 없다. 현대 산업사회의 구조가 그것을 원천적으로 불가능하게 만들고 있다. 그렇다면 아파트에 '자연'을 최대한 들여놓는 것을 심각하게 고민해야 한다. 그것이 아니라면 자연이 가까운 곳에 있는 주택으로 '문명 이민'이라도 떠나는 것을 고려해야 한다.

환경호르몬의 공습

자연의 질서를 이탈한 현대의 생활환경 곳곳에서 매일같이 우리 몸에 들어오는 반갑지 않은 손님이 있다. 환경호르몬이다. 환경호르몬은 우리 몸이 정상적으로 분비하는 호르몬이 아니라, 산업 활동의 결과로 생성, 방출되는 화학물질이다.

그런데 이것이 우리 몸에 들어오면 마치 진짜 호르몬인 것처럼 행세한다. 그로 인해 내분비계의 정상적인 기능에 혼란이 야기되고, 이로 인해 여러 가지 질병이 나타난다. 이런 영향으로 환경호르몬을 내분비계 교란물질이라고도 부른다.

이 호르몬이 초래하는 대표적인 부작용은 남성의 정자 수 감소 및 정자의 질 저하 등 생식기 계통 질환이다. 이는 이미 세계 여러 나라

학자들에 의해 그 심각성이 무수히 지적되었다.

그런데도 이 호르몬의 공세는 수그러들지 않는다. 오히려 산업화가 가속화하면서 이로 인한 혼란이 심화돼 후세를 걱정해야 하는 처지다. 인류가 시나브로 미래를 도둑맞고 있는 것이다.

환경호르몬은 1997년 5월 일본 학자들이 NHK방송에 출연해 "환경 중에 배출된 화학물질이 생물체 내에 유입되어 마치 호르몬처럼 작용한다"고 발언한 것이 계기가 돼 처음으로 용어가 생겨났다. 이에 앞서 1996년에는 미국의 동물학자 테오 콜본(Theo Colborne) 등 3인이 『도둑맞은 미래(Our Stolen Future)』란 저서에서 미국 5대호에 서식 중인 야생조류 일부가 생식 및 행동 장애로 멸종위기에 처해 있다고 경고하면서 이 화학물질이 크게 관심을 끌었다.

사람의 호르몬은 수많은 세포와 각종 장기의 정보 교환을 돕는 중요한 물질이다. 성장호르몬, 뇌하수체호르몬, 부신피질호르몬, 갑상샘호르몬, 난포자극호르몬, 황체자극호르몬, 항이뇨호르몬, 프로락틴, 옥시토신 등 종류가 많다. 이들은 우리 몸의 한 부분에서 나와 핏속에 녹아 있다가 특정세포의 수용체와 결합해 신체의 정상적인 운행을 돕는다.

그런데 화학구조가 천연호르몬과 비슷한 환경호르몬이 세포의 수용체와 대신 결합하거나 수용체의 입구를 막아 버려 몸에 이상이 초래된다. 우리 몸 안에서 호르몬은 일종의 통신병 역할을 하는데, 환경호르몬이 잘못된 신호를 주어 인체의 조직이 그 신호에 따라 조직을 만들어 내기 때문에 교란이 일어나는 것이다. 마치 평화로운 나라에 적병이 위장전술로 침입해 주요 통신 장비와 기간산업을 파괴해 버리는 것과 같다.

이러한 못된 환경호르몬은 종류도 가지가지다. 그중 대표적인 것이 다이옥신인데 이는 주로 석유, 석탄, 담배 등을 태우거나 농약 등 화학물질을 만드는 공장에서 발생한다. 청산가리보다 1만 배나 강한 독성을 지닌 물질이라고 하니, 무시무시하다.

다이옥신은 일단 우리 몸에 들어오면 지방에 축적돼 무려 7~11년 간 잔류한다고 한다. 다이옥신에 짧은 시간 동안만 노출돼도 피부나 간 기능이 손상된다. 오랫동안 이 물질의 영향을 받으면 생식기능을 비롯해 면역체계, 내분비계, 신경계 등이 손상을 입는다고 한다.

다이옥신은 주로 산업 활동 과정에서 생겨나지만 그로 인한 부정적 영향은 전 지구적으로 미쳐 큰 문제다. 이 화학물질이 사람에게 피해를 끼치는 것은 97%가 식품을 통해서라고 한다. 특히 낙농제품과 육류, 어패류에서 많이 발견되는데, 주로 이들의 지방 부위에 흡착돼 있다고 전해진다. 다이옥신에 오염된 배합사료를 가축이 먹어 지방에 축적되는 경우가 많다. 축산물 가공공장이 쓰레기 소각장 등 오염원과 이웃해 있어도 가공품에 다이옥신이 오염되기 쉽다.

세계적으로 이름난 이탈리아산 버펄로 모차렐라 치즈와 네덜란드산 우유, 벨기에산 돼지고기와 닭고기 등에서 다이옥신이 검출돼 지구촌을 시끄럽게 한 일들이 있다. 이들 축산식품은 세계 여러 나라에 수출된다. 우리나라도 이들 축산물의 수입을 중지시키는 등 혼란이 일파만파로 번졌다. 이 밖에도 다이옥신에 오염된 바닷물고기를 먹어 건강을 망친 경우 등 다이옥신 피해 사례는 금세기 들어서도 계속 나타나고 있다.

농약류에 포함된 환경호르몬도 무섭다. 엔도설판, 프로시미돈, 클로르피리포스 등의 환경호르몬 물질이 농약을 생산할 때 사용된다. 특히 농작물을 수확한 뒤 부패와 변질 방지를 위해 사용하는 말라티온에도 환경호르몬 성분이 섞이는 것으로 알려져 있다. 그러니까 친환경 농산물이 아닌 일반 농산물을 깨끗이 씻지 않고 대충 요리해 먹는 것은 위험한 일이다. 농약 성분을 제거하기 위해 과일이나 채소, 약초를 식초 물에 담가 두는 것을 지나치게 민감한 행동이라고 볼 일도 아니다.

음식물을 담는 용기는 환경호르몬의 주요 흡수 경로다. 그 가운데 수년 전부터 주의해야 할 대상으로 떠오른 것이 플라스틱류다. 플라스틱을 말랑말랑하게 만들기 위해 첨가하는 환경호르몬 물질들이 그릇에서 음식으로 녹아 들어가 우리 몸에 침투하게 된다. 플라스틱으로 만든 음료수통, 김치통, 반찬통, 도시락통 등이 문제될 가능성이 있다. 이 밖에도 1회용 종이컵과 컵라면 용기, 쿠킹 호일, 통조림 용기, 랩 등이 환경호르몬의 전달 경로가 될 수 있다고 한다.

이외에도 입을 것, 생활용품, 주거 공간 등 거의 모든 생활 영역에 환경호르몬이 포진해 피하려 해도 피할 수 없는 상황이 됐다. 화장품, 방향제, 의료용품, 머리 염색제, 헤어스프레이, 접착제, 잉크, 음료수 포장재, 텔레비전, 컴퓨터, 세제, 페인트, 각종 의류, 인화용지 등에 이 화학물질이 잠복해 인체 교란을 노리고 있다. 현재 세계야생동물보호기금(WWLF) 목록에서 67종, 일본 후생성에서 143종, 미국에서 73종의 화학물질을 환경호르몬으로 규정하고 있다. 문명과 등지고 자연에 파묻혀 생활하기 전에는 이들을 따돌리기가 쉽지 않은 상황이다.

환경호르몬으로 인한 인간의 생식기 계통 질환은 남성의 정자 수 감소와 질 저하 등에 국한된 것이 아니다. 불임 여성의 증가와 음경 발달 부진, 동물의 짝짓기 횟수 감소, 동성 간의 교배 행위 등도 이 화학 물질의 장난으로 인한 피해다. 악어의 부화율 감소, 수컷 잉어의 정소(精巢) 축소, 바다 고등어류의 자웅동체(雌雄同體) 출현 등 거의 말세적인 현상들도 줄줄이 출현했다. 성장 장애, 기형아 출산, 암 발생 등도 이와 무관치 않다고 한다. 소름 끼치는 결과다.

2

태초의
조화를 되찾자

흙 밟고 살기

–／Ｖ∧Ｖ–

어쩌다 마당이 있는 고향집에 내려가 하룻밤 자고 나면 몸이 가뿐해진다. 도회지에 사는 동안 몸에 축적되었던 노폐물과 스트레스가 깨끗이 빠져나가는 덕분이다.

밤 내내 온돌바닥을 뚫고 올라오는 대지의 기운이 몸을 구석구석 찜질한다. 정원에서 풍겨 오는 구수한 흙냄새와 화초의 싱그러운 향기도 코끝에 전해진다. 이들이 내 안에 들어와 천연 약 역할을 하니 부정적 기운과 물질이 배출돼 신체가 개운해질 수밖에 없다.

고향집이 아니더라도 우리는 마음만 먹으면 흙과 초목의 기운을 가까이할 수 있다. 회사 직원들과 함께하거나 가족 단위로 전원마을의 펜션이나 황토 집을 빌려 야유회를 떠날 수 있다. 혹은 주말에 간단하게 배낭을 챙겨 메고 등산을 갈 수도 있다.

도시를 벗어나 전원공간이나 산야에서 마주치는 사람들의 표정은 도심에서 만나는 이들의 그것과 대조적이다. 도심에 머무는 이들이 공격성과 민첩성을 띠거나 피로에 절어 있다면, 야외에서 만나는 이들의 얼굴에는 여유와 정다운 느낌이 감돈다.

물론 비정한 도시 공간에서 항상 시간에 쫓기고 일에 치여 살다가 휴식을 위해 모처럼 야외로 나왔으니 긴장감이 풀려 그렇기도 할 것이다. 하지만 그들이 친근한 이웃처럼 느껴지고, 그들의 미소 띤 표정에 여유와 사랑이 담겨 있는 것이 반드시 그 때문만은 아닐 것이다. 오히려 발걸음을 내딛을 때마다 흙에서 올라오는 원시의 기운과 주위 수목이 발산하는 향기가 살갗을 부드럽게 어루만지고 폐부 깊숙이 스며들어 그렇게 되는 것은 아닐까 싶다.

흙은 만물의 어머니란 말처럼 지구상의 모든 생명체는 그 근원을 흙에 두고 있다. 대지는 살아 있는 유기체와 다름없다. 이는 토양 속에 미생물들이 무수히 많이 서식하는 것으로도 알 수 있다. 이들 미생물은 땅 위의 모든 것을 분해하고 썩혀 독소를 제거하거나 중화한다. 특히 영양분은 분자 크기로 잘게 분해해 수분과 함께 유기화(有機化)함으로써 식물 생장을 돕는다. 그 식물을 동물이 먹어 생명을 유지한다. 미생물들은 또 각종 무기물을 미네랄 형태로 유기화해 뭇 생명체들의 생육을 돕는다.

흙이 지닌 습기는 호흡을 통해 우리 몸에 들어와 신진대사 기능을 원활히 한다. 이를 통해 독소가 배출되고 질병이 예방돼 건강이 증진된다. 따라서 흙을 밟고 살며 그 기운을 호흡이나 피부 접촉을 통해 받아들일 때 대지의 생명력이 내게 좋은 영향을 끼치게 된다.

자연계의 동물들은 이를 본능적으로 알아 흙과 밀착된 생활을 한다. 일례로 멧돼지는 주둥이로 흙과 풀뿌리를 끊임없이 파헤쳐 몸에 필요한 미네랄을 흡수한다. 또 진흙물 웅덩이에서 목욕하는 것을 즐긴다. 방사해 키우는 토종닭은 일상적으로 모래목욕을 즐긴다. 토종닭은 병이 나면 쑥밭 근처의 황토에 구덩이를 파고 흙을 몸에 끼얹으며 황토 목욕을 한다. 개나 곰도 탈이 나면 흙구덩이에 배를 깔고 굶은 채로 지낸다.

이처럼 뭇짐승들은 몸을 양육하거나 치유하는 데 흙을 본능적으로 이용한다. 흙이 없는 공간에서 살아가는 자연계의 동물은 상상하기 힘들다. 다만 인간만이 갈수록 흙을 멀리하고 있다. 도시의 칙칙한 시멘트 공간에서 생존하는 능력을 지닌 것은 인간과 바퀴벌레뿐이라 해도 과언이 아닐 것이다.

도시인들은 마음먹고 야외로 나가 보기 전에는 일 년 내내 흙을 밟아 보지 못하고 산다. 출퇴근길에 보도블록 위를 걷거나 무쇳덩이 전동차와 자동차에서 시간을 보내며, 하루 종일 시멘트와 철근으로 지어진 건물에서 일한다. 집에 돌아와서도 대부분 흙을 떠나 아파트에서 공중걸이 식물처럼 잠잔다. 생명을 양육하지 못하는 공간에서 이렇게 일 년 열두 달 생활하니 찌뿌드드한 증상과 함께 각종 공해병이 덮칠 수밖에 없다.

생명을 양육하는 흙의 기운을 이야기할 때 빼놓을 수 없는 게 지자기(地磁氣)이다. 지구 위의 생물에게는 중력과 함께 이 지자기가 작용한다. 지구는 하나의 커다란 자석이므로 인간도 태곳적부터 지자기의 영향 아래 살아왔다.

그러나 도시가 생겨나고 아파트와 빌딩과 자동차가 증가하면서 사람들에게 미치던 지자기의 영향이 상당 부분 차단되었다. 이로 인해 과거에 없던 증상들이 생겨나고 있다. 소위 지자기결핍증이다. 피로 감을 쉽게 느끼거나, 어깨가 자주 결리거나, 잠을 잘 못 이루는 것 등이 그것이다. 이런 반(半) 건강 상태의 도시인들이 요즘 의외로 많다.

한때 일본의 어느 과학자가 다양한 장소에서 지자기의 결핍 정도를 측정한 적이 있다. 그 결과, 강둑이나 목조주택인 농가의 뜰에서는 정상 수치가 나왔지만 현대식 건물이나 엘리베이터, 자동차 등의 내부에서는 지자기 수치가 정상보다 30~50% 적게 나왔다. 이로 미뤄 보더라도 현대인들이 얼마나 심각하게 지자기가 차단된 공간에서 살고 있는지 알 수 있다.

일찍이 영국의 미생물학자 알버트 하워드(Albert G. Howard)는 저서 『흙과 건강(The Soil and Health)』을 통해 '어떤 생명체든지 흙과 유리되면 건강을 잃고 파멸에 이를 수밖에 없다'고 경고했다.

그의 지적이 아니더라도 사람이 생명을 상하지 않으려면 어떻게 해서든 흙에 다가가야 한다. 마당이나 정원이 딸린 주택이 아니라면 근처에 산이나 공원을 낀 아파트라도 찾아 나서야 한다. 아파트는 저층의 금전적 평가가 낮지만, 고층보다 저층이 건강에 좋음은 불문가지다. 출퇴근하는 데 시간이 더 걸리더라도 피로에 지친 몸을 지자기로 찜질하고, 열린 창으로 구수한 흙냄새를 불러들일 수 있는 곳을 찾아 둥지를 틀어야 한다.

황토 집과 목조주택

‒‒/\/\/‒‒

　매일 흙을 가까이하기에 딱 좋은 집이 황토 집이다. 황토 집과 함께 목조주택은 대표적인 자연 친화형 주택이다. 이들 집에 거주하는 것은 흙을 밟고 사는 삶, 숲속 생활을 실천하는 것과 유사하다. 21세기 문명사회에서 부분적으로나마 원형적 생명력 가득한 생활을 하는 것이다.

　황토 집은 더위와 추위를 함께 효과적으로 차단해 준다. 겨울에는 찬 공기가 밀려와도 집 안까지 춥게 만들지 못하고, 여름에는 뜨거운 태양광선이 내리쬐어도 그 열기가 내부를 덥게 만들지 못한다. 황토는 이렇듯 겨울은 따뜻하게, 여름은 시원하게 날 수 있게 하는 건축자재이다.

황토 집은 통기 효과도 발휘한다. 통기가 전혀 되지 않는 콘크리트나 벽돌 건물과 달리 무수한 흙의 미립자 틈틈이 공기가 소량이나마 드나들 수 있는 구조로 되어 있다. 과거 농가주택이 방문과 창문을 작게 만들었어도 가슴이 답답하지 않았던 것은, 황토에 지푸라기를 섞어 벽체를 만들어 집이 대신 숨을 쉬어 주었기 때문이다.

황토는 또 습기가 많을 때 이를 흡수해 습도를 낮춰 주고, 너무 건조한 날은 평소 지니고 있던 습기를 내보내는 기능을 한다. 황토 집은 연일 비가 퍼붓는 장마철에 주위의 습도가 크게 올라가도 개의할 필요가 없다. 황토가 눅눅한 기운을 빨아들여 별 탈 없게 만들기 때문이다. 이렇듯 황토 집은 사계절 내내 쾌적한 실내 습도를 조성해 주어 좋다. 요즘 콘크리트 집이 여름이면 종종 습기로 축축해지는 것과 대조적이다.

이렇다 보니 황토 집은 그 안에서 사는 사람들의 건강 유지에 순기능을 많이 하게 된다.

황토의 대표적인 기능성은 독소 제거, 동식물의 생육 촉진, 항산화 효과 등이다. 일본미생물연구회의 연구에 따르면 흙이 지닌 카탈라아제 등 다양한 효소들이 이러한 기능을 한다고 한다. 따라서 황토는 흙의 기운을 통해 생명을 살릴 수 있는 '약토(藥土)'라고도 할 수 있다.

황토 한 스푼에는 약 2억 마리의 미생물이 서식하고 있다고 한다. 흔히 황토를 살아 있는 생명체라고 하는 이유가 여기 있다. 이들 미생물이 유기물을 분해해 식물의 영양 공급원이 되게 하고, 그렇게 하여 생장한 식물을 인간과 동물이 먹어 생명을 유지한다. 우리 몸을 살리는 원천이 흙에 있는 것이다. 우리 몸은 흙과 분리될 수 없는 관계다. 흙의 구성성분이 채소 등 먹을거리를 통해 내 몸과 연결돼 있으므로 기왕이면 황토 같은 흙으로 지은 집에 거주하는 것이 더 자연스럽고 건강에 유익할 수밖에 없다.

도시에서 황토 집을 지어 거주한다는 것은 쉽지 않은 일이다. 집 전체를 황토로 짓기 곤란하다면 집 안에 황토방을 별도로 꾸며 가족이 쉬며 피로를 회복할 수 있는 공간으로 활용하는 것도 괜찮다. 이런 황토방은 가족에게 훌륭한 약방 역할을 할 수 있다. 여유가 있다면 약간 변두리로 나가 황토 집을 지어 거주하는 것도 고려해 봄직한 일이다.

목조주택도 황토 집처럼 사람들의 건강에 순기능을 한다. 가장 큰 기능성은 황토 집처럼 실내 습도를 자동으로 조절하는 것이다. 목재는 습기를 흡수해 저장해 두었다가 야간에 방출하는 기능을 한다. 따라서 목조주택은 집 전체가 숨을 쉬는 것 같은 효과를 불러온다.

목조주택은 단열성이 뛰어나 한겨울 추위를 막아 주는 역할도 충분히 한다. 단열 효과가 콘크리트나 벽돌보다 몇 배 뛰어난 것으로 알려져 있다. 인장 강도나 압축 강도도 콘크리트보다 우수해 이상적인 건축자재임을 입증한다. 다만 나무란 속성으로 인해 불에 잘 타거나 썩는 게 단점이지만, 이 같은 한계를 극복할 수 있는 기술도 많이 개발되었다.

목조주택이나 황토 집은 전원생활을 동경하는 이들만을 위한 낭만적 주거 공간이 아니다. 이들은 문명사회의 생활에 지친 이들을 위한 안식처이다. 황토나 나무를 가까이하는 것은 자연을 닮는 것이다. 그렇게 함으로써 인간의 원천적 고향으로 돌아가 문명병을 치유하고 활력을 회복할 수 있다.

숨 쉬는 집

건축공학과 사물인터넷(IoT) 기술의 발달로 주택이 진화를 거듭하고 있다.

무엇보다 현대의 주택은 겉으로 완벽해 보인다. 우선 몸체가 철골과 콘크리트, 붉은 벽돌 등으로 지어져 단단하다. 창도 이중창, 심지어 삼중창으로 되어 있고 창틀도 알루미늄이나 스테인리스강 등으로 마무리돼 빈틈이 없다. 모기 등 외부 해충이나 바람이 거의 완벽하게 차단된다. 여기에다 단열 처리까지 하니 차거나 더운 공기가 집 안으로 밀려들 수 없다. 입구에는 철 대문이 무겁게 내려져 야무진 느낌을 더한다. 하늘을 찌를 듯 솟구친 수십 층짜리 아파트들도 동별로 질서 정연하고 안정감 있게 자리 잡고 있다.

사실 현대의 주택들은 유사 이래 가장 튼튼하게 지어진 건축물들이며, 거주하기에도 매우 편리하게 지어졌다. 대체로 냉·난방 시설이 잘 갖춰져 있어 여름에는 더위를, 겨울에는 추위를 잘 모르고 지낸다. 수도꼭지만 돌리면 더운 물이 콸콸 쏟아진다. 텔레비전, 냉장고, 세탁기 등 웬만한 전자제품이 다 갖춰져 있어 생활의 편리성이 극대화됐다.

더욱이 스마트폰 기술 발달로 직장에서도 아파트 내부를 관찰하거나 가전제품을 작동시키는 등의 일이 가능해졌다. 사람이 잠들면 침대가 이를 인지해 자동으로 방 안 조명이 꺼지는 등 과거에는 상상하기도 힘들었던 일들이 실현된다. 머지않아 손가락 하나 까딱하지 않고도 의식주 생활이 가능한 날이 올 수도 있겠다는 생각마저 든다.

그러나 이렇게 편리한 생활이 과연 아무런 문제가 없는 것인가. 과학의 도움으로 단단하고 편리하게 구성되긴 했지만 그에 따른 부작용은 없는가.

오늘날의 주택이 완벽하게 지어졌다는 것은 다르게 살펴보면 외부와 완전 차단돼 집이 숨을 쉬지 못하는 상황임을 말해 준다. 이는 현대 주택의 가장 부정적인 모습 가운데 하나라 할 수 있다. 집도 숨을 쉬어야 한다. 그래야 그 안에서 생활하는 사람들이 숨을 쉴 수 있다.

실내 공기가 늘 건조하고 탁해 숨쉬기 불편한 집에서 사는 것이 건강에 좋을 턱은 없다. 외부에 흘러 다니는 바람 한 줄기조차 스며드는 것을 허용하지 않는 집이라면 건축공학적으로 완벽하단 평가를 받을지 몰라도 생태학적으로는 큰 한계를 드러내고 있다고 할 수 있다.

예전에 조상들이 살던 집은 허술하기 짝이 없었다. 겨울에 엉성하게 바른 문창호지나 방문 틈새로 황소바람이 들어오고, 흙벽돌이 울퉁불퉁하게 쌓아졌으며, 집 기둥이 구부정하거나 서까래가 고르지 못했다. 하지만 그렇게 엉성한 집도 나름대로 몇 가지 장점은 지니고 있었다.

조상들의 집은 흙벽돌로 지어 그 위에 진흙물로 맥질을 했고, 창문과 방문에는 창호지를 발랐다. 이들 흙벽과 창호지는 사람의 살갗처럼 공기를 소통시키고 습도를 조절해 주었다. 게다가 방문이나 창의 틈으로는 외부 공기가 자유롭게 드나들어 집은 마치 숨을 쉬며 살아 있는 듯했다. 꼭꼭 밀폐되어 답답한 느낌을 주는 현대의 주거 공간과 생태학적으로 대비되는 모습이다. 더구나 진흙물로 맥질해 생흙 내음이 거주자들에게 구수하고 신선한 느낌을 주었다. 그것은 원초적 깊이로 스며드는 자연의 체취였다.

그렇다고 해서 과거 우리네 가옥이 무조건 좋았다고만 이야기하려 하는 것은 아니다. 주지하다시피 예전의 집은 편리성과 튼튼함 측면에서 점수가 매우 낮았다. 그런 가옥의 열에너지 낭비나 생활의 불편 문제가, 경제성장과 더불어 현대식 주택들이 무수히 생겨나 해소된 것은 다행스런 일이다. 하지만 오늘날의 주택은 인공이 지나치고 자연을 닮지 못한 게 큰 흠결이다.

집이 숨을 쉬지 못하다 보니 실내 공기 오염이 심각하다. 부유 분진을 비롯해 이산화탄소, 일산화탄소, 포름알데히드, 휘발성 유기화합물, 아황산가스 등이 떠돈다. 이산화탄소는 사람의 호흡을 통해 나와 집 안에 쌓인다. 날마다 적절히 환기하지 않고 창문을 꼭꼭 잠가 두면 산소 대신 이산화탄소를 너무 들이마셔 신체가 견뎌 내기 어려워진다.

가구와 바닥재, 내장재, 벽지 등에서 나오는 휘발성 유기화합물과 종이, 화장품 등 공산품에서 발원하는 포름알데히드, 음식물을 조리할 때 나오는 일산화탄소 등 연소가스도 건강을 위협하는 요소들이다. 이들 오염물질로 인해 각종 호흡기질환, 피부질환, 알레르기질환, 두통, 현기증 등이 따라다닌다. 한국에서는 주부들이 주로 주방 일을 하다 보니 조리할 때 나오는 오염물질을 집중적으로 흡입하게 된다. 이것이 치매의 원인이 돼, 치매 환자 중 여성이 남성보다 훨씬 많다는 지적도 있다. 담배를 안 피우는 여성이 폐암에 걸리는 이유도 이와 무관치 않다고 한다.

이렇듯 가족이 건강상 피해를 입지 않게 하기 위해서는 집이 숨을 쉬도록 해 주어야 한다. 앞에서 적은 황토 집과 목조주택은 숨 쉬는 집의 좋은 예들이다. 이러한 집들처럼 자연을 닮아 숨 쉬는 집을 찾아 들어가야 한다. 그래야 탈이 줄어든다.

그런 집을 찾을 정황이 못 된다면 현재의 집이라도 최대한 숨 쉴 수 있게 해 줘야 한다. 이를테면 수시로 창을 열어 환기를 해 줘야 한다. 무엇보다 주방에서 요리할 때는 창문을 활짝 열어젖히는 것이 좋다. 아침마다 간밤에 가족이 토해 낸 이산화탄소를 내보내는 일도 중요하다. 외부에 미세먼지 발생이 심하다면 상황을 지켜보다가 잠깐씩이라도 환기시킨다. 오염물질 흡착 기능이 뛰어난 관엽식물들을 들여놓는 것도 숨 쉬는 집을 가꾸는 좋은 방편이다. 집이 질식하도록 방치하면 나와 내 가족이 질식할 수밖에 없다.

자연의 음향

자연의 음향은 아름답다. 새들의 지저귐, 곤충 울음소리, 개구리들의 합창, 비 듣는 소리, 솔바람 소리 등 아늑한 음악 형태로 우리에게 다가온다.

이런 자연의 음향은 영혼을 치유하는 힘이 있다. 영혼이 안식을 얻으면 육체도 건강해진다. 심지어 폭풍우나 천둥번개 같은 거친 자연의 소리도 대지를 정화하는 힘이 있다.

새들은 노래하는 천사다. 그들은 천국의 노래를 부른다. 가까이에 들판이나 산이 있는 아파트에서 창밖을 내다보면 새들이 부드러운 포물선을 그리며 날거나, 점점이 뿌려진 듯 비행하는 것을 볼 수 있다. 그들은 허공을 날다가 어느새 나뭇가지에 내려앉아 천국의 언어로 재잘댄다. 그 소리를 가만히 귓바퀴로 건지다 보면 어느덧 내 영혼에 안식이 찾아든다.

정원이 딸린 전원주택이나 농가주택에서는 새들을 더 많이 만날 수 있다. 새들은 저녁 무렵 일찌감치 나뭇가지의 둥지에 깃든다. 거기서 자기들만의 언어로 재잘대며 잠을 청한다. 이튿날 새벽이면 벌써 창밖 정원에 새들의 울음소리가 출렁인다. 창문을 열면 동녘의 맑은 햇살과 함께 그들의 지저귐이 한 아름 밀려든다. 순간 행복감이 꿈틀거리며, 상처 난 영혼이 치유되고, 신체가 평안해짐을 느낀다. 이는 새들의 아름다운 멜로디가 우리 디엔에이(DNA)의 주파수와 공명해 세포 수준에서 치유와 재생이 일어나기 때문이다.

곤충들의 울음소리도 새소리 못잖게 심신을 치유하는 효과가 있다. 여름날 하오 미루나무 가지에 매달려 느긋하게 노래하는 매미들. 시골집 대청마루에서 그들의 노랫소리를 들으며 우물물에 밥 말아 먹고 오수를 즐긴 기성세대들이 있을 것이다. 초록으로 무성해진 여름을 반기는 그들의 노랫소리는 태초의 음악이다. 누가 가르쳐 준 것도 아닌데 저절로 연주되는 그 음악이 심신을 나른하게 하고 피로를 풀어 준다.

가을날 풀벌레들의 울음소리는 더욱 아름답다. 가을의 전령사는 귀뚜라미와 여치, 쓰르라미 등이다. 나무나 수풀이 많은 곳에 그들이 많이 서식한다. 귀뚜라미는 가을밤 내내 귀뚤귀뚤하며 암컷을 부르는데, 그 소리가 사람에게 청량감을 더해 준다. 여치는 풀숲에서 앞날개를 겹쳐 비벼 대며 찌르륵찌르륵하는 화음을 만들어 낸다. 어느 때는 풀벌레들이 수풀에서 마치 풍악이라도 울리듯 한꺼번에 울어 댄다.

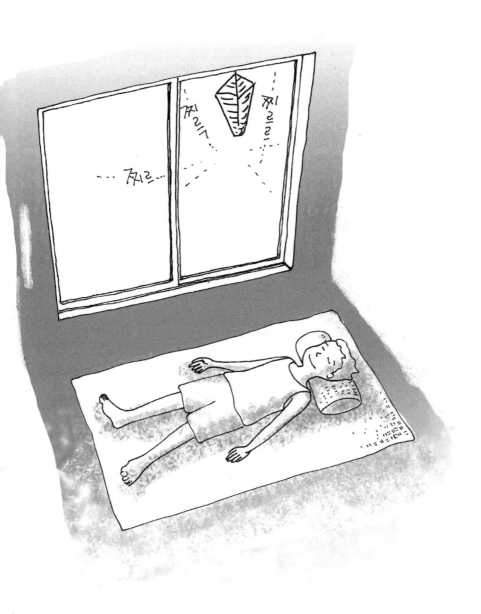

사람들을 신명나게 하는 화음이요, 인간이 만든 어떤 음악보다 아름다운 자연의 오케스트라다.

요즘은 벼논에 농약을 많이 뿌려 대부분 사라졌지만, 과거에는 경칩을 지나 모내기철이 되면 무논마다 개구리들의 울음소리가 그득했다. 밤이 다하도록 개골개골 울어 대는 그들의 합창은 농사일로 지친 가장에게 심신의 위안이 되고, 가족이 잠을 편히 잘 수 있도록 돕는 수면제 역할을 했다.

사람의 심신을 평안케 하는 자연의 음향은 이외에도 많다. 벌들이 꽃 위를 비행하며 붕붕거리는 소리, 제비 새끼가 처마 밑 둥지에서 먹이 달라고 지지배배 우는 소리, 벼논에서 메뚜기 펄쩍거리는 소리, 토종닭이 아침 여는 소리, 그리고 시냇물 명랑하게 흐르는 소리, 대바람과 솔바람 소리, 비 촐촐히 내리는 소리, 눈 사르락사르락 쌓이는 소리……. 여기에 더해 뭍의 기슭을 핥는 파도 소리와 갈매기의 끼룩거림은 바다의 자연이 만들어 내는 또 다른 교향악이다.

이들 자연의 음향이 가져다주는 신체적, 정서적 유익함을 어찌 인간이 만든 음향에 비교할 수 있으랴. 자연의 음향은 태초부터 신이 인간에게 선물한 것이기에 완벽에 가깝다고 할 수 있다. 이 소리는 계절 따라, 그리고 낮과 밤에 따라 인간에게 다가와 지치고 상처 난 심신을 위무한다. 세포마다 천연 음악의 선율에 맞춰 조화로운 진동을 일으키며 치유가 일어난다.

요즘 현대인들은 불행하게도 이들 자연의 음향을 대부분 상실했다. 문명의 폭주로 음향의 주체들이 도시공간에서 쫓겨나거나 멸절했기 때문이다. 제비나 메뚜기, 개구리, 벌 등이 만들어 내던 전원의 아름다운 선율을 이제는 정녕 만나기 어려워졌다. 새들의 명랑한 지저귐과 토종닭 홰치는 소리가 사라진 도시공간에서, 자동차 소음과 날선 기계음과 고성방가가 죽음의 삼중주를 울린다.

사정이 그렇긴 해도 도시인들이 자연의 음향을 전혀 만날 수 없는 것은 아니다. 관심과 정성을 기울이면 얼마든지 그들을 삶의 공간으로 끌어들일 수 있다.

그런 방법 중 하나가 아파트에 곤충을 들이는 것이다. 요즘 도시인의 녹색 갈증을 해소해 주기 위해 귀뚜라미나 여치, 방울벌레 등을 상자에 담아 파는 곳들이 등장했다. 이들 곤충 상자를 사다 베란다에 걸어 두면 한 계절 내내 그들의 청량한 울음소리를 선사받을 수 있다.

도시인들은 가을이 왔어도 바쁘게 사느라 그것을 잘 모른다. 아니, 도시 문명이 원천적으로 자연의 운행을 깨닫지 못하게 막고 있다. 그런 그들에게 귀뚜라미 울음소리는 이제 서정적인 가을이 도래했음을 본능적으로 느끼게 한다. 귀뚜라미 가운데 왕귀뚜라미는 울음소리가 너무 커 부담이 될 수 있다. 토종 귀뚜라미가 은은한 소리를 내므로 정서적으로 더 좋다. 여치는 불빛에 비치면 긴 더듬이가 아스라이 드러난다. 이 또한 가을을 상징하는 반가운 정경이다.

일본에서는 방울벌레가 인기다. 이 곤충은 밤이 되면 수컷이 날개를 비벼 방울 소리처럼 윙윙거리는 소리를 낸다. 이는 암컷을 유혹하기 위한 소리인데, 이 소리가 듣기 좋아 도시인들이 앞다퉈 사 간다고 한다. 이렇게 하여 집 안에 들인 곤충들은 은은한 울음소리로 신체와 영혼에 평화와 안락을 선물한다. 이 울음소리는 밤이면 잠을 잘 못 이루는 도시인에게 수면제 기능도 톡톡히 하는 신성한 사운드 트랙이다.

곤충들은 우리가 언젠가부터 잃어버린 고향의 식구들이다. 태초부터 우리 주위에 머물던 귀한 생명체들로, 인간은 본래 그들과 잘 어울려 살도록 돼 있었다. 다른 자연의 생명체들도 마찬가지다. 인간의 무지와 폭력성 때문에 그들이 우리에게서 멀어져 버렸다.

이제 다시 인간의 품으로 맞이하는 것인 만큼 그들을 가게에서 만날 때는 물건을 사는 듯한 자세를 가져선 곤란할 것이다. 마치 귀한 손님 초빙하듯 감사하고 기쁜 마음으로 정성스럽게 맞아들여 태초의 정경처럼 잘 어울려 지내는 것이 좋을 것이다.

거실에 흐르는 시냇물

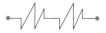

집 안에서 민물고기를 기르는 것도 자연의 친구들을 가까이하는 좋은 방법이다.

산업화 이전만 해도 이 땅의 시냇물들은 수런거리며 맑게 흘렀다. 피라미가 수면 위로 총알처럼 튀어 올랐고, 붕어들이 삼삼오오 몰려 원시의 물속을 헤엄쳐 다녔다. 강가나 냇물 가장자리로 콩 포기와 옥수수 포기들이 서로 키 재기 하며 무성하게 자라 올랐다.

봄이면 강가에서 종달새들이 재잘대며 하늘로 치솟았다가는 이내 쏜살같이 내려와 호밀 사이로 몸을 숨겼다. 여름이면 매미들이 강변 미루나무에 매달려 한가롭게 노래를 불렀고, 그 너머로 뭉게구름 몇 장이 영겁을 넘나드는 신선처럼 흘러 다녔다.

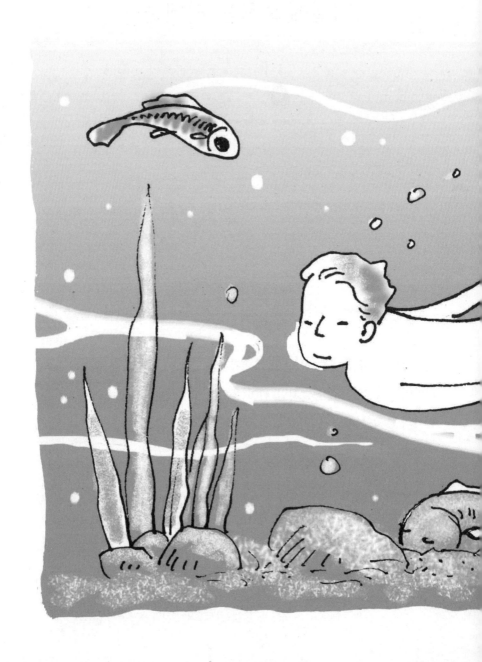

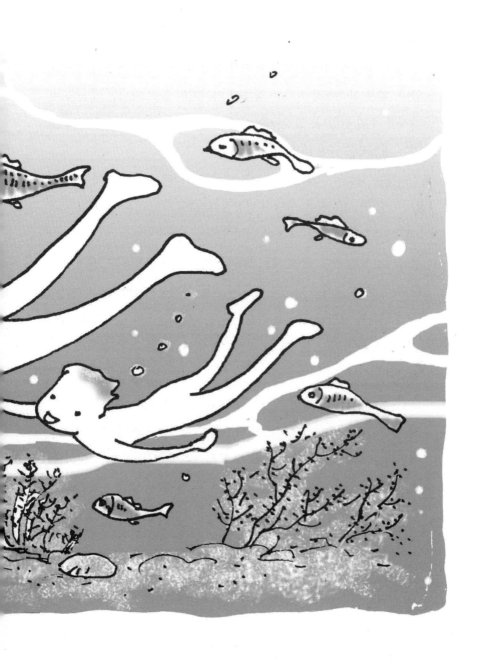

원시 강변은 아이들의 큰 놀이터였다. 아이들은 밭에서 딴 복숭아나 수박을 들고 물에 첨벙첨벙 뛰어들었다. 과일을 수구 공 삼아 몇 감으며 피부를 까맣게 태웠다. 강바닥을 밟고 지나가다 보면 모래무지가 발가락 사이로 걸려들었다. 녀석을 발가락으로 꼭꼭 누르다가 손을 넣어 잽싸게 잡아 올리는 재미가 그만이었다. 강가에는 재첩도 많았다. 얕은 물속에서 흐르는 강물에 이리저리 쓸려 다니는 것들을 바가지에 주워 담았다. 그것들을 집에 가져오면 어머니는 그날 저녁 맛있는 재첩국을 끓여 주었다.

이제는 강물의 오염으로 대부분 대하기 어려워진 풍경들이다. 강에 살던 자연의 친구들은 상당수 멸절했다. 그들의 멸절은 남아 있는 인간들에게도 불행이다. 태초에 천지가 열릴 때 이 땅에는 모든 생물이 종류대로 번성했다. 물에 사는 것들과, 창공을 나는 것들과, 땅에 돌아다니는 것들, 그리고 나무와 풀들이 서로 어깨동무하며 살았다. 그러다가 인간의 욕망과 잔꾀로 인해 그들은 우리 곁에서 멀어졌다. 아직 생존해 있는 것들도 도시화가 진전되면서 만나기 어려운 친구가 되고 말았다.

인간은 도시란 새로운 시멘트 왕국을 건설했지만, 날마다 왠지 모를 불안감과 스트레스에 시달린다. 주로 먹고사는 문제 때문이지만, 자연의 친구들을 잃어버린 것도 스트레스의 한 요인이다. 그래서 틈만 나면 녹색 갈증을 해소하려고 안달이다. 주말에 벚꽃이 장관을 이룬 곳으로 소풍을 다녀오거나, 섬을 찾아 갯벌 체험이라도 하고 돌아오면 그나마 위안이 된다. 집 안에서 애완동물을 기르는 것도 자연의 부재로 메마른 정서를 복구하는 치유의 의미가 있다이럴 때 남달리 과거 고향 농촌의 냇가나 강물에서 어울려 지냈던 민물고기들을 데려와 길러 보는 것도 정서적으로 위안이 될 수 있을 것으로 보인다.

민물고기는 종류가 많다. 관상용으로 기르기 좋은 녀석들만 해도 수십 종에 이른다. 이름도 재미있다. 흰줄납줄개, 쉬리, 각시붕어, 버들붕어, 어름치, 꾸구리, 피라미, 수수미꾸리, 돌고기, 갈겨니, 꺽지, 버들치, 묵납자루, 참마자, 모래무지, 가시납지리, 시납지리 등 산천의 정겨운 모습들이 형상화되어 있다.

거실에 어항이나 수족관, 옹달샘 등을 갖춰 놓고 흰줄납줄개를 넣어 보자. 이 민물고기는 눈을 둘러싸고 있는 초승달 모양의 붉은 무늬가 매력적이다. 가슴지느러미부터 뒷지느러미를 거쳐 꼬리까지 이어지는 담홍색 부분도 아름답다. 등지느러미는 푸른 공작새 빛깔로 빛나고, 배는 붉은 장미꽃 색깔을 띠었다. 꼬리지느러미 가운데를 수놓은, 폭이 넓은 붉은색 띠도 인상적이다. 마치 꽃 한 송이가 눈길이 빨려 들 듯 황홀하게 움직여 다니는 것 같다. 그래서 식구들은 감탄사를 쏟아 내고, 벌린 입을 잘 다물지 못한다.

쉬리는 몸에 다섯 가지 색채의 띠가 가로질러 있다. 배 부분은 흰색, 중앙은 주황색, 등 쪽은 검은 보라색, 그리고 그 사이사이로 보랏빛과 노란빛의 띠가 달려 있는 어여쁜 민물고기다. 너무나 귀엽고 한국적인 이미지를 풍겨, 이를 관찰하다 보면 마치 경관이 아름다운 개울가에 나와 있는 듯한 기분이 된다.

참마자는 일정한 간격으로 박힌 반점에 깨끗한 바탕색 덕분에 신선한 이미지가 느껴진다. 모래무지와 함께 토속적인 이미지를 많이 풍긴다. 꾸구리는 눈을 자주 떴다 감았다 하며 입수염 네 쌍을 교묘히 흔들고 다니는 재미난 녀석이다. 이것은 주로 물 밑바닥에 배를 착 붙이고 살며 돌 밑에 잘 숨는다. 약은 구석이 없어 아무리 보아도 밉지 않다. 피라미는 눈이 시리도록 맑은 갈겨니와 서로 닮았는데, 잽싸게 헤엄칠 때 온몸에서 뿜어져 나오는 생명력이 일품이다.

이 밖에도 몸 색깔이 전체적으로 얼룩덜룩한 꺽지, 산뜻하게 차려입은 여인을 연상시키는 시냅지리, 하늘하늘 춤추듯 헤엄치는 버들붕어 등, 자연 친화적이던 우리네 조상을 닮아 한번쯤 기르고 싶은 충동을 느끼게 하는 민물고기들이 많다.

민물고기는 기르기가 그다지 어렵지 않다. 사계절이 뚜렷한 이 땅에서 자라 섭씨 10~38도의 수온에서 잘 서식하므로 수온 유지에 별달리 신경 쓰지 않아도 된다. 먹이도 별로 가리지 않고 덥석덥석 잘 먹는데, 수족관에서 파는 배합사료를 넣어 주면 충분하다. 가끔 실지렁이나 잘게 썬 채소를 함께 넣어 주면 더욱 좋다.

물은 쉽게 더러워지지 않으므로 일주일에 한 번 수족관 물의 3분의 1 정도를 새것으로 교체해 주면 된다. 수초는 6개월마다 새로 심어 준다. 민물고기에게는 생수가 적당하지만, 수돗물을 써야 할 때는 하루쯤 받아 놓아 클로로포름이 가라앉은 다음 윗물만 떠서 넣어 주면 안전하다.

민물고기를 기르는 것은 거실에 작은 시냇물을 하나 들여놓는 것과도 같다. 사계절 내내 민물고기들이 노는 광경이나 변화하는 모습을 바라보노라면 가족이 자연 속에서 그들과 함께 지내는 것과 다름없다. 비록 강이나 개울물에서 맑은 물살 헤치며 자유롭게 놀지는 못

해도 인간이 그들의 다정한 벗이 될 수 있고, 그들 또한 우리의 친구가 될 수 있다. 이렇게 상생하는 삶을 사노라면 날마다 전신을 날카롭게 자극하는 도시문명의 촉수도 더 이상 느껴지지 않을 수 있다.

도심 속 초록의 집

$\sim\!\!/\!\!\backslash\!/\!\!\sim$

　도시문명의 비정한 폭주로부터 벗어날 수 있는 가장 좋은 방법은 집 안에 초록 식물들을 최대한 불러들이는 일이라고 할 수 있다. 말없이 푸른 잎 드리워 산소를 내뿜고 공기를 정화하는 관상수와 꽃 들은 시멘트 공간에 갇혀 사는 현대인에게 정서적으로 많은 위안이 된다.

　예부터 정원은 사람에게 일상의 위안이 가득한 공간이었다. 중세 유럽의 정원이 그랬고 한국이나 중국, 일본 등지의 정원 또한 그랬다. 날마다 우주에서 그곳으로 교감이 내리고, 화초와 나무 들은 부지런히 푸른 생명력을 피워 올렸다. 농가 앞마당 정원이나 서민 주택의 작은 뜨락에서도 자연의 신비스러운 운행은 계속됐다.

　철 따라 꽃들이 색색으로 피어나 자연의 인테리어를 드리우고, 벌과 나비가 몰려와 생명 현상을 분출시켰다. 그렇게 자연이 살아 있는 정원의 집에서 창가에 고즈넉하게 앉아 있노라면 맑은 햇살이 꽃향기를 줄기차게 방 안에 밀어 넣는 것도 느낄 수 있었다. 가끔 바람이 창변에 다가와 살랑거리고, 그럴 때마다 나뭇잎이 커튼 위에서 한결 생기를 띠기도 했다. 그런 순간이면 뭔가 아리송하면서도 숨 막히는 행복감이 밀물처럼 밀려들곤 했다.

오늘날 사막화된 도시에 사는 현대인들에게 이 같은 정황은 꿈같은 얘기에 지나지 않는다. 그들에게 정원을 두고 꽃과 나무가 주는 아름다움과 싱그러운 느낌을 즐긴다는 것은 기대하기 어려운 호사다. 하지만 집에 작은 마당이라도 있다면 거창하지는 않아도 그런대로 아담한 정원을 꾸며 정서적으로 편안한 삶을 영위할 수도 있다. 모든 것은 주인 마음먹기에 달렸다. 거대하게 굴러가는 도시 문명의 수레바퀴에 치이지 않고 심신이 긴장감과 불안정함에서 해방되려면 이런 방법으로 초록의 식물들을 끌어들여야 한다.

밖에 작은 정원조차 만들 여유가 없는 집이라면 실내 정원을 가꾸는 일에 관심을 가질 필요도 있다. 특히 오늘날 공중에 매달려 사는 아파트 주민들에게는 마당 딸린 정원을 갖는다는 게 원천적으로 불가능하다. 이 경우 실내 정원을 꾸민다면 그에 대한 적절한 대안이 될 수 있을 것이다.

실내 정원의 긍정적 작용은 가족의 정서적 안정감과 집 안 공기 정화다. 녹색 식물들은 녹색 기운을 몰고 오는 전령사들이다. 그네들이 피워 내는 푸른 생명력은 정서가 메말라 가는 현대인에게 원초적 활력과 편안한 느낌을 심어 준다. 또한 이들은 창문과 출입문을 닫아 놓아 실내 공기 오염이 심각한 아파트 주민들에게 신선한 산소를 제공하는 역할도 한다. 그러므로 녹색 식물들을 실내에 들여 가꾸는 것은 아파트 주민들에게 선택이 아닌 필수가 돼야 한다.

실내에 초록 물감 흐르는 정원을 만들기 위해서는 거실 분위기부터 바꿀 필요가 있다. 대부분의 집 거실에서는 텔레비전이나 컴퓨터, 음향기기 등이 요지를 차지하고 있다. 이들을 한쪽으로 옮기고 행운목이나 관음죽, 벤자민 등의 관상수를 가져다 놓는다. 그러면 거실 분위기가 대번에 달라진다. 집 안에 작은 숲이 들어온 것만 같고, 청량감이 감돈다. 전자기기는 전자파를 내보내 건강에 역기능을 하지만, 관상수들은 산소를 내보내고 미세먼지를 흡수하며 방향성 물질도 발산해 건강 증진 기능을 톡톡히 한다.

거실 바닥에는 작은 물 정원을 만들고 그 주위에 프리뮬러 같은 초화를 심는다. 이와 함께 벽을 따라 신답서스 같은 덩굴식물을 올린다. 신답서스는 실내에서도 생명 줄을 끈질기게 이어 가는 식물이다. 그러므로 과거 시골집에서 기르던, 나팔꽃이나 능소화 같은 덩굴식물의 정서적 효과를 대신할 수 있다. 또 색깔과 자태를 달리하는 여러 가지 식물을 곳곳에 공중걸이 형태로 걸어 놓으면 실내가 작은 정원으로 바뀐 것 같은 느낌에 다가선다.

거실뿐 아니라 안방, 문간방, 주방, 베란다, 다용도실에서도 푸르름을 피워 낼 수 있다. 창가에서는 호접란이나 팔레놉시스 같은 어여쁜 난을 키우는 것도 권할 만하다. 붉은색 영롱한 제라늄 화분을 공중걸이 형태로 창밖에 매달아 놓으면 바깥을 지나는 사람들의 시선을 끌어 아름다운 집이란 인상을 심어 줄 수도 있다.

햇빛이 잘 드는 베란다에는 허브 화분을 가져다 놓는 것도 괜찮다. 허브는 종류가 매우 많은데, 향기를 선사한다는 점에서 독특한 애완 식물 역할을 할 수 있다. 달콤하고 신선한 솔잎 향내 풍기는 로즈마리, 보라색 꽃이 일품인 라벤더, 강한 향기로 모기도 쫓는 타라곤 등 개성 있는 허브들은 도시인의 지친 심신을 달래는 벗들로서 부족함이 없을 것이다.

실내에 작은 정원을 실현하는 것은 초록의 부재에서 기인하는 아픔과 긴장감을 해소하는 이 시대 최고의 처방전이라 할 만하다.

신의 공간 '전원' 속으로

도시는 인간이 만들었지만, 전원(田園)은 신이 창조했다. 전원의 흙, 바람, 나무와 수풀, 날짐승과 뛰어다니는 동물, 곤충과 미생물, 채소와 과일나무들……. 이 모든 것들은 신의 작품이다. 인간의 능력이 아무리 뛰어나도 신의 이런 창조 능력을 따라갈 수는 없다.

인간도 신이 만든 작품이다. 『구약성서』 창세기 편에 '하느님이 흙 먼지로 사람을 빚으시고 그 코에 생명의 숨을 불어넣으시니 사람이 생명체가 되었다'는 기록은, 이 같은 사실을 상징적으로 드러낸 대표적인 표현이라 할 수 있다.

이렇게 하여 탄생한 인간은 신이 만든 생명체 가운데 가장 뛰어난 능력을 발휘했다. 지구촌 곳곳에 거대 도시들을 만들고, 높은 빌딩을 올려 하늘을 찔렀다. 도로와 자동차를 만들고, 배와 비행기를 발명해 세계를 거미줄처럼 연결했다. 심지어 우주선을 발사해 먼 항성의 세계를 드나드는 기술력까지 과시했다.

그런가 하면 컴퓨터와 스마트폰 등 전자기기를 발달시켜 스스로의 삶을 180도로 바꿔 놓았다. 또 유전자를 조작하고 스스로 학습하는 인공지능을 개발하는 등 신의 창조 역량에 도전하는 지경에까지 이르렀다. 이러한 인간들의 다양한 재주 앞에 아마 조물주도 탄성을 지르고 말았을 것이다.

그러나 인간의 능력이 아무리 뛰어나도 절대 신의 전지전능함을 따라갈 수는 없다. 이는 전원의 신비하고 오묘한 현상들만큼은 인간이 결코 흉내 내어 만들 수 없는 것으로 확인할 수 있다.

인간이 과거에는 상상도 못했을 엄청난 도시 공간을 구축하고 사람을 거의 닮은 로봇도 개발했지만, 자연의 신비한 운행과 아름답고 오묘한 전원의 현상들은 자신의 능력으로는 결코 모방할 수가 없다.

봄이 되면 한반도의 산천에는 연분홍빛 진달래가 지천으로 피어난다. 꽃들이 산길 가장자리로 상춘객을 맞이하듯 일제히 피어나 꾸밈 없는 얼굴을 드러낸다. 그 꽃길을 편안히 걷다 보면 소박한 꽃들이 가져다주는 원형적 아름다움이 영혼에 분홍빛 축복으로 밀려든다. 아름답고 행복한 유열의 감정이 내면에서 안개처럼 피어오른다. 어떤 인공의 역량이 이처럼 감탄스럽고 황홀한 상황을 연출할 수 있겠는가.

여름에는 태양의 빛과 대지의 기운이 합작해 나무마다 녹색 에너지를 덧입힌다. 산과 들이 녹색의 거대한 탱크다. 거기서 신선한 산소가 만들어지고 수목의 방향이 뿜어져 나와, 사람을 포함한 뭇 동물들에게 생명의 에너지로 전해진다. 전원주택의 창문을 통해 버들붕어처럼 불어들어 오는 산들바람이나, 대지를 축축이 적시며 그어지는 빗줄기들은 인간의 내면에서 원초적 평화와 경외감을 불러일으킨다.

신석정의 시구처럼 '산비탈 넌지시 타고 내려오면 / 양지 밭에 흰 염소 한가로이 풀 뜯고 / 길 솟는 옥수수 밭에 해는 저물어 저물어 / 먼 바다 물소리 구슬피 들려오는' 전원! '서리가마귀 높이 날아 산국화 더욱 곱고 / 노란 은행잎이 한들한들 푸른 하늘에 날리는' 전원! 철이 되면 검붉은 포도가 알알이 탱탱한 모습을 드러내고, 사과농장마다 붉은 사과가 보석처럼 열리는 공간!

이렇게 아름답고 신비스런 공간은 신의 손길이 아니고는 결코 생겨날 수 없다. 앞으로 무수한 세월이 흘러 과학이 진보해도 인간은, 오묘를 극한 전원의 아름다운 현상들을 털끝만큼도 흉내 내어 만들 수 없다. 전원은 이렇듯 신의 숨결이 살아 있는, 조화롭고 질서 있는 공간이다.

도시에서는 그냥 가만히 앉아만 있어도 긴장감이 뒤따르고 자극이 더해진다. 거친 생각과 탐욕이 솟아난다. 그러다가 전원의 품에 들면 모든 것이 잠잠해진다. 본디 수수하고 욕심 없던 본래의 성정으로 돌아가는 듯하다. 개구리 개골거리는 소리, 참새 지저귀는 소리, 낙엽 바스락거리는 소리 들이 다가와 영혼에 안식을 준다.

도시 생활은 무미건조하고 365일 비슷하다. 시멘트 공간이 계절의 운행과 자연의 변화를 알 수 없게 차단했다. 이는 인간이 나무와 풀과 동물 등 생명 있는 것들을 몰아낸 결과다.

하지만 자연 속에서는 매일같이 다양한 변화가 일어난다. 새벽 어스름 빛이 어느덧 한낮의 **쨍쨍한** 햇살에 자리를 내주는가 하면, 얼마 지나지 않아 산천에 석양의 장엄한 아름다움과 짙은 어둠이 드리운다. 계절도 매번 색채와 향기와 먹을거리들을 바꾸며 자연의 인테리어를 새롭게 드리운다. 무미건조하다는 생각이 들 여지가 없다.

이 모든 것이 신의 작품이다. 이러한 신의 작품들은 영혼에 안식이 되고 육체에 자양분이 되는 것들이다. 그러니 전원은 훌륭한 신의 공간이라 할 수밖에 없다.

전원에 사는 것은 신의 숨결을 가까이하는 것이요, 조물주의 섭리에 동화되는 것이다. 나를 우주적 질서에 편입시키는 것이다. 이렇게 할 때 문명의 폭주로 지치고 병든 심신은 신선한 부활을 경험하게 된다.

그러니 이제 우리 모두 몸과 마음을 전원으로 향하자. 전원에 들기 어렵다면 아파트에 자연의 친구들을 최대한 불러들이든가, 전원이 가까운 곳으로 거처를 옮겨 보자.

제**3**장

원초적 건강을 위한
기타 고려 사항들

태초의 질서에 부합하는 생활은 식사와 주거 공간 외에도 모든 일상에서 실천되어야 한다. 태초건강법은 문명의 이기들에 지배당하지 말고 원시 유전자가 요구하는 대로 대자연의 운행에 순응하는 삶을 지속할 것을 요구한다.

자연의 섬유 입기

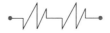

우리가 매일 대하는 식탁과 주거 공간에 자연의 순리가 담겨야 좋듯이, 입고 다니는 옷에도 그런 이치가 배어들어야 한다. 자연의 순리를 좇는 것은 자신을 태초의 질서에 편입시키는 것이다. 이를 통해 우리는 원형적(原形的) 건강과 조화의 삶을 실현할 수 있다.

옷은 사람에게 제2의 피부와 같다. 추위 등 열악한 날씨로부터 몸을 보호하고 땀을 흡수하는 등 건강에 순기능을 한다. 그런데 요즘은 옷의 이러한 기능이 상당히 무시되는 경향이다. 자연의 이치에 순응해 옷을 입는 대신, 이를 지나치게 외형적 치장의 도구로만 삼는다.

특히 여성은 옷이 아름다움을 살려 주거나 약점을 커버하는 데 결정적 역할을 해 이를 목숨만큼 중요시한다. 건강 관련 사항은 별로 고려하지 않고 이를 '날개'로만 삼으려고 한다. 남성에게는 옷이 사회 활동을 하는 데 있어 신분 상승에 버금가는 효과를 가져온다. 그래서 한여름에 땀이 비 오듯 쏟아지는데도, 소매 길고 넥타이 맨 정장 차림으로 다닌다.

냉난방 장치 등 문명의 혜택은 현대인의 이러한 반자연적 의생활을 더욱 부추긴다. 한여름에 에어컨을 가동한 사무실에서 맵시를 위해 옷을 이것저것 걸치고 근무하거나, 한겨울에 난방 잘된 아파트에서 러닝셔츠 차림으로 생활하는 것 등이 그것이다.

여름에는 반라로 지내거나 최소한의 엷은 옷을 걸치는 게 순리다. 모시옷처럼 구멍 숭숭 뚫린 반소매 옷이 제격이다. 에어컨에 의존해 억지로 더위를 식히는 대신, 땀을 잘 흡수하는 자연의 섬유를 걸치는 게 본질적으로 건강에 부합된다. 더위를 몰아내고 싶을 때는 찬물에 담가 두었던 수박을 깨어 먹거나, 서늘한 계곡물을 찾아 몸을 풍덩풍덩 빠트릴 일이다.

겨울철에는 추위를 적당히 막을 수 있을 정도로만 옷을 입는 게 좋다. 현대인들은 조금만 추워도 가죽옷 등으로 중무장한다. 본래의 가죽인 피부 위에다 두 겹, 세 겹의 가죽옷을 걸치고 털옷까지 너무 두텁게 입으면 피부가 숨을 쉬지 못한다. 피부는 모공을 통해 호흡 기능을 하는데, 이를 무시하면 병이 나게 되어 있다.

더욱이 겨울에 난방이 잘된 실내에서 옷을 훌렁 벗고 지내는 것은 너무나 비정상적인 생활이다. 이런 생활에 익숙해진 사람은 역설적으로 허약해져 병이 생기기 쉽다.

그러므로 의생활도 자연의 섭리에 맞춰 실천하는 것이 건강하게 사는 현명한 일이다.

의생활에서 특히 염두에 둬야 할 것은 자연의 섬유로 만든 옷을 입는 것이다. 요즘 화학적 방법을 통해 생산한 섬유로 제조한 의류가 날개 돋친 듯 팔린다. 중국과 베트남, 미얀마 등 개발도상국에서 저임금을 바탕으로 생산한 화학섬유 옷들이 세계 의류 시장을 점령했다. 화학 섬유 옷의 낮은 단가를 자연 섬유 옷이 도저히 따라갈 수 없다. 따라서 사람들은 너나없이 시장에서 값싼 화학 섬유 옷들을 집어 든다.

하지만 저렴한 값은 그 이면에 건강의 역기능이 숨어 있음을 알아채야 한다. 반면 자연 섬유는 값이 비싼 대신 건강과 어깨동무할 수 있어 좋다. 주머니 사정이 자연 섬유의 높은 단가를 허락하지 않는다면 일부만이라도 자연 직물이 들어간 의류를 가까이할 것을 권하고자 한다.

자연 섬유에는 누에가 선사한 견직물, 목화로 짠 면직물, 마를 이용한 마직물, 양털을 원료로 한 모직물 등이 있다.

견직물

부드러운 촉감, 고급스러운 색상, 우아한 광택 등으로 인해 자연 섬유의 백미로 통한다. 조물주가 누에를 매개로 하여 인간에게 선사한 최고의 직물이라 할 수 있다. 탄성이 뛰어나 잘 구겨지지 않고, 칠염이나 날염에서도 색상이 선명해진다. 축축 늘어지는 듯하면서도 속되지 않고, 부드러우면서 귀태(貴態)가 나 여성들이 선호한다. 이것으로 인해 실크로드가 생겨났을 만큼 인류의 역사마저 바꿔 놓은 직물이다. 실크로 지은 옷을 입으면 향수를 쓰지 않아도 우아한 향기가 감도는 듯하다.

면직물

자연의 섬유 중 가장 대중적인 것이다. 원료인 목화가 중남미와 인도 등지에서 대규모로 재배돼 값이 싸고, 이로 인해 자연 섬유들 가운데 현대인의 생활공간에 가장 많이 파고들었다. 목화는 조물주가 지상에서 요술을 부려 피워 낸 백색 또는 황색 꽃이다. 꽃이되 단순한 완상(玩賞)용이 아닌, 인간의 추위를 덜어 주기 위해 창조된 것이다.

겨울에 목화솜 이불을 덮으면 대자연의 부드럽고 따뜻한 품에 든 것 같아 심신이 편안해지고 잠도 잘 온다. 면직물 옷을 입으면 역시 편안하고 땀을 잘 흡수해 촉감이 상쾌하다. 때문에 면직물은 각종 의류 원료로 광범위하게 사용된다.

반면에 면직물은 세탁 후 잘 구겨지고 수축이 잘되어 늘 형태가 불안하다는 단점이 있다. 그래서 면직물 의류는 빨고 나면 다림질해야 한다. 조물주의 숨결이 느껴지는 섬유의 혜택을 누리려면 이 정도의 불편은 감수해야 할 것이다.

마직물

마직물은 구김살이 잘 가는 대신 내구성과 내수성이 뛰어난 특징이 있다. 더욱이 꺼칠하고 시원시원한 느낌을 주어 여름 옷 원료로 제격이다. 마직물 옷으로 여름을 선선하게 날 수 있게 한 자연의 배려는 경외감을 느끼게 한다. 한산모시로 만든 옷은 마직물 옷의 대명사다.

마직물 옷은 다림질하고 손질하는, 다소 번거로운 과정을 요구한다. 그러나 이처럼 약간 불편한 과정을 감수하는 것도 자연에 입각한 삶을 실천하는 것이다. 자연은 인간에게 건강과 안위를 선사하지만,

이를 위해 한쪽으로 다소의 불편도 남겨 놓았다.

모직물

모직물은 따뜻하고 실용적인 옷감이다. 양이나 낙타, 토끼 등 자연의 친구들을 감싸 주어 추위에도 견디게 한 만큼 그 옷을 입으면 따스할 수밖에 없다. 뛰어난 신축성이 있어 구김살도 거의 가지 않는다. 이역시 자연의 친구들이 지니고 있던 신체의 축융성 덕분이다.

다만 모직물은 사람의 몸을 따뜻하게 하기 위해 동물들의 몸에서 가져온 것인 만큼, 입고 다닐 때 그들에게 미안함과 고마운 마음을 함께 지녀야 할 것이다.

자연의 섬유를 걸치고 자연스럽게 사는 것은 문명의 이기로 인한 부작용을 줄일 수 있는 좋은 방법이다. 조물주의 손길이 내 몸을 감싸는 만큼 부작용은 줄어들고 조화로움이 커질 수밖에 없다. 그만큼 우리네 삶에는 건강과 질서가 찾아든다.

아침형 인간

인간을 비롯한 대부분의 동물은 낮에 활동하고 밤에 잠든다. 태곳적부터 생체 시계가 그렇게 돌아간다. 박쥐나 올빼미 등 일부 야행성 동물을 제외하면 대부분이 주행성동물이다.

주행성동물들을 위해 대자연은 새벽에 푸르스름한 빛을 선사한다. 이 청색광은 동물의 잠을 깨우는 기능을 한다. 새벽의 신선한 대기와 솟아오르는 해도 유사한 역할을 한다. 하루의 출발을 알리는 이 같은 자연의 신비한 운행은 태초부터 변함이 없다.

아침에 잠이 많은 인간들을 위해 자연은 갖가지 미묘한 음향도 선사했다. 새벽만 되면 꼬끼요! 하며 힘찬 음성으로 하루를 여는 닭은 과거부터 인간에게 천연 자명종 역할을 해 왔다. 창가에 그득한 새들의 명랑한 재잘거림도 마찬가지였다. 그들의 울음소리는 오늘날의 기계음보다 편안하게 들려온다. 잠자리를 털고 일어나다 보면, 먼저 일어나 부지런히 움직이는 자연의 친구들이 반갑다.

인간 등 주행성동물들은 이렇게 기상하여 부지런히 먹을 것을 찾아다닌다. 산업화 이전에 사람들은 농사짓고 사냥을 해 먹을 것을 조달했다. 동물들은 하루 일과가 먹이를 찾는 것이다.

그렇게 산천을 돌아다니며 먹이를 좇다 보면 어느새 일몰의 광휘가 서산에 걸리고, 이어서 어둠이 찾아든다. 그러면 주행성동물들은 먹이 사냥을 중단할 수밖에 없다. 노곤한 몸을 이끌고 잠자리를 찾아 들어간다. 그러고는 다음 날 새벽까지 잠에 떨어진다. 대자연은 어둠을 통해 더 이상의 움직임을 멈추고 잠에 빠져들게 함으로써 밤사이 피로회복과 치유를 이루고 새 힘을 얻게 한다. 이는 태초부터 이어져 오는 대자연의 섭리다.

그런데 언제부턴가 인간은 그처럼 조물주가 만들어 준 하루의 생체리듬을 거역하는 동물로 바뀌었다. 밤에도 활동을 많이 하는 반(反)야행성동물로 변화했다. 요즘 해가 떨어지자마자 잠자리를 찾아드는 인간은 거의 없다. 적어도 밤 9시는 지나야 잠잔다. 12시가 넘어 침대에 들어가는 사람들도 많다. 개중에는 완전히 야행성동물로 바뀌어, 새벽까지 일하다가 아침부터 낮까지 잠을 자는 인간들도 적지 않다. 이쯤 되면 조물주의 섭리에 완전 도전한 것이다.

인간을 밤에도 활동할 수 있게 만든 일등공신은 조명 불빛이다. 19세기에 전구가 발명되고 도시화와 산업화가 가속화하면서 인간 사회의 밤은 환하게 밝혀졌다. 이로 인해 수백만 년 동안 지속된, 해 지면 자고 해 뜨면 일어나던 자연순응형 삶이 실종됐다. 자연순응형 삶의 유전자는 현대인에게 그대로 이어지고 있다. 현대인도 해 떨어지면 자고 해 솟으면 일어나도록 되어 있다. 그래야 생체 리듬이 정상을 유지해 탈이 없다. 그러나 전등 불빛의 등장으로 이 같은 공식이 깨졌다. 불과 100여 년 전의 일이다.

물론 우리의 일부 유전자는 그 사람의 의지에 따라 다른 상황에서 스위치가 켜져 활동할 수도 있다. 이를 통해 야간 활동을 하고 일부 야행성동물로 체질이 변화할 수도 있다.

그러나 전체 주행성 유전자의 활동이 그렇게 변화하기를 기대하기는 어렵다. 수백만 년 동안 전해져 오는 것을 어떻게 한꺼번에 야행성으로 바꿀 수 있겠는가. 이는 당초부터 불가능한 일이므로, 무리를 하면 할수록 부작용이 따를 수밖에 없다.

부작용의 대표적인 사례는 야간 활동 증대로 인한 각종 질환의 발생이다. 자율신경실조증, 불면증, 일부 암 등은 야행성 생활과 상당한 관련을 맺고 있다.

우리 몸의 자율신경은 교감신경과 부교감신경으로 구성돼 있다. 교감신경은 각성을, 부교감신경은 수면을 맡는다. 그런데 밤이 되어 부교감신경이 '이제 그만 잠들라'고 요구하는데 계속 활동한다면 문제가 초래된다. 이렇게 해서 나타나는 것이 자율신경실조증이다. 이 병에 걸리면 자율신경과 관련된 심혈관, 호흡, 소화, 비뇨기계, 생식기관 등의 기능이 부정적 영향을 받아 2차적으로 심혈관질환 등 여러 가지 난치병을 일으킬 수 있다.

불면증은 야간 활동 중에 쏟아지는 불빛이 큰 원인이다. 특히 밤늦

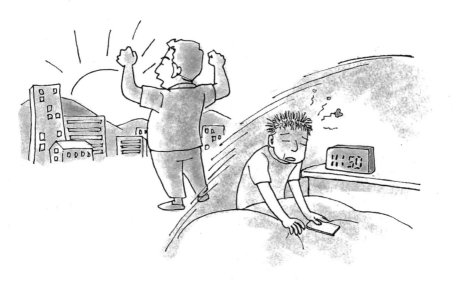

은 시간 컴퓨터나 텔레비전, 스마트폰 등을 사용하면 여기서 나오는 청색광이 각성 효과를 일으켜 잠이 달아나게 만든다. 이로 인한 수면 장애는 이튿날 활동에 지장을 준다. 이런 상황이 계속될 경우 만성 피로에 시달리게 되고, 이는 점차 체력과 면역력을 떨어뜨려 각종 질병을 유발하게 된다.

암은 자연에 순응한 생활을 하지 않을 때 발생하는 경우가 많다. 낮과 밤이 뒤바뀌어 사는 것이야말로 자연의 섭리에 역행하는 생활이다. 일부 유방암과 전립선암 등이 이와 무관치 않다는 연구 결과들이 있다.

저녁에 일찍 잠들어 아침에 일찍 일어나는 사람은 반자연적인 생활로 인한 질병을 피해 갈 수 있을 뿐 아니라 각종 자연의 혜택도 십분 누릴 수 있다. 새벽의 푸르스름한 빛이나 맑은 아침 햇살은 정수리에 어떤 생명력으로 들이부어지는 느낌이다. 아침 공기를 호흡하며 산책하거나 등산하는 것은 오후에 같은 행위를 하는 것보다 훨씬 신선한 느낌을 준다. 열린 창으로 들어오는 새들의 지저귐이나 신선한 풀냄새도 아침형 인간만이 누릴 수 있는 것들이다.

창의적인 생각들도 새벽이나 아침에 더 잘 떠오른다. 또 아침에 일찍 집을 나서면 거리에서 출근 전쟁에 시달릴 일도 없다. 회사에 도착해서는 다른 직원들보다 먼저 일에 착수하고 성과를 더 잘 낼 수 있어 좋다. 이런 생활을 지속하면 성공한 인생이 될 수 있다.

그런데 어찌된 영문인지 현대 사회는 밤이 되어야 활력이 넘치고 새벽이나 오전 시간에는 차분히 가라앉는 느낌이다. 이처럼 자연의 이치에 역행하는 사회 흐름에 휩쓸리다 보면 낮에 활동적이지 못하고 무기력해지는 악순환이 되풀이된다. 그것이 가져오는 결과는 어둡고 부정적일 수밖에 없다.

그러니 그동안 야행성 생활을 계속했다면 이제부터는 생체 리듬을 아침형 인간과 같게 탈바꿈시켜 보자. 다소 무리를 해서라도 아침에 일찍 일어나 점차 잠드는 시간을 앞당기면 얼마 후 아침형 인간으로 돌아갈 수 있다. 운동을 충분히 해 노곤한 몸을 만든 뒤 잠을 청하면 일찍 잠들 수도 있다. 어떻게 해서든 원시 유전자가 지시하는 대로 자연에 순응해 아침형 인간으로 지내는 것이 건강하고 성공한 인생을 사는 지혜라 할 수 있다.

일광욕의 효과

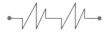

햇빛은 생명의 근원이다. 대부분의 동식물은 햇빛 없이 살 수 없다. 식물은 광합성작용을 통해 성장하며 열매 맺고, 동물은 햇빛을 통해 생명력과 치유 에너지를 얻는다. 햇빛을 떠나서는 인간도 온전한 삶을 누리기 어렵다.

그럼에도 불구하고 많은 현대인들이 햇빛과 단절된 생활을 이어 간다. 무엇보다 회사에서 하루 종일 컴퓨터 모니터 바라보는 생활을 계속하니 햇빛과 접촉할 겨를이 거의 없다. 집에서도 아파트란 반자연적인 공간이 햇빛과의 만남을 차단한다.

일부 사람들은 얼굴과 팔뚝에 자외선 차단제를 바른 채 길을 다니고, 등산할 때도 모자를 쓰거나 얼굴을 손수건 등으로 가린다. 이렇게 하는 것은 햇빛이 닿아 피부가 거칠어지거나 노화하는 것을 막기 위함이다. 강한 직사광선은 피부암의 원인이 될 수 있다는 의학계의 경고는 사람들로 하여금 햇빛을 더욱 피하게 하는 원인이 되고 있다.

그러나 이는 햇빛의 한쪽 면만 보는 단견이라 할 수 있다. 햇빛은 물론 피부에 피해를 끼치는 작용을 부분적으로 하지만, 건강에 유익한 기능도 많이 함을 알아야 한다. 오히려 햇빛을 적절히 받지 않을 때 나타나는 부작용이 더 많다고 할 수 있다. 비타민D와 멜라토닌, 세로토닌 등의 호르몬 부족으로 인한 피해가 대표적이다.

비타민D는 다른 비타민들과 달리 음식을 통해 섭취하기 어렵다. 물론 우유나 치즈, 고등어 등 일부 생선, 말린 표고버섯 등을 통해 받아들일 수 있지만 그 양이 많지 않다. 우리 몸이 비타민D를 가장 많이 확보할 수 있는 방법은 일광욕이다. 이를 통해 비타민D가 우리 몸에서 적정량 생성되면 이것이 칼슘의 체내 흡수율을 높여 뼈와 치아 건강 유지에 많은 도움을 준다. 또 비타민D는 췌장의 인슐린 분비에 관여해 비만을 예방하고, 흉선에서 면역세포 생성을 도와 면역력을 강화하는 데도 기여한다.

이뿐이 아니다. 햇빛을 적절히 쬐면 멜라토닌 호르몬이 원활히 분비돼 수면을 취하는 데 도움을 준다. 세로토닌이라는 호르몬도 일조량에 비례해 분비된다. 이는 마음이 차분해지고, 자신감 넘치며, 사랑의 감정을 느낄 수 있게 하는 호르몬이다. 세로토닌은 스트레스 호르몬인 코르티솔의 수치를 낮춰 우리 몸을 스트레스에서 벗어날 수 있도록 돕는다. 이러한 순기능들을 무시한 채 연일 햇빛을 멀리하는 것은 내 몸에 병을 부르는 잘못된 습관과 다름없다.

그러므로 도시에서 살아가는 이들은 매일같이 햇빛을 너무 멀리하면 안 된다. 부작용이 나지 않는 선에서 이를 내 몸에 받아들여 그로부터 생겨나는 물질을 내 몸의 영양성분과 치유 에너지로 적절히 활용해야 한다.

일광욕은 오전 10시부터 오후 2시경까지 하는 게 좋다. 그러나 한여름은 햇빛이 매우 강하므로 정오 전후를 피하고 오전 8~10시나 오후 늦게 일광욕을 하는 것이 좋다. 일광욕 시간은 상체와 다리를 드러낸 상태에서 20분 정도 하는 것이 권장된다. 옷을 입고 얼굴과 팔만 드러낸 경우는 더 많은 시간 동안 햇빛을 쪼여 줄 필요가 있다.

집에서는 창문을 활짝 열어 놓은 상태에서 천연 햇빛을 직접적으로 받아야 한다. 창문을 닫은 상태에서는 유리면이 자외선을 차단해 일광욕 효과가 나타나지 않는다.

주부들이라면 장 보러 갈 때 옷을 되도록 헐렁하게 입고 천천히 길을 걸어 일광욕 효과를 적절히 거두는 것도 좋다. 노천의 직거래장터에서는 이것저것 구경하고 채소, 과일을 구입하며 느긋하게 움직이면 하루에 필요한 햇빛 양을 충분히 받아들일 수 있다. 가족끼리 산책을 나서서 공원이나 하천변을 느릿느릿 걷는 것도 자연스럽게 일광욕 효과를 거둘 수 있는 방법이다.

풍욕과 해풍욕

많은 질병이 꽉 조이는 옷이나 너무 두꺼운 옷을 걸치기 때문에 발생한다. 24시간 옷과 두툼한 이불로 피부를 지나치게 감싸니 건강에 부정적 영향이 미칠 수밖에 없다.

이는 바꿔 말하면 피부를 자주 공기에 노출시키는 것만으로도 여러 가지 질병을 예방하거나 치료할 수 있다는 것과 같다. 그래서 강조되는 것이 풍욕이다.

우리 피부에는 호흡 작용을 하는 수많은 모공이 있다. 풍욕은 이 모공을 원활하게 여닫아 피부의 호흡을 촉진하고 독소 등 노폐물 배출을 돕는 기능을 한다. 특히 공기 중의 산소를 받아들여 인체의 에너지 대사를 촉진하며, 몸속의 일산화탄소를 이산화탄소로 전환해 몸 밖으로 내보내는 역할을 한다. 이를 통해 혈액이 맑아지고 세포가 활력을 얻어 건강을 증진할 수 있다. 야생동물들이 감기 등에 잘 걸리지 않는 것과 달리 인간은 옷을 많이 입고도 병에 잘 걸리는 것을 보더라도 풍욕의 필요성은 설득력을 갖는다.

풍욕은 공기 유통이 잘되는 실내에서 완전 나체로 실시하는 것이 좋다. 팬티나 브래지어도 모두 벗어 던지고 온몸을 공기에 노출시킨다. 이 상태에서 담요나 얇은 이불로 몸을 감쌌다 노출시키기를 반복하는 방법으로 한다. 처음에는 20초 정도 노출시켰다가 담요로 감싸고 다시 나체 상태로 돌아오는데, 회를 거듭할수록 노출 시간을 늘려 1~2분까지 하는 방법을 쓴다. 이렇게 노출과 담요 감싸기를 30분 정도, 11회 실시하는 게 효과적이라는 것이 전문가들의 견해다.

발가벗고 있는 동안은 종종 피부에 닭살이 돋아나며 모공이 닫힌다. 이때 담요를 덮으면 피부가 이완돼 모공이 열리고 내부의 독소가 딸려 올라온다. 그 순간 다시 발가벗으면 신경의 작용에 의해 피부가 긴장하면서 독소 등 노폐물이 몸 밖으로 쏙 빠져나간다. 풍욕은 피부의 이런 생리 작용을 활용하는 것이다.

풍욕을 하는 동안 신체의 뭉치거나 막힌 곳, 피로 쌓인 곳 등을 손으로 문질러 풀어 주고 경직된 관절을 적당히 꺾어 풀어 주는 작업을 함께하면 건강 증진 효과가 배가될 수 있다.

암 등 난치병에 걸렸던 환자가 풍욕으로 건강을 회복한 사례들도 종종 보고되고 있다. 난치병 환자들은 한 번에 30분 정도 하는 풍욕을 하루 10여 차례씩, 3개월 이상 지속해야 효과를 볼 수 있다고 한다. 그러나 중증 환자가 아니라면 그렇게 부지런히 하지 않아도 된다.

시시때때로 발가벗고 적당한 시간 동안 실시해 주면 건강이 좋아지는 것을 스스로 느낄 수 있다.

아파트에 살지라도 베란다 창문을 열어젖히고 벗은 몸을 바람에 노출시키면 그대로 풍욕이 된다. 밤에 잠자리에서 홀딱 벗고 잠자는 것도 풍욕을 하는 별도의 방법이다. 여름에는 웬만하면 웃통을 벗어 던지고 돌아다니는 것도 비슷한 방법이다. 등산을 가서는 사람들이 얼비치지 않는 기슭에서 반라(半裸)의 신체를 노출시키는 것도 권장된다. 이렇게 풍욕은 그때그때 여러 장소에서 자연스럽게 실시할 수 있다.

풍욕은 우리 피부에 야성을 부여하는 방법이다. 태초에, 그리고 원시시대에 인간은 몸에 옷을 걸치지 않았다. 그로 인해 추위 등 자연의 혹독한 공격으로 수명이 단축되었을지는 몰라도, 야생동물처럼 문명병을 앓지는 않았다.

오늘날 인간들은 의복의 혜택을 십분 누리고는 있지만 그 부작용 또한 피하지 못하는 실정이다. 풍욕은 이 같은 부작용을 완화해 줄 수 있는 좋은 방법이다.

바닷가에서는 해풍욕을 하면 좋다. 바다의 공기 속에는 아토피 피부염 등 난치병을 치료하는 물질이 많이 감도는 것으로 알려져 있다. 해풍욕은 해수욕과 더불어 이 같은 치유 물질의 혜택을 십분 누릴 수 있는, 매우 권장될 만한 방법이다.

신체 활동

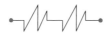

　현대인이 암, 당뇨, 심장혈관질환, 비만 등 비전염성질환의 노예가 되게 만든 것 중 하나가 활동 부족이다. 신체 활동 부족은 영양 과잉, 흡연, 대기오염 등과 함께 각종 비전염성질환을 일으키는 대표적 원인으로 지목된다.

　전염성질환은 발달한 항생제 덕분에 인류의 손아귀에 잡혔다. 콜레라, 장티푸스 등 과거 지구촌을 휩쓸며 무수한 인명을 앗아 간 전염성질환을 뛰어난 항생제 개발로 퇴치한 것은 분명 현대의학의 개가다.

　그러나 현대의학은 비전염성질환에 대해서는 속수무책인 경우가 많다. 그도 그럴 것이 이는 대부분 약을 몇 알 먹어 쉽게 잡을 수 있는 성질의 것이 아니기 때문이다.

병원에서 온갖 첨단의료기술을 동원해 치료하려 해도 잘 낫지 않는다. 환자는 오랫동안 약의 힘으로 버티는 경우가 많다. 그렇다 보니 만성질환자가 많다. 평생 약에 의존해 살다가 나중에는 그 약이 독이 되어 몸을 망치는 경우도 허다하다.

세계보건기구(WHO)는 매년 지구촌 사망자의 70% 정도가 비전염성질환으로 죽는다고 밝히고 있다. 따라서 이를 해결할 수 있는 방법을 터득한다면 인간의 건강 수명은 상당히 늘어날 것으로 보인다.

흥미로운 점은 야생동물에게는 인간과 같은 비전염성질환이 거의 없다는 사실이다. 이들도 가둬 키우면 암이나 심장혈관질환, 당뇨병 등에 걸린다. 동물원의 동물들이나 애완견은 종종 암이나 녹내장, 당뇨병 등에 걸려 수의사의 치료를 받는다. 이렇듯 인공 세계로 들어와 적절한 활동을 하지 않으면 사람이든 동물이든 탈이 나게 되어 있다.

비전염성질환은 인간의 잔꾀가 유발한 측면이 크다. 그러므로 우리는 비전염성질환의 구속으로부터 벗어나기 위해 야생동물들의 생활에서 지혜를 배울 필요가 있다.

야생동물들은 조물주가 명령한 대로 생활한다. 날마다 먹이를 사냥하거나 채취하기 위해 돌아다닌다. 맹수는 먹잇감이 나타나면 총력 질주해 덜미를 문다. 이때 맹수의 발바닥은 흙바닥과 돌멩이 등에 부딪혀 경혈이 엄청난 자극을 받는다. 맹수에 쫓기는 녀석도 사력을 다해 달아난다. 이 녀석도 발바닥 경혈이 굉장한 자극을 받는다.

발바닥 경혈 자극이 피 흐름을 원활히 해 건강에 큰 도움을 준다는 것은 주지의 사실이다. 하지만 인간은 이렇게 하지 않는다. 하루 종일 착용감 편안한 신발을 신고 다녀 발바닥 경혈을 세게 자극할 일이 별로 없다.

야생동물들은 나무도 잘 탄다. 열매를 따 먹거나 그 위에서 놀기 위해 올라 다닌다. 이 나무에서 저 나무로 훌쩍 옮겨 타기도 한다. 이렇게 하는 과정에서 저절로 전신 운동이 이뤄진다.

먹이를 구하기 위한 하루 일과가 온통 운동이다. 계곡물을 훌쩍 건너뛰기도 하고, 암반을 타고 오르기도 한다. 그러다가 햇빛을 충분히 받으며 흙바닥에 뒹굴기도 한다. 그들이 먹는 모든 것은 천연물이다.

인간도 활동을 한다. 그러나 몸은 움직이지 않고 머리만 굴리는 활동을 많이 한다. 아침에 집을 나서면 다양한 교통수단이 회사까지 몸을 실어다 준다. 걸을 일이 별로 없다. 회사에서도 서류를 만지작거리거나 컴퓨터와 스마트폰 화면을 들여다보는 등 움직일 일이 거의 없다. 그리고 때가 되면 기계적으로 식사한다. 이렇게 신체 활동을 거의 하지 않고 지속적으로 먹으니 체중이 불어난다. 비만은 다른 비전염성질환을 촉진하게 된다.

인체가 정상적인 건강을 유지하기 위해서는 필히 활동을 해야 한다. 현대 사회의 여건이 신체 활동을 많이 제약하지만, 살기 위해 일부러라도 육체가 움직일 빌미를 만들어야 한다.

그런 방법 중 하나가 승용차보다는 대중교통으로 출퇴근하는 것이다. 지하철 계단 오르내리기는 작은 등산 효과를 가져다준다. 보도블럭을 밟으며 걷고, 골목길을 돌고, 오르막길을 오르내리다 보면 어느덧 건강 유지에 적절하다는 하루 1만 보 걷기를 달성하게 된다.

출퇴근할 때 집이나 회사 앞 정거장보다 두세 정거장 앞에서 버스나 전동차로부터 내려 걷는 것도 신체에 활동을 부여하는 좋은 방법이다. 특히 퇴근길에 이런 방법으로 걷기 운동을 해 주고 집에 도착하면 몸이 노곤해진다. 샤워를 한 뒤 피로한 몸을 끌고 침대에 들면 숙면을 취할 수 있다. 효과적인 생활 건강법이다.

물론 자동차 배기가스 등으로 인한 거리의 오염된 공기를 그대로 들이마시는 것이 건강에 부정적 결과를 초래할 수도 있다. 야생동물처럼 공기 좋은 산천에서 뒹굴 수 있다면 걱정할 일 없겠으나 인간은 스스로 만든 도시 문명의 굴레를 벗어날 수 없는 운명이다. 그러므로 마스크라도 적절히 착용해 공해 피해를 최소화하면서 걷기 운동을 해 주어야 한다. 이런 활동이나마 하지 않으면 건강은 하향 곡선을 그릴 수밖에 없다.

주말에 농사 체험을 하는 것도 신체 활동을 촉진하는 좋은 수단이다. 주말농장에서 흙과 두엄 냄새를 맡으며 땀 흘려 일하는 것은, 평소 머리만 굴려 일한 데서 초래된 심신 불균형을 바로잡을 수 있는 방법이다. 독일의 클라인 가르텐(작은 정원), 일본 시민농원, 러시아 다차 등도 그런 필요에서 나온 지혜의 소산이다.

또 주말을 이용해 인근의 산을 타는 것도 권장될 만하다. 등산을 하는 동안 산나물을 뜯거나 나무에 올라 야생 열매를 채취할 수 있다면 더없이 좋은 신체 활동이 될 것이다. 산을 오르는 동안 흐르는 땀을 따라 육체의 독소가 빠져나온다. 독소가 들어 있던 자리에 신선한 산소와 숲의 기운이 채워진다. 이렇게 마음만 먹으면 돈 들이지 않고도 얼마든지 건강과 활력을 얻을 수 있다.

신체 활동을 할 때는 맨발로 걷는 것에도 관심을 가질 필요가 있다. 맨발 걷기는 야생동물처럼 발바닥 경혈을 자극할 수 있는 간편한 방법이다. 그러나 맨발 걷기는 자칫 바닥의 뾰족한 가시나 돌부리에 채일 수 있어 주의해야 한다. 따라서 평소 많이 지나다녀 발바닥 다칠 일 없는 길에서 시도해야 한다. 공원이나 산길에 맨발 운동을 위해 조약돌을 깔아 놓은 곳이 있다면 그런 곳을 이용하는 것이 좋겠다. 산길 가운데 황토나 솔잎 등이 적당히 깔린 곳이라면 맨발 걷기에 적당한 길이라 할 수 있다.

　이도 저도 마땅치 않다면 퇴근 후나 주말에 헬스장을 찾아서라도 땀을 흘려 주어야 한다. 정신적으로만 진을 빼듯 일하고 육체로 땀을 흘리지 않으면 신체 균형이 깨진다. 수영은 심폐기능 향상을 위해 좋다. 무릎 관절염 등을 앓는 이들이라면 가끔 수영장을 찾아 물의 부력을 받으며 신체 활동을 해야 한다. 계곡물에 몸 담그는 야생동물들만큼은 못하겠으나 그런대로 신체 활동을 증진할 수 있는 적절한 방법이다.

오행(五行)의 균형

---〰〰〰---

　오행(五行)의 기운이 균형을 이룬 인체는 건강하다. 이와 달리 오행 중 한두 가지라도 그 기운이 너무 약하면 그로 인한 질병이 평생 따라다니는 경향이다.

　오행이란 목화토금수(木火土金水)를 가리킨다. 즉 목성, 화성, 토성, 금성, 수성 등 다섯 가지 별을 말한다. 인간이란 작은 우주는 탄생할 때 이미 이 오성(五星)의 기운과 관련을 맺는다. 태양(양, 남성)과 달(음, 여성)의 영향도 받는다. 그래서 음양오행(陰陽五行)의 원리가 태어나서부터 죽을 때까지 상당 부분 인체를 지배하게 된다.

　오행 가운데 목(木)은 나무를 상징한다. 목은 인체의 간 및 쓸개와 관련 있다. 나무는 색깔로 치면 녹색이나 청색이며, 계절은 봄과 연관

된다. 맛으로는 신맛이다. 나무가 열매를 매달면 궁극에 신맛을 낸다. 요즘은 개량종이 득세해 단맛을 내지만 자연 상태에서는 일정 부분 신맛을 띠는 경우가 많다.

화(火)는 인체의 심장과 소장에 해당한다. 불은 붉은색이며, 계절은 여름에 해당한다. 속이 타다 보면 입맛이 씁쓰레해진다. 그래서 화의 맛은 쓴맛과 관련 있다.

토(土)는 인체의 비장과 위장에 해당한다. 흙은 누런색이며, 계절은 환절기에 해당한다. 맛은 단맛과 관련 있다. 금(金)은 폐 및 대장과 관련 있다. 색깔로는 흰색이며, 맛은 매운맛이다.

수(水)는 신장 및 방광에 해당한다. 색은 검정이며, 맛은 짠맛과 연관된다. 물이 흐르고 흘러 종내엔 짠맛 나는 바닷물에 닿기 때문이다. 검정색 열매는 동물의 콩팥과 동기감응(同氣感應)하므로 수 에너지에 해당하는 음식이라 할 수 있다.

태어날 때 오행의 기운이 완벽하게 조화를 이룬 사람은 매우 드물다. 그런 사람은 돌발사고 등 예외적 상황만 발생하지 않는다면 장수할 가능성이 높다. 대부분은 남자든, 여자든 오행 중 어느 한두 가지 기운이 많거나 적다. 그래서 취약한 기운의 오행과 관련한 장기가 이런저런 질병에 시달리게 된다.

가령 목의 기운이 아예 없는 사람이 있다고 치자. 그는 살아가는 동안 그 기운의 영향을 받는 간이나 쓸개가 무슨 연유인지 모르게 취약성을 드러내게 된다. 간염 예방접종을 받고 음주를 하지 않는데도 간염이나 간경화에 걸려 고생하는 수가 있다. 쓸개에 용종이나 결석이 생겨 고통받다가 의사 권유로 쓸개를 아예 절제하는 수술을 받기도 한다. 이런 사람은 소화액을 제대로 분비하지 못해 평생 식사를 잘 못하며 고생하기도 한다.

이런 사람은 원천적으로 신맛을 만드는 능력이 부족하므로 식사할 때 보통 사람보다 신맛을 더 가까이하는 게 좋다. 레몬이나 파인애플, 매실엑기스(설탕 넣지 않은 것) 등을 수시로 먹어 주면 좋다. 잘 발효돼 신맛이 깊이 스민 떠먹는 요구르트나 토속된장, 상온에서 충분히 익힌 김치 등도 좋은 음식이다. 이들 음식이 신맛 에너지를 자연스럽게 벌충해 준다.

이들 음식은 신맛 에너지 부족으로 생겨난 결석이나 용종도 녹여 없애는 약성을 발휘한다. 자연히 수술받을 일이 줄어들고 평생 걱정 없이 지낼 수 있다.

간이 독소 거르는 역할을 제대로 하지 못하면 노폐물이 몸 안을 떠돌며 악성 염증을 만들기도 한다. 이런 염증은 피부에 참기 어려운 가려움증이나 종창을 초래하기도 한다. 병원을 찾으면 의사도 원인을 잘 몰라 허둥대거나 엉뚱한 약을 처방하기도 한다. 환자는 약을 먹어도 낫지 않아 고통의 늪에 더 깊이 빠질 수 있다. 이럴 때 간에 부족한 신맛 에너지를 적절히 보충해 주면 악성 피부병이 거짓말같이 종적을 감추기도 한다.

이것이 부족한 오행의 기운을 보완해 별 탈 없이 지내는 생활의 지혜다.

화의 기운이 없거나 부족한 사람은 심장의 건강이 기울어질 가능성이 있다. 즉 고혈압이나 관상동맥질환 등에 걸릴 가능성이 그렇지 않은 사람보다 높다. 또 심장과 연관된 전신의 혈관이 약해져 고지혈증, 동맥경화, 고콜레스테롤혈증(LDL), 동맥류, 뇌졸중 등의 포로가 되기 쉽다.

이런 사람은 심장 에너지의 본질인 쓴맛을 보충해 주면 좋다. 쌉싸래한 맛의 각종 산나물 등이 적합한 음식이다. 옛 의서들이 고미입심(苦味入心), 즉 '쓴맛은 심장에 들어가 약이 된다'고 적은 것에서 이와 관련한 동양의학의 지혜를 엿볼 수 있다.

화의 기운이 부족한 사람은 사는 곳도 따뜻한 남쪽 지방을 택하는 것이 좋다. 기왕이면 일 년 내내 여름 기운 왕성한 열대나 아열대 국가로 이주하는 것이 권장되기도 한다. 그런 곳에 살면 연일 뜨거운 기운이 내면으로 들어와 부족한 화의 기운을 커버함으로써 상약(上藥) 기능을 하게 된다. 이렇게 오행의 기운 조절을 통해 우리는 의사나 약에 의존하지 않고도 질병을 예방하거나 치료할 수 있다.

한편 토의 기운이 달리는 사람은 위무력증 등 각종 위장 관련 질환에 시달릴 수 있고, 당뇨병으로 고생하기도 한다. 금의 기운이 태생적으로 부족한 사람은 폐나 대장 관련 질환에 휘둘리기 쉽다. 천식, 비염, 폐결절, 만성폐쇄성폐질환, 기흉, 대장용종, 허혈성대장염 등 갖가지 질환 중 한두 가지가 발목을 잡게 된다. 수의 기운이 부족하면 각종 신장 및 방광 관련 질환이 오락가락한다. 이처럼 토, 금, 수 등이 부족한 경우도 생활에서 맛 등 관련 에너지를 보충해 주어 질병을 예방하거나 치료할 수 있다.

목과 화의 기운이 적고 토의 기운이 많은 사람은, 그렇게 많은 에너지를 줄여 부족한 것을 메우는 생활치료를 해야 한다. 이런 사람이 연일 단 음식을 먹고, 시거나 쓴 음식을 멀리하면 목숨을 재촉하게 된다.

또 목과 화의 기운이 약하고, 반대로 금과 수의 기운이 왕성한 사람은 추운 지방에서 살지 말아야 한다. 이런 사람은 선천적으로 봄·여름의 기운이 부족하고, 가을·겨울 기운이 넘치는데, 이런 상태에서 항상 추운 곳에 살면 몸이 배겨 나지 못한다.

이런 체질인 사람은 열대지방으로 이주해 정착하거나 항상 몸을 따뜻하게 하며 살아야 한다. 이런 사람은 숯 공장이나 찜질방 같은 곳에서 근무하는 것도 자신의 약한 체질을 커버할 수 있는 좋은 방법이다.

이와 반대로 목이나 화 기운이 넘쳐나고 반대로 금, 수의 기운이 부족한 사람은 열대지방을 피해 한대지방으로 옮기는 것이 낫다. 몸에서 열기가 넘쳐 나므로 연중 태양 이글거리는 열대지방은 수명을 재촉할 수밖에 없다. 금에 해당하는 매운맛 음식, 즉 고추, 마늘, 카레, 겨자채 등을 자주 먹고 동물의 콩팥에 해당하는, 열매 실한 음식을 가까이하는 게 지혜롭게 사는 방법이다.

오행의 강약을 잘 활용하면 이렇게 일상생활에서 우리 몸을 상대로 훌륭한 의사 역할을 할 수 있다. 요즘 자신의 오행 상태를 확인할 수 있는 스마트폰 앱들이 많이 나와 있다. 그곳을 방문하면 오행의 높낮이를 그래프 형태로 확인할 수 있다.

앱 한 곳의 분석이 미심쩍다면 두세 곳을 방문해 공통분모를 찾아내면 된다. 이렇게 알아낸 오행 상태를 기준 삼아 자신의 부족한 부분을 메우고, 넘치는 부분을 덜어 내면 된다.

전자파와 건강

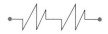

스마트폰을 들고 다니지 않는 사람이 없고, 컴퓨터를 들여놓지 않은 집이 거의 없다. 집집마다 에어컨, 세탁기, 냉장고, 전자레인지, 텔레비전 등 웬만한 전자제품을 다 갖춰 놓고 산다. 요즘은 가정에 로봇도 등장하고 있고, 사물 인터넷(IoT)이 진화해 생활이 한층 더 편리해졌다.

이렇듯 전자제품들이 대거 생활공간에 들어와 편리성이 증대됐지만, 그에 비례해 잃어버린 것도 많다. 가장 우려되는 것은 인간성 상실과 건강 문제다. 이는 전자제품들이 내보내는 전자파 등과 관련 있다. 아이들이 종일 컴퓨터 앞에서 시간을 보내는 탓에 까닭 없이 덤벙대거나 난폭한 성질을 보이게 된 것 등이 상당 부분 이와 관련 있음은 많은 연구를 통해 밝혀졌다. 학습 능력과 공부에 대한 집중력이 약화하는 것도 이와 무관치 않다.

전자기기가 발산하는 전자파의 유해성은 유럽에서 20여 년 전부터 거론됐다. 여러 전자파 가운데 우리 몸에 부정적 영향을 미치는 것들은 극저주파(ELF), 초저주파(VLF), 라디오파(RF) 및 마이크로웨이브(마이크로파) 등이다.

이들을 일정량 이상 쏘이면 두통, 안구 질환, 정자 수 감소, 혈액 및 호르몬 순환 방해 등이 초래될 수 있는 것으로 보고됐다. 심지어 뇌종양, 유방암, 백혈병 등의 발생에도 영향을 미칠 수 있어 독일 등 유럽연합 선진국들은 이에 대한 규제를 엄격히 하고 있다.

이들 인공 전자파는 일정한 색깔이나 형태를 띠지 않아 눈으로 확인할 수 없고, 냄새가 없어 후각으로 식별하기도 불가능하다. 더구나 피해가 금방 나타나지 않고 오랫동안 신체에 누적돼 질병을 일으키므로 유해성을 몸으로 느껴 미리 대처하기도 쉽지 않다.

인공 전자파는 인체 조직 세포의 온도를 순식간에 비정상적으로 상승시켜 기능 이상을 초래하거나 아예 파괴하기도 한다. 이에 따라 뇌세포나 열에 약한 조직세포, 눈의 수정체나 고환 등 생식기가 부정적 영향을 입게 된다.

전자파는 또 세포 내 신진대사에 관여하는 이온물질에 이상을 일으킨다. 인체의 신경, 세포, 호르몬 등의 활동은 미세한 전기신호에 의해 조절되는데, 몸에 강한 전자파가 닿을 경우 나트륨, 칼륨 등 세포 간 이온의 흐름이 교란돼 신체장애가 일어나게 된다. 이런 일이 오래 계속되면 질병으로 이어진다. 특히 종양세포 억제 등의 기능을 하는 멜라토닌 호르몬 분비가 장애를 받으면 암을 유발할 수도 있다.

일반 전자제품의 전자파에 비하면 무선통신 중계기가 내보내는 전자파의 위해성은 훨씬 심각하다. 최근 아파트나 빌라에 이들 중계기가 상당히 많이 설치돼 있다. 심지어 아이들 놀이터나 주민들이 쉬는 정자에도 통신 중계기가 걸려 있다.

중계기와 거의 붙어 있는 가정집에서 전자파를 재 보면 심지어 측정기의 측정 한계치(2만 마이크로와트, ㎼)를 훨씬 웃돌아 측정이 불가능한 경우들이 나온다. 주민들이 엄청난 양의 전자파에 일상적으로 노출되고 있다는 얘기다.

정부는 국제비전리방사보호위원회(ICNIRP)가 지난 1998년 정한 기준인 1,000만㎼까지 방출을 허용하고 있다. 유럽 선진국들은 이 기준이 우리의 100분의 1 수준으로 낮다. 특히 선진국의 민간단체들은 1,000㎼만 넘어도 경고 수준으로 제시한다. 우리나라는 암 발생 가능성에 대한 고려가 생략돼 정부 기준이 느슨하지만 선진국들은 이런 문제를 감안하므로 규제와 비판 수위가 높다. 우리나라가 세계 최고의 무선통신 기술을 자랑하지만, 그것이 국민의 건강을 담보로 하는 것이라면 아무 의미가 없다.

무선통신 중계기를 포함해 각종 전자제품들의 전자파 피해로부터 벗어나기 위해서는 최대한 그런 물건들로부터 벗어나 생활하는 수밖에 없다. 주위에 통신 중계기가 많이 보인다면 다른 곳으로 이사하는 것도 검토할 필요가 있다. 컴퓨터나 스마트폰, 텔레비전 등도 꼭 필요할 때만 들여다보고, 자주 창밖을 내다보며 눈을 쉬어 주는 것이 몸을 병나게 하지 않는 방법이다.

전자제품들은 가급적 침실에서는 사용하지 않는 것이 좋다. 가스레인지 등 생활의 편리성을 극대화해 준 가전제품들에 지나치게 의존하지 말고 자연스런 삶을 실천하는 노력을 기울일 필요가 있다.

인공 전자파와 달리 자연의 전자파는 인체를 보호해 주는 측면이 강하다. 산이나 들녘, 강가에서 신체를 더듬는 자연의 부드러운 손길은 그런 자연 전자파의 존재와 다르지 않다. 시간 날 때마다 내 몸을 힘들게 만드는 문명의 촉수를 벗어나 그런 자연의 전자파를 느끼는 것이 건강하게 사는 지혜일 수 있다.

냉장고 유감

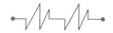

전자제품 가운데 가장 많이 사용되는 것 중 하나가 냉장고다. 냉장고는 식생활을 매우 편리하게 하지만, 건강에 역기능을 하는 문제가 있다.

냉장고와 당분은 상극이다. 냉장고에 들어 있던 단 음식을 먹게 되면 당이 불완전 연소한다. 완전 연소하지 못하니까 당이 에너지로 제대로 활용되지 못한다. 마치 축축하거나 얼어붙은 장작을 태우면 밑불이 아주 많이 들어가고, 굴뚝에서 연기가 많이 나는 것과 같다. 장작은 2~3배 더 많이 들어가고.

당은 에너지원, 즉 열을 내는 건데, 냉장고는 반(反)에너지원이다. 다시 말해 열을 없애 주는 역할을 한다. 에너지가 불이라면, 냉장고 냉기는 물이다. 에너지를 연소 못하게 하는 역할을 한다. 불을 끈다는 얘기다.

냉장고에 과일, 주스, 사이다, 콜라, 아이스크림, 초콜릿, 수박, 참외, 딸기를 넣는데 모두 당분 지닌 것들이며, 대부분 열대 기후에서 나오는 먹을거리다.

수박, 참외는 삼복더위에 생산된다. 요샌 비닐하우스에서 재배해 봄에도 나오지만, 봄철 하우스 안은 삼복더위 열대 기후와 진배없다. 사탕수수도 90%가 삼복 같은 열기 속에 자란다. 굉장히 뜨거운 것을 좋아하는 생리를 지닌 농산물들이다.

당은 단순한 영양성분이기 이전에 생명소다. 사과가 살아 있는데 그 살아 있는 유기체 속에 당분이 들어 있다. 당은 본래 유기적으로 열기를 좋아하고, 냉기를 싫어한다. 그러니까 냉장고에 과일을 넣는 것은 겨울에 어린애를 옷 벗겨 바깥에 내놓는 것과 같다.

마찬가지로 태어난 상태로 봤을 때 적도, 여름 것들인 수박, 망고 따위를 냉장 보관하면 사고가 날 수밖에 없다. 이는 생명체가 기본 생리와 반대되는 환경에 둘러싸여 엄청난 스트레스를 받기 때문이다.

그러면서 냉기와 접촉된 당은 불완전 연소하게 된다. 한마디로 맛이 가게 되는 것이다.

자동차가 휘발유를 에너지로 사용하듯이, 인체는 당을 에너지로 쓰는 유기체다.

휘발유를 연소시키기 위해 라이터나 성냥이 필요하듯이 우리 몸을 점화하는 데는 인슐린과 산소가 필요하다. 이것들이 없으면 당을 에너지로 전환시키지 못한다.

또 당을 에너지로 바꾸기 위해서는 굉장히 많은 밑불(인슐린, 산소)이 들어간다. 장작(음식)도 축축해서 2~3배 들어가야 하지만 밑불은 6배가 더 필요하다. 그러면서도 불완전 연소되니까 매연이 발생한다. 이것이 활성산소다. 냉장고에 넣지 않으면 활성산소가 잘 안 생긴다.

활성산소는 암 등 많은 난치병을 일으키는 주범이다. 미치게 하고, 흥분시키고, 폭력을 쓰게 만든다. 술조차도 냉장고 술을 마시니까 당이 불완전 연소해서 활성산소가 나오며 사나워지고 폭행하는 것이다. 상온에 두었던 술을 마시면 눈살 찌푸리게 취한 행동을 하는 사람이 별로 없다.

또 당이란 건 다이아몬드 다음으로 강한 물질이어서 불완전 연소하면 몸에 상처를 낸다. 당은 부수면 잘 부서지지만 그 입자는 유리를 빻은 조각처럼 날카롭고, 다이아몬드에 버금가는 강도를 띤다. 그렇기 때문에 그것이 혈관 벽을 갉아 버린다. 예를 들어 눈으로 들어가는 혈관의 상당 부분이 파괴되니까 안경을 써야 한다. 요새 나쁜 시력 문제로 안경 낀 사람들이 대폭 늘어난 것도 이와 무관치 않다.

당뇨병은 인슐린 부족 때문에 걸린다. 인체가 만들 수 있는 인슐린의 최대량이 있다. 그런데 당을 너무 먹게 되니까, 그걸 해결하기 위해 췌장이 쉬지를 못한다. 인슐린을 만들어 내느라고.

그래도 초기, 그러니까 20대까지는 잘 견디는 편이다. 견디고 나면 너무 과로를 하니까 인슐린을 더 못 만들게 된다. 그리고 당을 먹기 시작하면 자꾸 더 달게 먹게 된다. 달게 먹게 되면 인슐린이 나와서 해결해야 하는데 반대로 냉장고 때문에 인슐린 부족과 산소 부족증으로 시달리게 된다. 이러니까 인슐린이 부족해 당뇨병에 딱 걸리는 것이다.

냉장고 음식을 자주 먹는 사람들은 80년 쓸 인슐린을 일찌감치 당겨써 버려 건강의 기초가 흔들리지 않을 수 없게 된다.

냉장고 음식에는 살아 있는 효소 대신 부패균이 달려든다. 상온에서 자라는 효소는 신비하다. 겨울에는 낮은 온도에 적응하는 효소가 생겨나고, 여름에는 높은 기온에 적응하는 효소가 다가온다. 효소는 바람을 따라 이동한다. 그러니까 효소를 갖다 넣을 필요가 없다.

그런데 상온에 존재하는 효소가 냉장고 내에는 절대 존재하지 않는다. 그 안에서는 자랄 수가 없다. 대신 냉장고 안에서는 병원균과 독소들이 자란다.

상온에서 살던 효소가 제게 적합한 상온보다 20℃ 정도 차이 나게 떨어지면 활동을 완전 중지한다. 그보다 더 떨어지면 다 죽어 버린다. 여름 기온이 30℃인데 냉장고 온도는 10℃ 이하다. 그러니까 상온 효소가 다 궤멸하고 부패균이 달려들게 된다.

모름지기 모든 효소는 바람과 섞여 존재하게 돼 있는데, 바람을 따라서 존재할 수 없는 균들, 그러니까 갇혀 있는 균들이 문제다. 상온의 잘 익은 김치를 집어넣으면 냉장고 안에서 유산균이 다 죽어 버린다. 살아 있는 효소가 다 죽으니까 부패균이 달려든다.

쌀도 곰팡이 안 난 쌀, 신선한 채소, 신선한 과일 등 뭐든지 독소가 전혀 없는 것에서 효소가 생기지만, 냉장고에만 들어가면 부패균에게 밀려난다. 냉장고는 인간이 발명한 문명의 이기들 중 바른 건강에 도움 되지 않는 대표적 물건이라 해도 과언이 아니다.

숲의 치유 기능

숲에는 안식(安息)이 있다. 소나무와 도토리나무, 단풍나무 등이 자라는 산에 들면 싱그러운 숲의 기운이 몸을 감싼다. 독특한 향기도 코끝을 스친다. 폐부 깊숙이, 나아가 온몸 구석구석까지 이런 향기와 싱그러운 기운이 스며든다. 이에 더해 산새들의 명랑한 지저귐과 계곡물 소리 등 숲의 화음이 오관을 편안케 한다. 몸이 치유되고 회복되는 시간이다.

요즘 도시인들 사이에 산림욕이 유행하고 있다. 산림욕은 숲에 들어 신선한 산소와 수목의 향기를 호흡하고, 계곡물에 발 담그며 피로를 풀어 생체 리듬을 되찾는 자연건강법이다.

산림에서는 테르펜(terpene)이란 물질이 발산되는데, 이것이 바로 숲의 향기를 만든다. 이 물질과 함께 나뭇잎이 탄소동화작용을 통해 만들어 내는 산소와 계곡 등지에 감도는 오존이 숲의 싱그러움을 창출한다.

테르펜을 구성하는 대표적 물질은 피톤치드(phytoncide)이다. 피톤치드는 '식물(phyton)'이란 단어와 '죽이다(cide)'란 단어가 합쳐진 라틴어다. 이는 자기 몸을 지키기 위해 다른 것을 죽인다는 뜻이다. 식물이 상처를 입으면 이에 대응하기 위해 피톤치드, 곧 항균·방향성 물질을 분비한다. 이것이 세균 등을 죽이는 기능을 하지만, 인간에게는 오히려 생기를 준다. 피톤치드는 호흡을 통해 폐로 들어가면 호흡기질환의 예방에 도움 되며, 심폐 기능도 향상시킨다.

테르펜에는 피톤치드 외에도 사람이 호흡하거나 피부로 느끼면 건강을 증진시키는 알칼로이드류와 유황화합물 등 다양한 물질이 들어 있다. 따라서 숲길을 지나다 보면 이러한 테르펜이 몸에 들어와 자율신경을 자극, 심신을 안정시키고, 내분비 기능을 왕성하게 하며, 건뇌작용 등을 하게 된다. 테르펜과 함께 산소 호흡량이 증가해 신진대사가 원활해지고, 힘이 올라오는가 하면, 가래가 잘 배출되고, 혈액 순환이 개선되는 등의 효과도 기대할 수 있다.

테르펜의 향은 정유(精油) 성분이다. 산림청 조사에 따르면 이 정유 성분은 활엽수보다 침엽수에 많다고 한다. 계절별로는 겨울보다 여름철에 침엽수의 정유 함량이 늘어난다. 따라서 산림욕은 식물의 방향 작용이 활발한 여름철에 침엽수 숲을 찾아가 하는 것이 가장 효과적이다.

산림욕은 온몸을 숲과 숲의 바람에 흠씬 젖도록 내맡기며 하는 게 바람직하다. 이를 위해 옷도 최소한으로 걸치고, 소매를 충분히 걷어 올리며, 단추도 풀어 놓고 산길을 걷는 것이 좋다. 장소는 산 아래나 정상보다 나무와 수풀 우거진 중심부가 알맞다. 깊은 숲에 들어갈수록 방출되는 테르펜의 양이 많아 더 효과적이다.

숲의 품에 들 때는 심신을 충분히 이완시킬 필요가 있다. 산길을 걷다가 꽃을 만나면 스스로 꽃이 된 듯한 환상에 젖을 필요도 있다. 졸졸 명랑한 소리를 내며 흐르는 계곡의 간수와 만나면 그 물처럼 맑아지고, 숲에 감도는 새와 곤충들의 노래에서는 천국의 멜로디를 듣는 듯한 즐거움에 도취될 줄도 알아야 한다.

이렇듯 심신을 평안케 하는 대자연 속을 거닐다 보면 내면에서 치유 작용이 일어나 심신이 시나브로 신생(新生)하는 것을 느끼게 된다.

도시인이 일상적으로 숲의 치유 효과를 누리려면 아무래도 도심보다는 도시 변두리, 산에 둘러싸인 곳에 사는 것이 좋을 것이다. 군데군데 숲이 보이는 전원 공간도 권장될 만하다. 직장 때문에 도심을 멀리 벗어나지 못할 여건이라면 나무가 우거진 공원 근처 아파트에 사는 것도 추천할 만하다. 그런 곳에서는 굳이 일부러 숲에 들지 않더라도 날마다 숲의 향기가 밀려와 직, 간접적으로 산림욕을 할 수 있다.

이것이 불가능하다면 주말 등을 이용해 틈틈이 산행을 하면 된다. 단순한 등산을 넘어 약초나 산나물, 야생화 등을 찾아 떠난다면 격조 높은 숲 여행이 될 것이다.

숲은 도시의 허파다. 도시가 만든 이산화탄소를 없애고 산소를 내뿜는 녹색 탱크다. 또한 숲은 치유의 향기 욕장(浴場)이다. 원시의 생명 물질로 가득한 곳에서 치유의 녹색 샤워를 할 수 있는 곳이다.

숲에는 태초의 질서가 있다. 숲 속의 방향물질, 산야초와 야생 열매들의 약성, 자연의 조화로운 음향 등은 태곳적이나 지금이나 변함없다. 모두 도시 문명에 지친 우리의 육체와 영혼을 돌봐 주는 치유의 에너지요, 대자연의 너그러운 손길 같은 것이다.

그러므로 숲을 가까이하는 것은 태초의 질서 속으로 회귀해 보다 근원적으로 나를 돌보는 건강법이다.

제4장

태초건강법 실천 사례

주거 공간이 사막화되고 먹을거리가 상당히 오염된 현대 사회에서도 태초의 질서에 부합하는 생활을 실천하는 사람들이 있다. 이들은 당초부터 질병이 초래될 만한 생활을 하지 않거나 태초 방식 그대로 질병을 예방, 치료한다. 태초건강법을 실천하는 사람들은 장수하는 삶을 살 것으로 기대된다.

꾸러미 농수산물

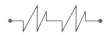

우리 아파트에 가끔 배달되는 농산물이 있다. 꾸러미 농산물이다. 골판지 상자에 이것저것 담아 보내오는데, 한 번 배달될 때마다 일주일 정도 반찬거리로 요긴하게 쓴다.

여름에는 가지와 오이 몇 개, 애호박 한두 개, 그리고 깻잎과 상추를 한 줌씩 묶어 보내오곤 한다. 근대나 아욱, 얼갈이배추, 총각무 등을 한 다발씩 넣어 보내오는 때도 있다.

봄에는 산나물, 들나물 묶음이 몇 차례 배달된다. 시시때때로 쑥갓, 풋고추, 쪽파, 대파 등이 보내져 오기도 한다. 가을에는 고구마와 밤이, 우리 가족이 먹기 적당한 분량씩 전달된다.

신선채소나 치커리 같은 녹즙용 채소를 만나는 날도 있고, 잘 익은

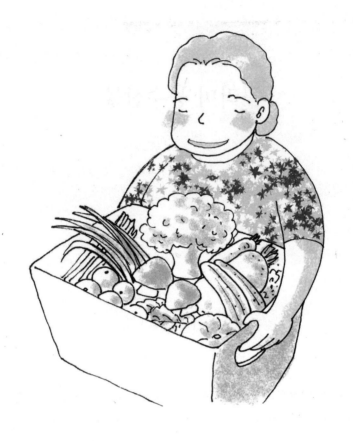

제철 과일들이 들어오는 경우도 있다. 전국 몇 곳의 유기농 농가와 무
농약 농산물 생산 농가들이 보내 주는 것들이다.

　나는 그들 농가와 자별한 이웃 같은 인간관계를 형성하고 있다. 그
들은 나 외에도 다른 도시 가족들에게 꾸러미 농산물을 배달한다. 제
법 양심적으로 농사짓는 이들이다. 돈벌이에 앞서 도시 소비자의 밥
상 걱정부터 하는 이들이다.

그런 양심적 생산자들을 위해 나는 은행 온라인으로 사전에 농산물 구입비를 송금해 준다. 복잡한 유통 과정이 생략되기 때문에 유통비용이 대폭 줄어 대형마트 물건에 비해 결코 비싸지 않다. 게다가 얼굴을 잘 아는, 믿을 만한 이들로부터 제공받는 유기 혹은 친환경 농산물들이다 보니 꾸러미를 받을 때마다 가슴 뭉클하게 반갑다.

나는 이런저런 일들로 그들과 인연을 맺게 됐다. 직장 동료들과 함께 하룻밤 팜스테이(Farm Stay)를 하는 과정에서 농장 주인의 진실성에 감명받아 꾸러미 농산물을 신청한 경우도 있고, 휴가철에 농가민박을 한 집에서 맘씨 좋은 농부를 만나 인연을 맺기도 했다. 사회관계망 서비스(SNS)를 통해 찾아낸 농가들도 있다. 물론 건강한 농산물을 가족의 식탁에 올려야 한다는 절실한 생각이 그들을 찾아 나서게 만든 원동력으로 작용한 것도 사실이다.

요즘은 그야말로 공해시대다. 가공식품은 말할 것도 없고 신선해야 할 농수축산물마저 공해에 찌들어 있는 경우가 많다. 농약 오남용 사례는 언론 보도를 통해 흔히 접한다. 대형마트나 백화점에서 농약 잔류허용 기준치를 수십 배, 혹은 수백 배 초과한 농산물들이 당국의 단속에 적발돼 파장을 불러일으키기도 한다.

이런 농산물을 생산해 무책임하게 출하하는 이들은 양의 탈을 쓴 강도라 해도 틀리지 않다. 그런 이들일수록 자기네 가족이 먹을 농산물에는 농약을 치지 않는다. 비닐하우스 딸기밭 한쪽에 칸막이를 해 놓고 별도로 생산해 먹는다. 밤나무조차 본인 가족용에는 농약을 살포하지 않는다. 그와 반대로 내다 팔 물건에는 농약을 사정없이 친다.

한번은 지방 출장길에 길가 멜론 비닐하우스 안에서 농약을 허옇게 살포하는 농민을 만난 일이 있다. 자동차를 도로 가장자리에 세워 놓고 그에게 다가가 말을 걸었다.

"거, 농약을 너무 많이 치시는 것 아닌가요?"

그러자 그가 발끈하며 목소리를 높였다.

"뭐야? 당신이 왜 상관이야? 농약 안 쳐서 이 멜론 망가지면 당신이 보상해 줄 거야?"

그는 당장이라도 달려들 기세로 내게 삿대질을 하며 육두문자까지 뱉어 냈다. 나는 험악하게 일그러지는 그의 표정을 뒤로한 채 서둘러 자리를 피해야 했다.

전국에서 농약을 최소한으로 사용하며 양심적으로 농사짓는 이들이 많지만, 개중에는 이처럼 소비자 건강은 안중에도 없이 행동하는 사람들이 있다. 그런 악마적인 행위의 희생양이 되지 않으려면 가장이나 주부가 눈에 불을 켜고 진실한 농산물을 찾아 나서는 수밖에 없다.

가장 확실한 방법은 직접 농사짓는 것이다. 주말농장을 임차해 이런저런 채소들을 직접 기르는 것이야말로 식탁의 건강성을 담보받는 지름길일 것이다.

하지만 이는 도시인들에게 말처럼 쉽지 않다. 모처럼 쉬며 피로를 풀어야 할 주말에 농기구를 들고 나서는 것 자체가 힘들고 파종부터 물 주기, 거름 넣기, 잡초 제거 등 일련의 과정이 매우 번거롭기 때문이다. 자연 속에서 땀 흘리면 건강이 도모되기는 하지만, 사다 먹는 것에 비해 비효율성이 너무 노정되는 것은 부인할 수 없다. 그러므로 꾸러미 농산물이 도시 가정의 식탁을 효율적이고 건강하게 꾸리는 지름길이라고 나는 믿는다.

다행히 요즘은 꾸러미 농수산물 직거래 분위기가 사회적으로 많이 확산되었다. 농수산물의 안전성에 대한 소비자들의 우려가 그만큼 높아졌다는 방증일 것이다. 농협 등 생산자단체와 소비자단체가 발 벗고 나서서 우수한 생산자와 소비자들을 연결해 주기도 한다. 이런 분위기가 더욱 고조돼 소비자와 생산자의 상생 모델로 굳게 자리 잡기를 바라는 마음이다.

우리 집에 오는 꾸러미 농산물들은 유기 혹은 무농약 재배한 것들이기 때문에 간혹 벌레 먹어 구멍이 숭숭 뚫린 것들이 섞여 있기도 하다. 어느 때는 농산물에 벌레가 붙어 있어 아내가 화들짝 놀라기도 한다. 그런 때일수록 나는 아내를 달래곤 했다.

"벌레 먹었다는 건 그만큼 농약을 안 뿌렸다는 증거야. 좋게 해석해."

아내도 이젠 이런 일에 제법 익숙해졌다. 때깔이 너무 좋고 싱싱한 것보다 무언가 처져 보이고 벌레 먹었어도 진실성 있는 먹을거리란 사실을 알고 있다. 그래서 너무 규격화한 농산물, 겉만 번지르르한 농산물은 다소 경계하는 습관이 생겼다.

골판지 상자에 이것저것 담겨 배달되는 꾸러미 채소 외에 간헐적으로 보내져 오는 농산물 택배도 있다. 성장촉진제를 사용해 숙기를 앞당기거나 과일을 크게 만들지 않고 자연농법으로 제철에 거두는 배도 그중 하나다.

요즘 백화점이나 대형마트에는 추석 전부터 어린애 머리만 한 배가 출하된다. 지베렐린을 사용해 부피를 억지로 키운 배인데, 한입 베어 물면 시큼한 맛이 감돌아 뒤끝이 개운치 않다. 며칠 상온에 놔두면 푸석푸석해진다. 육질이 단단하지 않다는 증거다.

내가 받아먹는 꾸러미 배는 크기가 적당하고 매우 아삭아삭하다. 옛날 과일들이 대체로 그랬듯이 겨울 한철 베란다에 그냥 놔둬도 변질되지 않는다. 자연의 에너지가 오밀조밀하게 들어간 옹골찬 배다. 한입 베어 물면 조화로운 맛이 입안 가득 퍼진다. 배 외에 방울토마토와 참외 등도 진실성 있는 농가와 유대관계를 맺어 꾸러미로 받아먹는 행복감을 누리고 있다.

달걀도 꾸러미 형태로 배달받아 먹는다. 우리 아파트에서 그다지 멀지 않은 곳에 닭을 놔먹이는 농장이 있다. 그곳에서는 아침에 곡식을 조금 뿌려 줄 뿐 닭에게 더 이상 먹이를 주지 않는다. 닭들은 고픈 배를 달래기 위해 종일 들판을 돌아다니며 먹이를 찾는다. 풀씨와 잡초와 지렁이, 벌레 등을 찍어 먹는다. 배합사료를 충분히 먹는 일반 양계장 닭과 달리 들판에는 먹이가 부족해 그네들이 낳는 달걀은 다소 작다. 하지만 삶아 내놓으면 비린내가 나지 않고 맛이 아주 좋다. 마치 약 달걀을 먹는 기분이다.

나는 간혹 시간이 날 때 꾸러미 농수산물을 보내오는 농가를 방문한다. 생산자와 소비자가 가끔 만나 유대관계를 공고히 하는 것이야말로 꾸러미 농수산물에 진실성을 더하는 첩경이다. 닭농장은 가까운 곳에 있어 발걸음이 더욱 자주 향한다.

농장에 들어서면 닭 가족이 먹이 사냥 나서는 모습을 쉽게 볼 수 있다. 붉은 볏이 늠름하고 꼬리의 깃털이 휘황찬란한 수탉 한 마리가 암탉을 너덧 마리씩 거느리고 돌아다닌다. 암탉들은 아담하고 알록달록해 너무 귀엽고 예쁘다. 들판이 닭 가족들의 나들이로 장관이다. 개중에는 10년 넘게 살아가는 할머니 닭도 있다고 하니, 닭의 천국이라 할 만하다.

일부 암탉은 닭장 안의 둥우리에 올라 따끈따끈한 알을 낳고는 꼬꼬댁거리며 호들갑을 떤다. 바닥에서 모래목욕을 하는 녀석, 들새처럼 여기저기로 획획 날아다니는 녀석 등 가지가지다. 갓 부화한 병아리들을 몰고 나선 어미도 있다. 어느 병아리는 어미 등판에 올라앉아 있는 진풍경을 연출해 입가로 웃음이 배어 흐르게 만든다. 아름다운 동화 세계 같은, 꾸러미 농장의 정겨운 풍경이다.

무지개 밥상

---⌁/⌁\⌁---

　날마다 무지개를 밥상 위에 올리는 가족이 있다. 충청도 한적한 시골의 어느 농가다.

　그 농가 안주인은 남편과 함께 서울살이를 청산하고 귀농한 소박한 아주머니다. 아주머니는 집 가까이에 별도의 채소밭을 운영하고 있다. 그 밭은 단순히 채소 한두 가지를 기르는 공간이 아니다. 가족 밥상에 오르는 대부분의 부식을 연중 조달하는 곳이다.

　갖은 푸성귀와 열매채소, 뿌리채소 들이 연일 싱싱한 몸매를 드러낸다. 아침에는 이슬 머금은 촉촉한 것들이, 오후에는 태양광선을 받아 생기발랄한 것들이 아주머니의 손길을 거쳐 대바구니에 담긴다. 그곳은 자연 속의 농산물 마트와 진배없다.

"우리 밭에서 뭔가 다른 게 느껴지지 않나요?"

아주머니가 취재차 들른 내게 질문을 던졌다.

"무슨 말씀이신지…… ."

"잘 보세요. 일곱 빛깔 무지개색이 보일 거예요."

아닌 게 아니라 그 밭에는 컬러 채소들이 많았다. 보라, 노랑, 적색, 초록색, 검정색, 흰색, 주황색…… . 가지, 방울토마토, 아욱, 콩, 들깨, 적상추, 청상추, 풋고추, 애호박 등이 무리 지어 자라고 있고, 군데군데 특이한 쌈채소와 허브류가 악센트를 더하듯 심겨 있었다. 채소밭이 아니라 마치 예쁜 꽃밭을 보는 듯했다.

"색감이 출중하네요. 조형미도 있고요. 왜 이렇게 채소밭에 정성을 들이세요?"

"건강 때문이에요."

그는 '건강'을 몇 번 더 강조한 뒤 바구니를 들고 밭에 갔다. 그러더니 채소를 색깔별로 조금씩 채취해 주방으로 들어갔다.

잠시 동안 흐르는 물에 채소 씻는 소리, 칼질하는 소리, 무언가 끓이는 소리들이 들려왔다. 그리고 나서 객을 위해 차려 내온 점심 밥상을 대하자 내게서는 감탄사가 흘러 나왔다. 아까 본 채소밭의 색깔들을 압축해 놓은 밥상이었다.

"우리가 해 먹는 '무지개 밥상'이에요."

정말로 아름다운 무지개 하나가 한쪽에서 다른 쪽으로 기다랗게 걸려 있는 것 같은 착각을 불러일으켰다. 조리 솜씨도 뛰어나 음식이 술술 넘어갔다. 나는 하늘에 걸려 있던 무지개가 몸 안으로 들어간 듯한 음식 황홀경을 느꼈다.

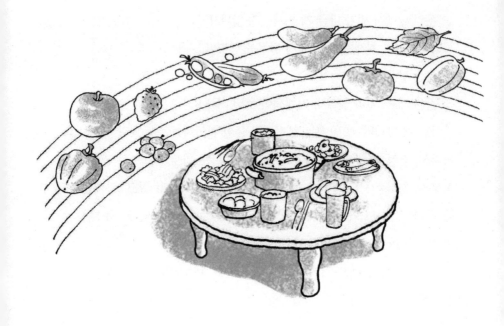

시골 농가 내외는 시골로 내려와 무지개 밥상을 대한 뒤로 건강이 상당히 좋아졌다고 한다. 좋은 공기와 물, 스트레스 없는 삶도 거기 한 몫 했겠지만, 색채를 잘 갖춘 음식이 건강식임을 감안할 때 이해되는 대목이다.

현대과학은 색깔 음식이 몸에 좋은 이유가 생리활성물질인 피토케미컬이 있기 때문이라고 밝혀 놓았다. 피토케미컬은 식물이 생장하는 과정에 장시간 햇빛에 견디면서 생성되는 약성 물질이다. 피토케미컬은 색깔이 짙을수록 함량이 많다.

빨간 식품은 심장혈관질환을 막아 주고 노화 억제, 암 예방에 도움을 준다. 노란 식품은 카로티노이드가 풍부한데, 체내 유해산소를 없애 주고 기초를 튼튼히 해 준다. 노화와 암 억제에도 보탬이 된다는 것이다. 녹색식품은 스트레스와 근육의 긴장 해소에 많은 도움을 준다. 검은색과 보라색은 암, 심장질환 예방, 시력이나 면역력 증가, 정력 증진 등에 도움을 줄 수 있다. 흰색 농산물 역시 몸의 활력 공급원 역할을 한다.

우리 조상들은 서양 과학이 전해지기 전부터 이미 색깔 음식의 중요성을 잘 알고 있었다. 그래서 밥상에서 청적황백흑의 오색(五色)을 중요시했다. 이뿐 아니라 오미(五味)와 오행(五行)도 감안했다. 오미는 산고감신함, 곧 신맛, 쓴맛, 단맛, 매운맛, 짠맛이다. 오행이란 음양오행론의 목, 화, 토, 금, 수를 말한다. 오색과 오미와 오행의 조화가 깃든 음식을 준비하면 독성이 중화되고 약성은 높아져 밥상이 약상이 된다고 믿었다.

이런 식이 철학의 의미를 익히 알고 있던 터라 내겐 그 아주머니의 무지개 밥상이 더 반갑게 느껴질 수밖에 없었다. 그후 오랫동안 나는 음식의 색깔에 관심을 갖고 주위의 식탁을 찬찬히 들여다보는 습관을 갖게 되었다.

그런 와중에 만난 B씨도 밥상의 색깔을 중요시하는 사람이었다. B씨는 밥상을 대하면 우선 색깔부터 한눈에 훑어본다고 했다. 색이 다채롭지 못하면 좋지 않은 밥상, 색이 진하고 다양하면 건강한 밥상으로 평가한다는 것이다. 그의 아내는 남편의 식습관에 길들여져 이제는 계절별로 색을 골고루 갖춰 밥상을 차려 내는 전문가가 다 되었다.

B씨의 식사 습관은 내게도 좋은 영향을 미쳤다. 나 역시 식탁을 대하면 색깔부터 한 차례 휙 훑어보는 습관이 생긴 것이다. 얼마나 좋은 건강식 습관인가.

다시 무지개 밥상 이야기로 되돌아간다. 이번에는 충청도 농가가 아닌, 외국의 무지개 밥상 이야기로. 나는 해외, 그중 머나먼 아프리카 땅에도 무지개 밥상을 대하는 주민들이 있다는 사실을 현지 방문을 통해 확인할 수 있었다.

빅토리아폭포는 아프리카 남부, 짐바브웨와 잠비아 국경에 걸쳐져 있는 거대한 폭포다. 폭이 1.7km, 최대 높이 108m에 이르러, 멀리서는 치솟는 물보라만 보이고 굉음밖에 들리지 않는다. 그래서 원주민들은 그 폭포를 '천둥 치는 연기'란 뜻의 '모시 오아 툰야'라 부른다.

몇 해 전 그 폭포를 방문했다가 거기 걸려 있는 무지개들을 바라보곤 벌린 입을 잘 다물지 못했다. 길디긴 폭포의 가장자리를 따라 이곳저곳을 기웃거릴 때마다 물안개가 덮쳐 왔고, 그 너머로 아름다운 무지개가 얼굴을 드러내곤 했다.

무지개는 휘우듬한 것 한 종류만이 아니었다. 쌍무지개도 있었고, 둥그런 원형을 띤 것도 있었다. 장대하게 긴 것, 아담한 사이즈의 무지개 등 각양각색 무지개들이 신출귀몰하듯 나타나 황홀감을 증폭시키는 게 아닌. 미국, 유럽 등 세계 도처에서 온 관광객들이 나처럼 그 풍경에 도취돼 제 정신을 잘 차리지 못하는 듯했다.

폭포 인근에 그 폭포를 처음으로 발견한 영국 탐험가 데이비드 리빙스턴(David Livingstone)의 동상이 세워져 있었다. 그런저런 관광코스를 답사하고 그곳에서 멀지 않은 한 원주민 집으로 식사를 하러 갔다. 그 집에서 만난 것이 또 무지개 밥상이다.

아프리카식으로 정성껏 차려 내온 그 집 밥상은 우리네 것과 달랐지만 색깔이 다양한 것은 정녕 눈길을 끌었다. 주인이 사투리 섞인 아프리카 영어로 레인보우, 레인보우를 연발했다.

"폭포의 무지개를 말하는 것입니까?"

내가 되묻자 그는 고개를 가로저으며 말했다.

"우리 음식에 레인보우 컬러가 있잖아요."

다시 자세히 살피니 그의 말대로 밥상 위에 레인보우 빛깔이 흐르는 것을 알 수 있었다. 아하! 나는 그제야 빅토리아폭포와 그네들의 식생활이 복합적으로 긴밀히 연결되어 있음을 눈치챌 수 있었다.

주인이 계속 말했다.

"성경에 무지개 얘기가 나와요. 여호와 하나님이 '노아의 방주' 이후 다시는 물로 인간을 심판하지 않겠다고 약속했어요. 그것을 하늘에 걸린 무지개로 증명해 보이셨어요."

그 말을 듣고 있으려니 무지개는 그들에게 '생명' 그 자체란 생각이 들었다.

빅토리아폭포 관광객들 가운데는 신혼 여행객들이 많은데, 그들이 이곳을 신혼여행지로 선택하는 이유도 무지개의 아름다움 저 너머에 약속된 영원한 생명을 느끼기 위해서라고 여행 가이드가 귀띔했다. 그러고 보니 빅토리아폭포의 무지개와 주민들의 무지개 밥상이 더욱 의미심장한 느낌으로 다가왔다.

어찌 됐든 무지개는 아름답고 황홀한 정경 그 너머로 사랑과 평화가 무르녹진 생명 현상을 키우는 주체임을 느낄 수 있었다. 동양과 서양의 사고가 일치한다 생각하니 무지개 밥상의 의미가 더욱 새롭게 다가왔다.

각설하고, 식탁에 무지개를 들이는 것과 더불어 신경 써야 할 점이 다양한 맛이다. 우리네 식탁은 거개가 단맛, 고소한 맛, 짠맛, 매운맛에 경도돼 있다. 쓴맛, 신맛, 떫은맛을 보충해 밥상의 부조화를 개선해 나가야 한다.

한 걸음 더 나아가 오행의 부족분을 메워 주는 식단 구성이 필요하다. 자신의 목, 화, 토, 금, 수 중 어느 부분이 부족한지 알아보고 그 부분을 맛으로 벌충해 주면 건강의 균형을 회복하는 데 도움 된다. 요즘 자신의 오행을 정확히 분석할 수 있는 스마트폰 앱이 여러 종류 개발돼 나와 있다. 목(木)이 부족하면 신맛, 화(火)가 모자라면 쓴맛을 보충해 주는 방식이다. 조화로움이 배가되는 건강 식사법이다.

야(野)하게 먹다

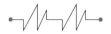

　야하게 먹는 밥상은 자연이 민낯을 드러낸 밥상이다. 꾸밈없이 소박해 자연이 벌거벗겨진 밥상이다.

　여기서 뜬금없이 야한 밥상 이야기를 들고 나오는 이유는 이것이야말로 건강을 위해 소중하다는 생각에서다. 하늘이 준 그런 밥상이야말로 인간의 식탁이 지향해야 할 종착점이 아닐까. 도시에 사는 현대인에겐 뜬구름 같은 이야기일 수 있지만, 건강을 위해 야하게 먹는 일에 관심을 가질 필요가 있겠다.

　야한 밥상을 생각할 때 우선 떠오르는 것이 있다. 어릴 적 냇가에서 민물고기를 잡아 어죽을 끓여 먹던 추억이다. 내가 살던 충청도의 작은 마을은 금강으로 흘러드는 시냇물이 동네 어귀를 적시며 지나는 곳이었다. 산간에서 발원한 맑은 개천이다 보니 물 내려가는 모습이, 마치 은하수가 흐르는 것처럼 신비스럽고 아름다웠다.

그 시냇물은 민물고기들의 천국이었다. 피라미, 붕어, 모래무지, 누치 따위가 제 세상 만난 듯 삼삼오오 헤엄쳐 다니며 놀았다. 나는 또래 친구들과 바지를 무릎 위까지 걷어 올린 채 흐르는 물 가운데로 들어가 줄낚시를 풀었다. 줄낚시는 계류에서 파리나 물벌레 모양의 낚싯밥을 바늘에 꿴 줄을 늘어뜨려 피라미를 낚는 방식이다. 피라미들은 반짝거리는 물줄기를 거슬러 올라오다가 미끼를 낚아채려고 앞다퉈 달려들곤 했다. 녀석이 바늘에 걸리면 낚싯줄이 탱탱해졌다. 그때 사정없이 끌어당겨 다래끼에 담았다. 놈들이 저항의 몸짓을 해 보일 때마다 햇빛이 번뜩이며 튕겨져 나왔다.

붕어는 반두로 잡았다. 한 아이가 물가에 반두를 설치하고 다른 아이가 위쪽에서 물을 첨벙대면 붕어 떼가 소스라치듯 놀라 아래로 도망치다 반두에 걸렸다. 그때 잽싸게 들어 올리면 손바닥만 한 붕어들이 펄떡거렸다. 모래무지는 계류 아래, 물이 제법 깊은 곳에 몰려 살았다. 바지를 더 높이 걷어 올리고 바닥의 모래를 살금살금 밟아 나가다 보면 녀석이 꼼지락거리며 발가락 사이에 걸려들었다. 그때 손을 발가락 밑으로 냉큼 찔러 넣어 잡았다. 손에 잡혀 몸부림치는 모래무지의 저항이 생명의 원초적 파동으로 다가왔다.

물고기를 잡는 사이사이에 고개를 들면 흰 구름 몇 장이 영겁을 넘나드는 신선처럼 하늘 한쪽에 걸려 있곤 했다. 여름이면 냇가 밭둑에서는 해바라기들이 길쭉한 줄기마다 쟁반만 한 꽃송이를 키워 내고 있었고, 푸르게 자란 옥수수들이 서로 잎을 부딪혀 서걱댔다.

봄에는 앞산 허리께에서 진달래 꽃 사태가 터졌고, 복사꽃이 바람결에 눈송이처럼 흩날렸다. 저만큼 먼 곳으로는 웅혼한 산맥들이 파도처럼 퍼져 나가고 있었다. 주위를 포롱포롱 나는 새들의 명랑한 지저귐이 졸졸 흐르는 시냇물소리와 포개져 묘한 하모니를 이루곤 했다.

그렇게 잡은 물고기를 집에 가져와 어죽을 끓여 먹었다. 동네 아이들끼리 많이 잡거나 어른들까지 가세해 풍족하게 잡은 날은 마을 느티나무 아래 장작불을 피우고 솥을 걸어 어죽을 끓였다. 온갖 물고기가 들어간 어죽은 궁핍하게 살던 마을 사람들에게 좋은 영양 공급원이 돼 주었다. 맛은 또 어떠했던가. 고추장, 된장에 채소 몇 가지 썰어 넣어 끓인 토속음식의 구수한 감칠맛이라니! 그야말로 자연의 꾸밈없는 야한 맛이었다.

우리 마을에서는 냇물에서 잡은 피라미나 모래무지로 도리뱅뱅이란 독특한 음식을 만들어 먹기도 했다. 이는 피라미, 모래무지를 프라이팬에 빙 둘러 올려놓고 양념장을 발라 익혀 내는 음식이다. 양념장은 재래식 고추장에 마늘, 생강, 간장, 물엿 등을 섞은 것인데, 도리뱅뱅의 맛을 좌우하는 역할을 했다. 구수하고 알싸하며 달착지근했던 도리뱅뱅은 어릴 적 최고로 맛있던 음식이었다.

세월이 흘러 나의 고향마을은 형태가 완전히 바뀌었다. 공업화, 도시화 정책의 영향으로 공장들이 하나둘 들어와 서정적이고 질박한 풍경들을 밀어냈고 마을 사람들은 도시로 뿔뿔이 흩어졌다. 고향을 잃은 나는 도리뱅뱅과 어죽의 야한 맛도 함께 잃어버렸다.

그러다가 회사일로 지방 출장을 다녀오던 중 경부고속도로 금강휴게소에서 도리뱅뱅 음식을 만날 수 있었다. 금강휴게소는 내가 살던 고향마을에서 그다지 멀지 않은 곳에 자리 잡고 있다. 고향마을처럼 금강 지류 부근에 흩어져 살던 충청도 주민들이 흔히 해 먹던 도리뱅뱅을 휴게소 부근 음식점에서 전통음식으로 제공하고 있었다. 어릴 적과 달리 상업화한 음식이긴 했지만, 아직 토속적인 맛이 상당히 남아 있는 듯해 반가웠다. 그 맛을 금강유원지에서 체험해 보기를 지인들에게 권하곤 한다.

야한 맛을 생각할 때 또 하나 떠오르는 물고기 음식이 있다. 이번에는 바다생선 음식이다. 강원도 고성 대진항은 겨울이면 명태잡이 어선들이 바쁘게 드나드는 곳이다. 출항했던 어선들이 돌아오면 부두에는 싱싱한 명태 상자들이 차곡차곡 쌓인다.

명태는 저마다 윤기가 자르르 흐르고, 암컷은 알이 꽉 차 야구공이라도 삼킨 것처럼 배가 볼록하다. 요즘 원양어선으로 잡아와 몇 년째 말라비틀어진 상태로 유통되는 명태들이 대부분이지만, 이곳 명태는 바다에서 갓 건진 신선한 것들이란 점이 차이 난다.

명태는 매운탕이나 지리로 지글지글 끓여 먹으면 거북하던 속이 편안하게 정돈되는 것을 누구나 경험한다. 시원하고 구수한 국물이 위장을 훑고 내려가며 정장 작용을 해 머리까지 맑아진다. 특히 해독 작용이 탁월해 음주 후 술독을 빼는 데 제격이다. 오래 묵은 명태로 끓인 음식도 정장 작용과 해독 작용을 하는 데 무리가 없다.

하지만 원양어선 명태가 대진항 앞바다에서 갓 잡은 토종 명태의 싱싱하고 달보드레한 맛을 따라가기란 어려운 일이다. 그래서인지 대진항 부둣가 음식점에서 대할 수 있는 명태매운탕이나 명태지리에서는 어떤 감격스러운 맛이 건져진다. 결코 사람의 잔재주가 창출할 수 있는 맛이 아니다. 명태의 살점에 녹아든 들큼한 맛에는 신의 손길이 미쳐 있음에 틀림없는 것 같다. 그렇지 않고서야 맛이 그렇게 순수할 리 만무하다. 하기야 몇 시간 전만 해도 깊은 바다에서 놀던 녀석들이니 맛이 좋지 않을 수 있겠는가.

내게 남아 있는 야한 맛의 추억은 이외에도 많다. 충남 태안군 원북면의 바닷가마을에서는 박속낙지탕이 야한 속성을 유감없이 드러낸다.

이곳 바닷가에서는 예부터 박을 많이 재배했다. 달빛 출렁이는 가을밤, 초가지붕 위에 뒹굴던 박은 정겨움의 대상이었고, 애잔한 미소 띤 하얀 박꽃은 언제 보아도 수수한 느낌을 주었다. 월하미인(月下美人)이 방긋 웃으며 사랑방으로 올라오는 듯한 자태였다고나 할까. 요즘은 그런 풍경이 사라졌지만, 박속낙지탕 재료로 음식점에 팔기 위해 들에서 박을 재배한다.

이곳 바닷가에서는 예전에 밀도 많이 재배했다. 박속낙지탕을 만들기 위해 아녀자들이 수확한 밀을 맷돌에 갈아 밀가루 반죽을 빚었다. 그러고는 초가지붕 위의 박을 내려 흰 속살을 넓적넓적하게 썰었다. 그렇게 하는 사이 남정네들은 개펄에 나가 낙지를 잡아 왔다. 싱싱한 낙지와 박 썬 것을 갖은 양념과 함께 끓이다가 밀가루 반죽으로 수제비를 떼어 넣거나 국수를 뽑아 넣었다. 박고지와 낙지 맛이 밴 수제비나 국수는 구수하기 이를 데 없어 한 그릇씩 게 눈 감추듯 비워졌다.

요사이는 밀을 재배하지 않아 수입밀가루 반죽을 쓰고 비닐하우스에서 기른 박을 사용하지만, 그래도 토속적인 맛이 많이 남아 있는 듯해 반가움을 준다. 태안 관광객들이 박속낙지탕을 한 그릇씩 맛보고

가는데, 저마다 그 심심하고 담백한 맛에 찬사를 보낸다. 더구나 박에는 불로장생 물질이 있다고 하니, 혼탁한 세상을 사는 현대인에게 위로가 됨은 당연할 터이다.

강원도 양양이나 경북 봉화 등지에서는 가을이면 솔향이 묵직하게 느껴지는 송이요리를 맛볼 수 있다. 깊은 산에서 갓 채취한 송이는 들큼한 향내가 콧속을 기분 좋게 찌른다. 적송 뿌리 부위에서 일 년 내내 소나무의 정기를 듬뿍 빨아들인 덕분이다.

채취한 송이를 산발치나 계곡으로 갖고 내려와 즉석에서 요리해 먹기도 한다. 세로로 쭉쭉 찢은 다음 소금을 뿌려 불에 굽는다. 머루주라도 한잔 곁들이면 송이의 그윽한 향에 과일주의 향미가 곁들여져 금상첨화다. 자연의 맛 체험 여행으로 이보다 더 흐뭇하고 귀족적인 것도 드물 것 같다.

또 전남 하동 화개장터나 곡성 등 섬진강가에서 막걸리와 함께 맛볼 수 있는 은어회, 재첩국이나, 무안 연꽃마을의 연쌈밥, 강원 평창군 봉평장터의 텁텁한 메밀부침개, 임진강 황복음식 등 먹으면 그대로 보약이 되는 향토음식들이 우리 땅 곳곳에 있다.

공해 시대에 우리 몸을 무공해로 거듭나게 해 주는 야한 음식들이다.

귀초(貴草) 예찬

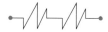

몇 해 전 여행길에 강원도 인제군 방태산 자락에 위치한 방동약수 터에 들른 적이 있다. 거기서 나는 소처럼 생활하는 사람을 만났다. 약 수터에서 한 달째 민박하고 있는 사람이었다.

그는 서울에서의 택시 기사 생활을 접고 병 치료차 거기 내려와 있었다. 산 좋고 물 맑은 약수터로 요양을 내려와 있던 참이었다. 약수터 민박집에는 전국 각지에서 온 난치병 환자가 여럿 머물고 있었는데, 그는 그중 내 눈길을 끈 독특한 사내였다.

이런저런 대화 도중 약수터에서 뭘 먹고 사느냐는 질문에 그가 빙 긋 미소를 빼물며 말했다.

"주로 소가 먹는 풀을 먹어요."

"소 풀이라고요?"

놀란 표정의 내게 그는 사연의 보따리를 풀어 놓았다.

달포 전 심한 어지럼증과 온몸의 탈진으로 기다시피 해 이 약수터에 왔다는 것이다. 간암 때문이라고 했다. 의사는 원인 불명의 간암인데, 6개월을 넘기기 어려울 것으로 진단했단다. 간염이 악화돼 간경화가 되고, 다시 간암으로 발전한 경우는 아니라는 것이었다.

그런데 그곳에 와 생활한 뒤로 질병이 상당히 호전된 느낌이라고 했다. 아닌 게 아니라 그는 얼굴빛이 약간 거무스레하긴 했지만 생기가 감돌고 있었다. 다소 마른 체격이긴 해도 동작 빠르게 왔다 갔다 하는 것으로 보아 시한부 인생으로는 도저히 믿기지 않았다.

"아침에 약수를 마시고, 약수밥을 지어 먹어요. 산간에서 내려오는 생수도 자주 마셔요. 그리고 점심과 저녁때 녹즙을 짜 마셔요. 녹즙용 산야초로는 소가 뜯어 먹는 거면 뭐든 다 써요."

나는 병을 이기려고 하는 그의 의지에 감탄해야 할지, 그냥 웃어넘겨야 좋을지 판단할 수 없었다.

마침 정오 무렵이었다.

그는 점심 땟거리를 구해 와야 한다며 대바구니를 들고 휭하니 산으로 올라갔다. 한참 후 내려온 그의 바구니에는 산야초가 가득 담겨 있었다. 씀바귀, 민들레, 컴프리, 쑥, 돌나물, 클로버, 칡잎, 대나무 잎 등 별별 것들이 다 보였다.

그는 그것들을 산골에서 흘러 내려오는 맑은 물로 깨끗이 씻었고, 물이 뚝뚝 흐르는 채로 녹즙기에 넣어 즙으로 짜냈다. 그러고는 솥에 수증기를 올려 감자와 고구마를 찌기 시작했다. 음식이 익어 가는 동안 그가 흰 이를 드러내어 웃으며 말했다.

"이걸로 점심이나 같이 합시다."

그가 마치 온순한 산속 동물처럼 여겨졌다.

우리는 잡다한 이야기를 나누며 다 익은 감자, 고구마를 녹색 풀 음료와 함께 마셨다. 우리는 마치 소가 된 기분이었다.

"의사가 원인불명이라고 했지만, 난 원인을 알아요. 공해 때문 아니었겠어요? 서울서 택시 기사 해 봐요. 날마다 자동차 배기가스 속을 헤치고 다녀야 하잖아요. 허유, 그러니⋯⋯."

나는 고개를 끄덕였다.

기실 서울 도심은 환경에 관한 한 사람이 맘 놓고 살 곳이 못 된다. 도로는 승용차들로 연일 동맥경화다. 숨통을 꽉꽉 막아 오는 배기가스는 악마의 날숨 같다. 지하철 미세먼지와 발암물질 분진은 또 어떤가. 그런 곳에 살면서 난치병에 안 걸린다는 게 오히려 이상할 지경이다.

"여기서 이렇게 살면 1년이 안 가서 병이 완전히 나을 거라고 확신해요. 병 나으면 30년도 더 살 수 있을 거예요."

나는 그의 희망과 장담이 현실화되길 속으로 빌어 주었다.

그러고는 얼마 후 약수터를 떠났다.

1년여 시간이 흐른 뒤 그가 어찌 되었나 궁금해 전화를 걸어 보았다. 그는 정말로 간암에서 완전히 해방돼 있었다. 지름이 6cm이던 암덩어리가 완전히 사라진 것을 확인하고 의사들도 믿기 어려운 일이라며 혀를 내둘렀다고 한다.

더 재미있는 사실은 그의 질병 극복 소문을 듣고 주위 환자들이 약수터로 몰려가 민박집들이 북적거리게 됐다는 것이다. 더 후에 전해들은 얘기지만, 그 덕분에 약수터에서 고지혈증, 콜레스테롤증 등을 고친 이들이 여럿 나왔다고 한다.

이와 유사한 치병 사례는 다른 데서도 적잖이 찾아볼 수 있다. 물론 산야초나 들풀은 현대의학이 인정하는 치료약이 아니다. 그러나 훌륭한 약성분을 지닌 것들이 적지 않다. 이런 약성 물질과 인위적인 손길이 배제된 조화로움, 그리고 다양성이 함께 작용해 병원약 이상의 효과를 가져다주는 것은 아닐까.

반면에 비닐하우스에서 재배되는 요즘의 고등채소들은 외양이 그럴 듯하고 먹을 수 있는 부위가 많아 식탁에 올리기 좋을지 몰라도, 조화로운 에너지와 약성에 관한 한 자연의 풀보다 나을 것이 없다는 생각이다.

사실 이 땅의 산야초, 들풀, 잡초 가운데는 약이 되고 건강 증진에 도움 되는 것들이 무수히 많다. 『동의보감』에 등장하는 한약재 대부분이 산야초요, 잡초인 것으로도 이를 알 수 있다. 일례로 쇠비름만 해도 관절염과 시력 감퇴 등 48가지 질환에 효험이 있다고 한다.

이렇게 볼 때 산야초, 들풀, 잡초를 결코 얕잡아 볼 일이 아니다. 이제는 이들을 차라리 귀중한 풀이란 의미의 귀초(貴草)로 격상시켜야 할 것이다.

귀초는 생명력이 질기다. 질경이는 사람에게 아무리 밟혀도 끈질기게 살아난다. 개망초는 한여름 폭양 아래서도 들판과 강둑을 허옇게 뒤덮는다. 손톱만 한 크기로도 태양과 우주의 에너지를 온전히 담아내 개화하는 풀이다.

냇가를 무성하게 하는 줄풀과 온 산을 휘감는 칡덩굴, 그리고 바닷가 갯벌을 기세 좋게 뒤덮는 통통마디(함초)에게서는 어떤 원형적 생명력이 건져진다. 신의 정원과 다름없는 자연 속에서 아무런 간섭 없이 자랐기에 솔로몬의 영광보다도 위대한 작은 '자연'들이다.

산야초, 잡초, 곧 귀초는 음식 재료로도 훌륭하다. 이들을 식재료로 한 음식은 대체로 맛이 담백하다. 인위적이거나 억지스러운 점이 적어 목 넘김도 부드럽다.

나의 지인 가운데는 이들을 주재료로 해서 별미 요리를 만드는 셰프도 있다. 그의 손길을 거치면 시골에서 제멋대로 자라 쓸모없어 보이던 것들도 '먹는 보물'로 다시 태어난다.

그가 일하는 종로의 전통음식점에서는 귀초 요리들을 여러 종류 선보인다. 거기서 괭이밥물김치, 토끼풀샐러드, 겨우살이약밥, 포공영밥, 함초비빔밥, 복령수제비, 질경이튀김 등을 맛볼 수 있다. 데쳐 나오는 원추리 어린잎을 된장에 찍어 먹을 수 있고, 나물로 잘 볶아 낸 개망초 요리로 입안 가득 행복감을 느낄 수도 있다. 값 비싸고 요란한 호텔 음식이 결코 부럽지 않은 건강 음식이요, 소박한 만찬이다.

산야에서 수수한 모습으로 꽃을 피우거나 바람 따라 나긋나긋 몸 흔드는 들풀들의 가치를 재발견할 때다. 언제나 질박하고, 어디를 향해서도 자기를 현란하게 드러내지 않는 그들은 정녕 공해 시대의 귀한 요정들이다.

대지의 약(藥)

삼천리금수강산에는 산나물, 들나물 들이 많이 자란다. 한민족의 건강을 돌봐 주는 자연의 선물들이다. 그것은 먹는 보물들이요, 대지 (大地)가 밀어낸 약(藥)이라고도 할 만하다.

시장의 푸성귀들은 대부분 비닐하우스에서 재배한 고등채소들이다. 모두 때깔 좋고 크기가 균일해 상품성이 높아 보이지만 거개가 농약, 화학비료의 도움으로 길렀다는 점에 한계가 있다.

대자연이 키워 주는 산나물, 들나물은 겉모습은 뛰어나지 못해도 고등채소와 확연히 다른 것이 있다. 공해와 거리가 멀고, 기능성과 약성이 출중하다는 점이다.

점봉산은 강원도 인제군과 양양군에 걸쳐 있는, 남한에서 원시림이 가장 잘 보존된 산이다. 점봉산 아래에는 산나물로 밥상을 차려 주는 산채음식점들이 많다.

철 따라 자라나는 산채를 깔끔하게 다듬어 내는 주인아주머니들의 정성에 상차림이 빛난다. 더덕구이와 산채를 안주 삼아 동동주라도 한 잔 들이켜면 산골의 풍요가 입안 가득 느껴진다.

산채음식점의 남자 주인들은 산채 채취꾼들이다. 봄, 가을로 점봉산을 누비며 산나물을 뜯는다. 그들은 산나물 철엔 아예 산속에서 살기도 한다. 구들장 같은 바위 위에 비닐을 씌워 따뜻한 움막을 만들고 거기서 밥 해 먹으며 산나물을 찾는다. 얼레지, 미역취, 고비, 곰취 등이 나무 그늘 아래 군락을 이뤄 자라난다. 그것들을 채취해 커다란 솥에 넣어 삶은 뒤 그늘에 말린다. 말린 산나물이 산더미처럼 쌓이면 등짐으로 만들어 지고 내려온다.

그런 산채 채취꾼을 따라 점봉산에 든 적이 있다. 우리는 걸망에 고추장과 밥을 챙겨 메고 '연녹색의 거대한 탱크' 속으로 깊숙이 들어갔다. 피나무, 신갈나무, 전나무, 노린재나무 등이 울울한 숲속 여기저기에 산나물들이 돋아나 있었다. 그것들을 꺾으며 얼마나 산속을 헤매고 다녔을까. 어느덧 이마에 땀방울이 성글성글 맺히고 걸망에 산나물이 가득 들어찼다.

우리는 점심을 먹기 위해 개울가에 자리를 잡았다. 채취한 산나물을 물에 씻어 준비해 온 밥과 고추장을 얹었다. 그것을 입에 넣고 우적우적 씹어 삼키는데, 어쩌면 그렇게도 맛있을까. 마치 밥 한 덩이가 생동감 넘치는 물고기처럼 꼬리를 툭 치며 기분 좋게 넘어가는 것 같았다. 반찬이라고는 고추장과 산채 잎뿐인데, 산해진미가 따로 없었다.

그날 맛본 산채의 맛은 계절이 가져다준 생기와 약성 덕분이었을 것이라고 나는 생각한다. 그런 자연의 참맛을 도회지에 거주하는 이들은 만나기 어렵다. 각별히 찾는 이들이 있긴 하지만 대부분은 인위적으로 길러진 채소들에 식생활을 의탁한다.

주거 공간이건, 의복이건, 먹을거리건 모두가 인위적이다. 먹는 것만큼이라도 친자연적이어야 할 텐데, 현실은 갈수록 정반대로 돌아간다. 이런 식생활의 끝은 어디일까. 코스모스적인 식사로의 회귀는 거의 불가능한 상황이니 안타까움이 키를 넘어 자라 오른다.

나는 언젠가 충남 서산의 바닷가에서 감격스럽도록 맛있는 들나물을 먹어 본 적이 있다. 대학 후배의 집을 방문해 하룻밤 머물던 날의 추억이다.

그 집은 고풍이 물씬 풍기는 주택이었는데, 찝찔한 갯내 섞인 바닷바람이 해송 숲 너머에서 불어와 여기저기를 핥고 지나갔다. 밤이 되자 꽉 찬 보름달이 지붕 위로 맑고 덕성스러운 얼굴을 드러냈다. 교교히 흘러내리는 달빛이 바닷가에 또 하나의 물결을 이뤄 출렁댔다.

그날 밤 후배의 어머니가 차려 준 밥상에 비름나물이 한 접시 올라왔다. 후배의 어머니가 낮에 밭일을 하다가 두둑에서 캐어 온 것이라고 했다. 그런데 그 맛이 어찌나 그윽하고 고소한지, 나는 보리 섞인 밥 한 그릇을 금세 뚝딱 비워 냈다. 젓가락질을 하면 할수록 더욱 먹고 싶어지는 들나물이었다. 아마도 천연 미네랄들을 위시해 여러 가지 영양소들이 조화롭게 스며들어 있었기 때문이었을 것으로 짐작된다.

요새 시장에서 구입하는 비름나물은 거의 재배한 것들이다. 화학비료에 의존해 속성으로 재배하다 보니 거기서 깊은 맛이 우러나올 리

만무하다. 먹다 보면 싱겁고 밋밋해 헛김이 빠진다. 그럴 때마다 나는 그날 바닷가에서 체험한 나물 맛을 추억의 갈피에서 꺼내 허탈감을 달랜다.

비름나물만이 아니다. 재배하는 채소들은 상당수가 천연의 맛을 상실했다. 미나리만 해도 그렇다. 예전에 미나리꽝은 날마다 흘러내려 오는 생활오수로 갯벌처럼 거뭇거뭇했다. 그런 생활오수가 삭고 삭아 깊은 거름이 됐고, 미나리가 그것을 빨아올려 향미로 키워 냈다. 예전 미나리의 깊은 향미를 나이 든 이들은 결코 잊지 못한다.

요즘 미나리는 주로 맑은 물을 가둔 논에서 재배한다. 경북 청도와 울주군 등 미나리 주산지를 여행하다 보면 너른 무논에서 미나리들이 푸른 잎 피워 올리는 광경을 쉽게 볼 수 있다. 그렇게 맹물뿐인 무논에서 재배하니 미나리들에서 톡 쏘는 향미가 느껴지지 않을 수밖에 없을 것이다. 그런 톡 쏘는 향이야말로 약이요, 우리 몸에 들어가 생명이 되는 것일진대, 이제는 만나기 어려워 아쉽다.

다시 나물 이야기로 돌아간다. 내 뇌리에 각인된 산나물, 들나물에의 추억은 이외에도 부지기수다. 어릴 적 어머니는 봄철이면 갓 돋아난 어린 쑥을 뜯어다 쑥개떡을 만들어 주곤 했다. 밥을 지을 때 밥솥에 넣어 쪄 주신 것이다. 그 쑥개떡의 향긋한 맛이 지금도 생생하다.

요즘 떡집에서는 쑥 대신 종종 시금치를 사용한다. 쑥으로 만든 것인 줄 알고 사다 먹다 보면 쑥 향이 전혀 나지 않는다. 사기당한 느낌을 지울 수 없다.

산나물, 들나물은 쓴맛이나 떫은맛은 기본이다. 특유의 향미를 선사하기도 하고 고소한 맛이나 단맛을 건네주기도 한다. 꽃으로 볼 땐 너무나 아름다운 야생화지만, 나물로 무쳐 내면 별미인 것도 있다. 원추리다. 원추리의 주황빛 꽃 색깔은 여름의 들녘 풍경을 압도한다. 개망초는 여름부터 가을까지 온 강토를 뒤덮는 잡초지만, 나물반찬으로 만들면 맛이 신선하다.

우리네 금수강산은 철 따라 요런조런 나물들을 밀어내 미각을 즐겁게 한다. 개중에는 이름을 거의 들어보지 못한 진귀한 나물들도 적지 않다.

개미취는 여느 산나물과 달리 향긋한 맛이 없고 풋내와 쓴맛, 아린 맛이 감돈다. 야성을 고스란히 지닌 산나물이다. 쌈채소로 이용하거나 쌀과 함께 죽으로 쒀 먹으면 제격이다. 발암 억제 효과가 뛰어나며 천식과 만성 기관지염 치료에도 효과적이라고 한다. 두메부추는 매운맛이 돌지만 강하지는 않다. 잃었던 입맛을 되찾아 주는 알칼리성 식품이다. 비타민과 무기질 함량이 양파의 두 배에 이른다고 한다. 채소 요리할 때 마늘의 톡 쏘는 맛이 부담스러운 경우 마늘 대신 이를 넣으면 좋다.

눈개승마는 쇠고기 맛이 나는 특이한 나물이다. 닭곰탕이나 영양탕을 끓일 때 고사리 대용으로 넣으면 그만이다. 인삼처럼 사포닌 성분을 함유하고 있다고 한다. 뇌경색, 심근경색 등의 예방, 치료에 효과적인 것으로 알려져 있다. 파드득나물은 참나물과 미나리 맛을 합쳐 놓은 것 같은 맛이다. 부드러워 날것을 초고추장에 무치거나 다른 채소와 함께 샐러드로 만들어 먹어도 맛있다. 피부 미용 효과가 있다고 한다.

우산나물은 제습, 해독 작용을 해 뼈마디가 쑤시거나 팔다리를 굽혔다 폈다 하기 어려운 이들에게 좋다고 한다. 연한 잎은 향미가 있어 생것으로 먹기에 좋다. 무치거나 볶아 먹어도 그만이고, 밀가루를 입혀 튀겨 먹어도 된다. 방풍은 중풍을 막아 준다고 해 그런 이름이 붙었다. 잎이 다소 뻣뻣하지만 살짝 데치면 부드럽다. 서양 허브 못잖게 향미가 탁월한 우리 산나물이다. 전호는 줄기 아래가 미나리처럼 불그스름하고 잎은 당근 잎을 닮았다. 잎을 줄기와 함께 생으로 양념해 먹으면 향긋한 맛이 일품이다.

이런 나물들이 아직은 대부분 산에, 들에 그냥 버려져 있다시피 하다. 그나마 개중에 일부가 대형마트의 판매대 귀퉁이를 옹색하게 차지하고 있을 뿐이다. 값싸고 양이 많을 뿐 아니라 언제 어디서든 구할 수 있는 채소들이 시장에 많다 보니 상대적으로 사람들의 시선을 끌지 못하는 것일 게다. 하지만 이제는 양보다 질을 따져 보아야 하는 시대가 아닐까.

내가 말하는 질이란 과학적으로 분석한 결과만을 의미하지는 않는다. 오히려 과학으로 밝힐 수 없는 어떤 충일한 생명력과 약성이 더 중요할 수 있다. 부피나 무게 면에서의 우세에 앞서, 또 때깔의 요란함 이전에 어떤 질박한 면모와 옹골참을 잣대로 삼을 필요가 있다. 화학비료와 농약에 의존해 인위적으로 길러진 것보다 대자연의 위대한 힘에 의해 저절로 키워진 것들을 더 소중히 해야 하지 않을까.

자연의 생명력과 에너지가 오밀조밀하게 잘 들어가 있는 산나물, 들나물 들이라면 건강을 도모하는 데 최고의 약이 될 것이다. 그런 나물들이라면 다른 밥반찬들이 따로 필요 없다. 그저 강된장을 걸게 보글보글 끓여 내거나 쌈장 하나를 정성껏 준비해 나물 두어 가지만 깨끗이 씻어 올리면 된다. 간장게장 못지않은 밥도둑이다.

천연 열매밥

히말라야 훈자 지방에는 여러 가지 열매를 넣어 밥을 지어 먹는 전통이 있다. 대추, 밤, 호두, 피스타치오, 블루베리, 오디, 자두, 아몬드, 호박씨 등과 함께 밥을 짓는다.

보리쌀 위에 이들을 올려 안치고 장작불을 지피면 김이 모락모락 올라오며 오래지 않아 먹음직스런 밥이 완성된다. 블루베리, 오디, 호두, 대추 등이 제각각 탐스런 색깔을 드러내어, 보기만 해도 군침이 넘어간다.

더구나 열매들은 모두 깊은 산에서 자생한 것들이다. 야생 열매들은 재배한 것과 달리 대체로 작지만 야물고 맛이 뛰어나다. 밤만 해도 매우 작은데 고소하고 단맛이 넘친다. 대추는 손톱만 한데, 과육이 아주 적고 단단한 씨앗이 과실의 80%를 차지한다.

그러한 것들을 재료로 지어 낸 밥은 그야말로 약밥이다. 그 밥 한 그 릇만 먹어도 다른 영양가가 추가로 필요치 않아 보인다. 대자연이 마련해 준 소박한 만찬이라고 할 만하다.

훈자는 남미 에콰도르의 빌카밤바, 러시아 코카서스 지방, 일본 오키나와 지방과 더불어 세계적인 장수촌으로 알려져 있다. 장수촌 사람들이 대체로 그렇듯이 물과 공기가 맑은 자연 속에서 스트레스 덜 받으며 계절이 만들어 준 싱싱한 채소에다 그러한 약밥을 먹고 산다.

농약, 화학비료가 없으니 가꾸어 내는 채소가 모두 자연산에 가깝다. 그들은 지극히 평범하고 전통적인 음식을 평생 먹으며 논밭 일을 한다. 100세 넘도록 밭에서 일하다가 어느 날 갑자기 픽 쓰러져 깨끗이 저승 가는 것을 영광으로 여기기도 한다.

미국 캘리포니아 주 로마린다도 장수인들이 많은 곳으로 알려져 있다. 평균 90세 전후의 노인들이 서로 어울려 도우며 살아가고 있다. 기독교의 일종인 제7일 안식일 재림파 교인들이다.

그들은 평상시 채식 위주의 식단에 유제품과 견과류 곁들인 식사를 한다. 견과류는 캐슈너트, 아몬드, 호두, 해바라기씨, 아마인 등이다. 어릴 적부터 이 같은 열매를 중심으로 한 전통식을 지속하는 것이 장수 비결이라고 한다. 종실류를 기반으로 한 자연식이 심장질환과 암 등을 줄여 장수에 기여한 부분이 크다는 게 로마린다대학 연구진들의 분석이다.

이들 사례에서 보는 것처럼 각종 씨앗과 열매를 일상적으로 먹는 것은 사람의 건강과 장수에 기여하는 바가 크다. 이유는 씨앗이 영양

덩어리이기 때문이다. 종실류는 수분이 5%에 불과하니 영양분이 고도로 농축된 식품이다. 씨눈(배아)이 있다는 것도 장점이다. 새 생명이 탄생할 수 있는 터전인 데다 균형 잡힌 영양분이 들어 있으니 완벽에 가까운 식품이라고 할 수 있다. 씨앗은 과학적으로도 스태미나 향상, 동맥경화의 예방과 치료, 간 기능 개선, 빈혈 예방 및 치료, 미용 증진 등 다양한 기능성을 가져다준다.

무엇보다 씨앗의 힘은 그것이 지닌 생명력에서 비롯된다고 할 수 있다. 그 힘은 위대하다. 혹 불면 날아가는 솔 씨 하나가 천년 송으로 자라나고, 다람쥐 먹이에 불과한 도토리 한 개가 아름드리 참나무로 성장한다. 자디잔 겨자씨 하나가 자라면 나무가 돼 새들이 깃들 수 있다.

씨앗은 모든 채소, 과일, 나물, 수목의 생명력의 바탕이다. 식물의 씨앗에 해당하는 것이 사람의 정자와 난자다. 사람의 씨앗인 정자, 난자는 콩팥이 그 강약을 주관한다.

동기감응(同氣感應)이란 말이 있다. 같은 기를 지닌 것은 서로 잘 호응한다는 뜻이다. 그러니까 식물의 종실을 먹으면 그 힘과 생명력 덕분에 우리의 씨앗, 나아가 콩팥이 튼튼해진다.

남성이 콩팥 기능이 약하면 정자를 충분히 만들지 못한다. 심할 경우 정자가 없는 무정자증이 되거나 죽은 정자인 사정자증이 되기도 한다. 또 정자를 생성해도 기형이 되거나 허약해 자식을 얻기 힘들다. 여성의 콩팥 기능이 약하면 아랫배가 차가워지고, 각종 여성 질환이 생기며, 임신이 어려워진다.

예부터 신허요통(腎虛腰痛)이라고 했다. 콩팥이 허하면 요통이 따른다는 말이다. 콩팥이 약하면 몸이 부을 수 있고, 귀에서 소리가 나기도 한다. 몸이 쇠약해졌다는 뜻이다.

아무튼 콩팥이 제 기능을 상실하면 후손을 잘 잇지 못할 뿐 아니라, 힘이 떨어져 일상생활을 영위하기도 어려워진다. 나중에는 방바닥에 누워 흙으로 돌아갈 날만 기다려야 한다.

그런 이들을 위해 우리 조상들은 구자탕(九子湯)이란 의약 처방을 남겼다. 구기자, 사상자, 토사자, 오미자, 복분자, 상심자 등 씨앗이 많고 튼실한 종실 아홉 가지를 달여 만든 탕약이다. 구자탕은 콩팥 기능을 튼튼히 해 자식 귀한 집안에서 자식을 잘 두게 돕고, 건강과 활력을 되찾을 수 있게 하는 약으로 지금까지 전해진다.

그런데 요사이는 과실의 씨를 없애는 것을 무슨 뛰어난 과학기술인 양 이야기하는 농학자들이 있다. 소위 '불임' 상태로 만들어 당초에 씨앗이 생겨나지 않게 하는 것이다. 소비자들이 먹을 때 불편하지 않게 하기 위함이라는데, 자연의 정상적인 운행에 역행하는 처사가 아닌가 한다.

씨 없는 단감이 돌아다니고, 씨 없는 거봉포도도 시장에서 서슴없이 팔린다. 건포도는 죄다 씨가 없다. 그야말로 씨를 말려 버린 과실의 대표 격인데, 너무나 많이 수입돼 술집 안주와 일반 가정의 음식 재료로 광범위하게 들어간다.

씨 없는 수박은 씨 없는 과일의 원조다. 수박은 씨앗 때문에 먹기가 불편하다. 육종학 기술을 응용해 검은 씨앗을 없애고 더 맛있게 만드니 먹기가 오죽 좋은가. 그러나 그렇게 편리성만 극단으로 좇다 보면 내 씨앗이 사라지는 것은 아닌지 냉정하게 돌아볼 필요가 있다.

물론 씨 없는 수박, 포도, 단감은 씨앗은 없어도 과육은 있다. 하지만 씨앗이 없는 과육과 씨앗 있는 과육은 영양가가 같을지는 몰라도 그 과일을 둘러싼 에너지마저 같을 수는 없을 것이다. 아무래도 씨앗 제대로 박힌 과일이 유기농 달걀처럼 정상적인 에너지와 기를 지닌 것으로 보아야 하지 않겠는가. 그런 점에서 볼 때 구자탕과 훈자 지방의 천연 열매밥에는 중요한 지혜가 담겨 있는 셈이다.

훈자의 열매밥 같은 것을 우리도 즐길 수 있다. 시장에 다양한 종실들이 넘쳐 나니까.

동양 철학에서 아홉은 완전함을 상징한다. 그러므로 씨앗밥을 지을 때는 기왕이면 구자탕처럼 아홉 가지 종실류를 넣는 것이 좋을 것이다. 소위 구자밥, 즉 아홉씨앗밥이다. 그렇다고 반드시 아홉 가지를 다 채울 필요는 없다. 손에 잡히는 대로 가급적 많은 종류를 넣는 것이 바람직하다고 하겠다.

싸앗밥 대신 종실 그 자체를 그냥 다양하게 먹는 것도 좋다. 씨앗이 박힌 과일 형태의 종실이라면 그 씨앗이 매우 튼튼하거나 아주 많이 들어 있는 것일수록 좋다고 하겠다. 매실, 천도복숭아, 멧대추, 구기자 등이 그러한 종실의 전형이다.

야생 짐승 고기 맛

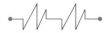

나는 젊은 시절 기자 생활하는 동안 세계 각국을 여행하며 이런저런 취재를 할 기회들이 있었다. 그 당시 만난 것이 야생소와 야생닭이다.

야생소와 야생닭은 생김새가 일반 소, 닭과 유사하지만 들판을 자유로이 돌아다니며 자기들끼리 새끼 치고 알 낳는다는 점이 다르다.

물론 그들도 주인이 있다. 하지만 일생을 거의 주인의 통제로부터 벗어나 사는 것이 다르다. 그러니까 사람이 치는 가축이 아니라 자기들끼리 생을 영위하는 야생의 짐승들이라 할 수 있다. 그런 소와 닭을 잡아 만든 요리는 우리처럼 집단으로 기르는 가축의 고기 맛과 근본적으로 다르다. 한마디로 조화로움 가득한 음식이라 할 만하다.

내가 야생소를 만난 곳은 아프리카 나미비아다. 나미비아는 아프리카 남부 남아프리카공화국과 국경을 접하고 있는 나라다. 국토 전체가 반건조 사막지대이며, 대서양 해안을 끼고 자리 잡고 있다. 사막 여행과 사파리를 즐길 수 있는 곳이다.

우리나라에서 그곳에 이르려면 비행기를 타고 이틀 정도 날아가야 한다. 인천공항에서 남아공의 요하네스버그와 케이프타운을 거쳐 들어가야 하기 때문이다.

여행객은 나미비아의 수도 빈트후크 공항에 내리면 지쳐 떨어지기 십상이다. 그만큼 오지 국가여서 한국인이 찾는 경우는 매우 드물다.

빈트후크에서 목적지인 소서스플레이까지는 자동차로 대여섯 시간이 소요된다. 소서스플레이는 둥그런 산 같은 붉은 사구(砂丘)에 올라 일출을 감상할 수 있는 곳이다. 마치 화성에 도착한 듯 황량한 사막인데도 신비한 느낌이 가득해 유럽 여행객들이 많이 찾는다.

소서스플레이로 향하는 길은 사바나 사막 한가운데로 꾸불꾸불 난 비포장도로다. 그래서 여행길이 매우 고단하다. 길가는 광활한 사막지대 목장이다. 가느다란 목책 철선 너머로 마른 야생초들이 은빛 춤사위를 펼치는 광활한 공간일 뿐이다. 땅값이 매우 낮아 1억 평 이상 되는 목장들이 많다고 한다. 소와 타조 등을 방목하는 땅이다.

그런데 목장이라고는 하지만 축사 같은 시설들은 아예 보이지 않고 가축들도 거의 시선의 그물에 걸리지 않는다. 어쩌다가 마른 수풀이나 잡목 숲 사이로 들짐승처럼 뛰어다니는 녀석들을 더러 볼 수 있을 뿐이다.

녀석들은 정녕 야생동물들이다. 소들은 느릿느릿 걸어 다니는 게 아니라 사납게 돌진하듯 내달린다. 자동차를 피해 도망치는 속도가 놀랍도록 빠르다.

이곳에는 임팔라도 산다. 임팔라는 소의 사촌 격으로 몸집도 소만 하다. 소와 다른 점은 주둥이에 코뿔소처럼 뿔이 하나 솟아 있다는 점이다. 목책 선을 넘어 길로 나온 임팔라 한 마리가, 우리가 잠깐 세운 자동차로 다가와서는 들이받을 듯이 거세게 덤빈다. 우리는 놈의 뾰족하고 단단한 뿔에 받혔다가는 타이어가 펑크라도 날까 봐 부리나케 현장을 피했다. 녀석에게서 뻗쳐 나오는 야성의 힘에 혀가 내둘러졌다.

목적지 부근에 우리의 펜션을 연상시키는 '로지'가 있었다. 그곳에 여장을 풀고 이틀간의 관광을 시작했다. 나미브 사막은 죽은 땅이 아니었다. 사막에 적응한 다양한 식물군과 동물군이 매일같이 생명을 이어 가는 살아 있는 땅이었다.

원숭이 가족이 흰 눈이라도 내린 듯 은빛 물결을 이룬 억새 숲속에서 이리저리 뒹굴며 짓궂게 장난치고, 영양들이 스프링이라도 밟은 듯 펄쩍펄쩍 뛰어오르며 평원을 질주했다. 발걸음이 자동차만큼이나 빠른 타조 한 쌍이 눈앞에 암소만 한 몸집으로 나타났다가는 저편으로 쏜살같이 달아나며 지평선 끝에 작은 점들을 남겼다. 이방인의 입에서 감탄사가 절로 새어 나왔다.

로지의 하늘에서는 밤마다 별들의 외출이 화려했다. 머리 위부터 멀리 지평선까지 가득 열린 별들은 거대한 하늘 지붕을 이뤘다. 그런 별들의 향연 아래 저녁마다 관광객들을 위한 만찬이 베풀어졌다.

첫날밤에 나온 주 메뉴는 스테이크였다. 접시에 담겨 서비스된 그 음식은 서울에서 먹던 스테이크와 모양이 비슷한데 맛은 미묘하게 달랐다. 서울 것은 인공이 느껴졌다면, 그 스테이크에서는 야성이 다가

왔다고나 할까. 다소 질긴 것 같지만 씹을 만했고, 적절히 배어 든 육즙이 혀와 치아에 감칠맛 나게 감겨들었다.

내가 호기심을 억누르지 못해 주인에게 물었다.

"이게 무슨 고기입니까?"

그는 순하디 순한 미소를 입가로 빼어 물며 대답했다.

"임팔라 스테이크예요."

'아하!'

고개가 끄덕여졌다. 어제 사막을 질러올 때 만난 외뿔 달린, 소의 사촌!

나는 오묘한 맛에 취해 신나게 그 음식을 먹었다. 그것은 먹는 이의 몸을 보해 주는, 갖은 영양소와 생기 넘치는 스테이크였다고 말하고 싶다. 사자나 하마나 기린처럼 야생의 땅을 이리저리 뛰어다니며 자라났을 들짐승의 넘치는 힘이 거기서 느껴졌다.

다음 날 밤에도 진귀한 음식들의 향연이 펼쳐졌다. 그중 아직까지 잊히지가 않는 것이 야생소 고기다. 푹 삶아 아무 향신료도 곁들이지 않은 채 그냥 잘게 썰어 내놓았는데, 거기서 다가오는 풍미는 다른 모든 육류 요리를 압도했다. 아프리카의 대자연을 먹는 기분이었다고나 할까.

그렇게 맛난 육류 요리를 즐기는 동안 사막여우들이 다가와 기묘한 춤을 추기도 했고, 이름을 알 수 없는 곤충들이 날아와 전등불 아래 멋지게 윤무(輪舞)를 그리기도 했다. 로지 종업원들의 아프리카 토속 춤은 음식 맛을 돋우는 특별 이벤트였다. 그런 만찬 장소 하늘 위로 별들이 쏟아질 듯이 내걸려 향연의 분위기를 한껏 고조시켰다.

그러한 야생소나 임팔라 고기는 소위 '부시 미트(bush meat)'다. 숲에서 자유로이 돌아다닌 동물의 고기란 뜻이다. 아프리카 사람들은 조상대대로 그런 짐승을 사냥해 식량으로 이용했다. 그러다 보니 기생충이나 바이러스 감염 위험도 뒤따랐을 것이다.

요즘 서아프리카 시에라리온, 라이베리아 등지에서 시끄러운 에볼라 바이러스도 그중 하나다. 그러나 이런 악성 전염병의 위험만 적절히 차단한다면 임팔라나 야생소 고기요리야말로 하늘이 내려 준 최고의 음식이라 할 것이다.

야생닭은 동남아시아 여행길에 여러 차례 만날 수 있었다. 나는 수년 전 라오스를 방문했을 때 거기서 희한한 야생닭과 조우했다.

라오스의 대표적인 관광지 중 한 곳이 방비엥이다. 방비엥은 수도 비엔티안에서 자동차로 다섯 시간 정도 달려가야 나오는 지역에 자리 잡고 있다. 산 높고 물 맑아 여행객들이 많이 찾는 곳이다.

방비엥의 외진 게스트하우스에서 하룻밤 눈을 붙이게 되었다. 그런데 그날 밤 나는 잠을 한숨도 잘 수 없었다. 게스트하우스 뒤쪽 숲속에서 웬 야생동물이 밤 내내 시끄럽게 울어 댔기 때문이다. 그 울음소리는 하도 요란해서 내 골을 때리고 창문을 뒤흔들 지경이었다.

아파트 공사장 같은 곳에서 철제 빔을 박는 과정에 쩌렁쩌렁 울리는 소음을 들은 이들이 있을 것이다. 그 동물의 울음소리가 그와 비슷했다. 덩치 큰 들짐승이 짖어 대는 소리 같았다.

나는 참다 참다 못해 새벽 두 시쯤 숙소를 나왔다. 소리의 진원지를 찾아 발걸음을 옮기는데, 얼마 지나지 않아 그 앞에 이르게 되었다. 짐승의 목소리는 더욱 고조돼 귀청이 터질 지경이었다. 나처럼 밤잠을 설쳤는지, 동네 주민 한 사람이 밖에 나와 소리 나는 쪽으로 시선의 낚싯대를 드리우고 있었다. 나는 그에게 다가가 영어로 말을 건넸다.

"저게 도대체 무슨 소리입니까?"

그는 내 질문을 알아듣는 듯했다. 관광지여서 영어가 다소 통하는 것 같아 반가웠다.

그가 짤막하게 영어로 대답했다.

"야생닭 울음소리예요."

"야생닭이라고요?"

"그래요. 발정 난 암컷을 찾는 수탉 울음소리예요."

"들짐승도 아니고 날짐승인데 울음소리가 저래요?"

"저놈은 목소리가 원래 저래요."

나는 어이가 없었다. 돼지 멱딸 때 나는 것 같은 소리가 닭 울음소리라니?

그런데 가만 듣자 하니 그 이상한 울음소리는 한 곳에서만 나는 게 아니었다. 저 멀리 숲속에서 서너 마리가 함께 울부짖고 있었다. 녀석들의 울음소리로 하여 방비엥의 밤공기가 여러 갈래로 쫙쫙 갈라지고 뒤틀리는 것 같았다.

그 주민이 잇대어 설명을 해 주었다.

"저놈들은 산에, 들에 그냥 돌아다녀요. 잡으려고 하면 동작이 하도 날래서 잘 잡을 수가 없어요. 먹이로 적당히 유인해 잡아야 해요. 주인이 누군지 헷갈릴 때가 많아요."

나는 실소를 머금지 않을 수 없었다. 세상에 뭐 이런 괴상한 닭들이 다 있나.

나는 길바닥에 나뒹구는 돌을 집어 들어 코앞의 어둠 속으로 냅다 던졌다. 잠을 설치게 만든 것에 대해 복수라도 하듯이. 그러자 놈은 되레 더 크게 악다구니하듯 울어 대는 것이었다.

나는 허탈감을 주체하지 못해 고개를 이리저리 흔들며 게스트하우스로 돌아왔다. 방에서 다시 잠을 청하는데 잠이 올 리 만무했다. 녀석은 나의 공격에 반격을 가하듯이 계속해서 꽥꽥 울부짖었다. 나는 억울했지만 밤을 하얗게 새울 수밖에 없었다.

이튿날 피곤에 지친 몸을 이끌고 방비엥을 대충 관광한 뒤 비엔티안으로 돌아왔다. 비엔티안에서는 전통시장을 한 바퀴 돌아볼 기회가 있었다. 그 시장은 우리나라 재래시장과 별반 다르지 않았다. 없는 채소가 없는 듯했고, 열대 과일들도 즐비했다.

그런데 그 시장 한 귀퉁이에 닭장이 있고, 그 닭장 안에 어제 그 울음소리와 똑같은 울음의 주인공들이 갇혀 있는 게 아닌가. 가까이 다가가 관찰하니, 놈들은 털 색깔이 거뭇거뭇한 장닭들이었다. 몸집은 우리 토종닭 크기인데 목이 제법 길었다. 아하, 요놈들이었구나!

순간, 어제 잠 설친 것을 복수할 묘안이 스쳤다. 그래, 요놈들을 한번 맛나게 먹어 보는 거다.

전통시장 어귀에 딸린 노천 음식점에서 야생닭 튀김을 주문했다. 노릿하게 튀겨져 나온 닭튀김은 맛이 우리나라 치킨과 완전히 달랐다. 기름에 튀긴 것이긴 해도 기름이 흐르지 않고 바삭바삭하며 고소한 맛이 넘쳐났다. 그 야생닭 튀김은 물렁물렁하거나 퍽퍽한 우리 치킨과 달리 입안을 가득 채우는 옹골찬 식감이 특징이었다. 그 출중한 맛에 대한 경험이 시간이 한참 지난 지금까지도 기억의 갈피에서 지워지지 않는다.

나는 중국 남부 하이난도(海南島)에서도 야생닭과 조우한 일이 있다. 하이난도는 현대와 원시가 공존하는 섬이다. 성도인 하이쿠(海口)는 마천루들이 즐비하게 들어서 있고 밤이면 불야성을 이루지만, 차를 타고 산간으로 몇 시간 들어가면 그곳은 원시의 공간이다. 문명의 흔적을 찾아보기 어려운 산촌의 커다란 야자나무 아래에서 닭들이 철새처럼 떼 지어 날아다닌다. 마을에서 공동으로 소유하고 있는 닭이라는데, 사는 모습이 결코 집닭이 아니라 들닭이다.

그렇게 야생닭으로 살다 보니 문명사회에 흔한 여러 가지 조류질병에 걸리는 일이 없다고 했다. 닭들은 야자나무 아래 흙을 발로 헤쳐 구더기나 지렁이를 잡아먹고, 들판의 곤충이나 풀씨를 쪼며 자급자족 생활을 한다고도 했다. 다만 달걀을 수풀 이곳저곳에 아무렇게나 낳아 놔 그것을 찾아내는 일이 골치 아픈 일이라는 것이었다.

나는 그곳에서 산촌 사람들이 정성껏 삶아 내어 준 닭고기 맛을 역시 행복한 추억으로 간직하고 있다. 그것은 딱딱하지 않고, 물렁거리지도 않으며, 푸석푸석하지도 않은 육질이었다. 쫄깃쫄깃한 느낌과 고소한 맛이 입안을 행복하게 했다. 그런 탁월한 자연의 맛을 어디서 또 경험할 수 있을까.

우리나라 닭들도 예전에는 들닭 수준으로 길러졌다. 동네를 자유로이 돌아다니며 성장했고, 개라도 뒤쫓아 올 때는 꿩처럼 푸드덕 날아 지붕 위로 피신했다. 검붉은 볏이 늠름하고 털 색깔이 휘황찬란한 수탉은 족제비와 싸워서도 지지 않는 용맹함을 드러내었다. 어릴 적 그런 닭고기를 맛보며 자랐지만, 요즘은 그런 것을 먹어 보기 힘들어졌다. 대량으로 사육된 닭의 고기를 먹다 보면 무언가 손해나는 것 같은 기분을 지울 수 없다.

한우에게서도 강인한 힘을 찾아보기 어렵다. 거세한 수컷은 몸집이 하마만 한데도 암소처럼 순하기만 하다. 암컷이 곁에 있어도 관심 없고, 다른 수컷이 그 암소를 올라타도 그저 헤헤거린다. 정상적인 수컷이라면 그럴 리 없다. 제 암컷을 건드렸다고 뿔로 치받아 피투성이를 만든다. 농장의 기둥과 문짝을 들이받아 남아나지 않는다.

그런 야성을 제거한 거세우의 고기를 우리가 먹는다. 그러니 나미비아에서 접한 임팔라 스테이크와 야생소 고기의 맛에 내 혀가 감동한 것은 당연한 일일 수밖에 없다.

내친 김에 돼지 이야기를 한 토막 더 곁들인다. 이번은 해외가 아니라 국내에서 겪은 일이다. 10여 년 전 지리산 부근의 한 산촌 마을에 들렀을 때이다. 나는 인근 농협의 직원과 함께 그 마을의 한 농가를 찾아갔다. 거기서 한나절 취재 용무를 마치고 농가에서 점심 대접을 받았다. 그런데 웬 특이한 육류 음식이 밥상에 올라온 것이었다. 먹어 보니 퍽 고소하고 맛있었다. 기름기가 별로 없는데, 질긴 듯하면서도 질기지 않고 먹기 편했다.

나는 그 요리의 이름을 알고 싶어 불쑥 말문을 열었다.

"이게 무슨 고깁니까?"

농민은 별 대답 없이 젓가락질만 계속했다. 내가 재차 묻자 그는 마지못해 입을 연다는 듯이 말했다.

"자꾸 묻지 말고 그냥 먹기나 하세요. 몸에 좋은 거니까요."

"······?"

"돼지고기라 생각하고 맛있게 드세요. 더 알려 하지 마시고."

아닌 게 아니라 그것은 돼지고기 맛과 흡사했다. 그러나 돼지는 아닌 것 같았다. 나는 고개를 갸웃거릴 수밖에 없었다.

농가를 돌아 나오는 길에 농협 직원이 내게 귀띔해 주었다.

"어디 가서 발설하지 마시고 그냥 듣고 잊어버리세요. 멧돼지고기예요."

"멧돼지라고요?"

"멧돼지 포획이 불법이지만 여그 산촌에서는 가끔 저렇게 잡아서 나눠 먹어요."

오라, 그러면 그렇지. 그런 야생돼지의 고기 맛이었으니까 뭔가 특이할 수밖에 없었겠지.

나는 속으로 탄성을 올리며 허위허위 산을 돌아 내려왔다.

서울로 돌아오는 길은 머릿속이 멧돼지와 돼지 생각으로 복잡했다. 멧돼지는 돼지의 조상이다. 몸집은 커도 날쌘 동작이 표범 뺨친다. 힘이 무지막지해 장정 두어 명이 몽둥이를 휘둘러도 달아나지 않고 덤벼 그들을 쓰러뜨리기도 한다. 무엇이든 주둥이에 부딪혔다가는 남아나지 않는다. 그런 멧돼지의 고기를 먹었다고 생각하자 입가에 빙그레 웃음이 머금어졌다.

요즘 집단 사육하는 돼지들은 날마다 배합사료를 먹으며 삼겹살 부풀리기에 여념이 없다. 수퇘지도 한우 수소처럼 거세를 해 거친 동작을 보이지 않는다. 거세를 하지 않으면 침을 질질 흘리며 씩씩거리기 일쑤다. 돼지우리의 나무판자 벽을 들이받아 판자가 거덜 난다. 암컷이라도 가까운 곳에 있으면 접붙여 달라고 아우성이다. 그 기세를 꺾을 수 있는 방법인 데다 비육 촉진 필요성 때문에 거세를 하는 것이다.

돼지를 자연방사하고 거세하지 않으면 야생의 기질이 살아난다. 수 컷들이 암컷을 사이에 놓고 생사를 거는 한판 싸움을 해 피를 줄줄 흘 리기 예사다. 산에 토굴을 파고 들어가 살기도 한다. 웅덩이에서 목욕 하는 꼴은 마치 검은 진흙을 뒤집어쓴 하마 같다.

그런 야성과 야성의 조화로운 맛을 현대인들은 잃어버렸다.

치유의 오솔길

몇 해 전 나는 생업 때문에 서울의 위성도시인 이곳 아파트로 이사 오게 되었다.

이 도시는 인구 10만 명 정도의 서울 베드타운이다. 아파트와 상가들이 밀집해 있고, 높고 낮은 산들이 도시를 병풍처럼 에워싸고 있다. 아파트 베란다에서 내다보면 겹겹이 뻗어 나간 산맥들과 그 사이사이에 들어앉은 크고 작은 호수들이 눈에 들어온다. 호수는 '대지의 눈' 같다. 아름다운 그 눈동자가 나를 올려다보는 것만 같다. 서울에서 자동차로 불과 30분 거리인 이곳에 이처럼 아름다운 전원 공간이 있을 줄은 미처 생각지 못했다.

나는 새로운 삶의 터전에서 생업을 꾸려 나가는 틈틈이 인근의 야산을 타기 시작했다. 등산은 나의 유일한 운동이요, 취미 생활이다. 더구나 일터와 집 가까운 곳에 이렇게 산들이 많으니 나에겐 더할 나위 없이 반가웠다. 산길은 주민들이 많이 다니는 주요 등산로 외에도 여러 갈래로 뻗어 나가 있었다. 나는 주로 사람들이 많이 오르지 않는 산길을 따라다니며 땀을 흘리고 일상의 스트레스를 풀었다.

그러다가 내가 발견한 것이 바로 그 오솔길이다. 그 길은 대학 부지를 옆에 끼고 휘우듬하게 뻗어 있는데, 입구에 별다른 표지가 없어 사람들은 그곳이 등산로인 줄을 미처 알지 못했다. 그래서 오르내리는 등산객들도 별로 없었다. 인공이 거의 미치지 않아 등산로라 부르기에도 적절치 않은 산속 자드락길이었다.

나는 그 길을 몇 번 오르내리다가 그곳의 매력에 흠씬 빠져들고 말았다. 왜냐하면 거기에는 베토벤의 '전원교향악' 선율에 뒤지지 않는 자연의 아름다움이 있었고, 비발디의 '사계'에 견줄 만한 화음이 계절 따라 우아하게 감돌고 있었기 때문이다.

그 오솔길은 봄이면 입구에서부터 온갖 꽃들이 제 모습을 뻐기며 피어난다. 가장 먼저 개화하는 것은 개나리와 목련, 진달래, 벚꽃, 산수유 등이다. 산길 입구에 도착하면 먼저 목련이 나를 맞는다. 귀태 나게 봉오리 진 백목련 나무들 사이로 자목련 한 그루가 보랏빛 향기를 내뿜는다. 나는 노래가사처럼 '빛나는 꿈의 계절'이 온 것은 알고 흐뭇한 미소를 머금게 된다.

산길을 오르다 보면 또 다른 감격들이 등산객을 기다린다. 솔밭 군데군데 분홍빛 뭉게구름처럼 피어난, 어여쁜 진달래꽃들이라니! 수줍어하는 듯한 자태로 산자락에 봄의 물감을 드리우는 그 꽃들은, 언제

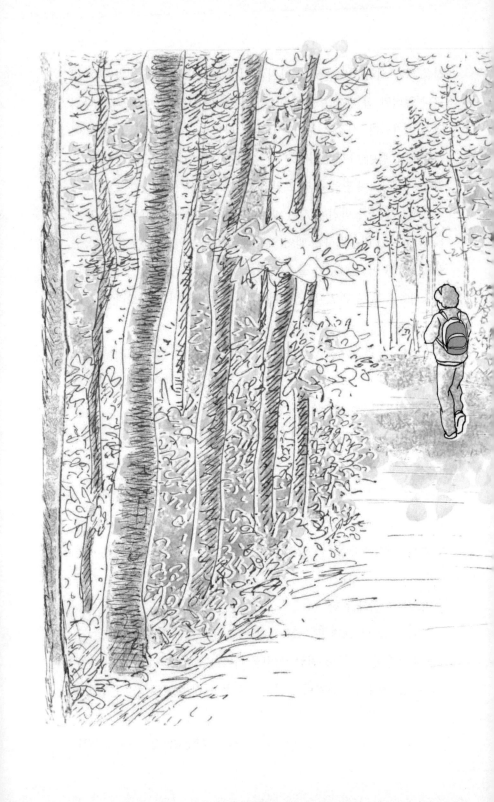

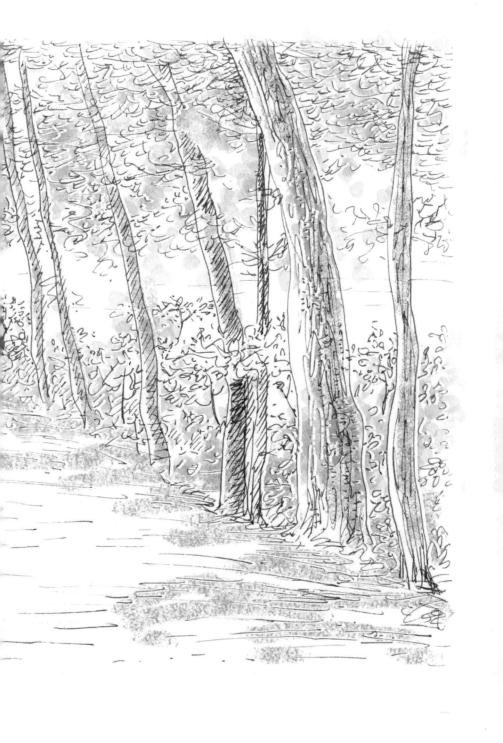

보아도 공격성이라곤 찾아볼 수 없는 한민족의 성정을 빼닮았다.

산을 하나 타 넘고 계곡을 지나면 이번에는 산허리를 온통 노랗게 두른 산수유나무들이 나타난다. 낭창낭창한 봄 햇살이 대지에 스며들어 산수유나무마다 노란 꽃의 요정으로 돋아난 것 같다. 산수유 밭을 지나 내처 걸으면 좀 전까지만 해도 노란빛이던 산자락이 금세 하얀색으로 채색된다. 벚나무가 병정들처럼 줄지어 서 있는 오솔길에서, 봄바람에 눈송이처럼 하얗게 날리는 벚꽃을 만날 수 있다. 벚나무들 가운데는 키가 제법 큰 것도 있다. 그 나무는 빽빽하게 피어난 흰 꽃 무리를 원추형으로 이고 있다. 그래서 올려다보면 마치 하늘에서 내려온 선녀의 눈부신 치마폭 같다. 감탄의 췌사(贅辭)가 나오지 않을 수 없다.

산과 대지에 봄기운이 태탕(駘蕩)하다. 아지랑이처럼 피어오르는 색과 향기에 둘러싸여 마음 저변에서 유열(愉悅)의 감정이 꿈틀거리며 올라온다. 봄꽃 언저리에는 또 다른 뭇 생명들의 향연도 있다. 나비들이 짝을 지어 행복한 비행을 하고, 벌들이 붕붕거리며 윤무(輪舞)를 그린다. 그들 위로 봄의 따사로운 햇살이 프리즘의 기둥처럼 묶음으로 쏟아져 내린다. 도심의 일상에 지친 나를 위무하는 자연의 오케스트라요, 향연이다.

봄에서 여름으로 넘어갈 무렵이면 오솔길 가장자리에서 이런저런 산열매들이 모습을 드러낸다. 가장 흔한 것은 산딸기다. 풀숲을 헤치고 들어가면 붉게 익어 먹음직스런 산딸기들이 여기저기 무리지어 있다. 가시에 찔리고 덤불에 걸리며 산딸기를 따 먹느라 시간 가는 줄 모른다. 대자연이 선사한 천연의 이 열매를 어찌 밭에서 농약 쳐 재배한 딸기와 비교하랴! 나는 그렇게 따 입에 넣은 열매가 몸 안에서 정녕 생명의 양식이 되는 것을 느낀다. 길을 돌아가는 어느 대목에서는 뽕나무와도 만날 수 있다. 보는 사람도 없으니 나무를 타고 올라 검붉게 익은 오디를 따서는 입에 넣는다. 입가를 거무스레하게 색칠한 얼굴로 천진난만한 어린애처럼 배시시 웃어 본다.

여름은 산림욕의 계절이다. 적송, 리기다소나무, 잣나무 등 침엽수와 갖가지 활엽수가 어우러진 숲에서 산림욕 물질인 피톤치드가 발산된다. 이것이 숲의 향기를 만들어 내는 물질이며, 숲의 신선한 느낌도 그 작용에 기인한다. 나는 오솔길을 걸으며 그 싱그러운 향기를 폐부 깊숙한 곳까지 들이마신다. 그러면 그 향기가 구석구석으로 퍼져 몸에서 생기가 뻗치는 것을 느낀다. 피톤치드는 몸 안에서 자율신경을 자극해 심신을 안정시키고, 내분비기능을 왕성하게 하며, 건뇌 작용과 운동 기능 향상 작용도 하는 것으로 알려져 있다. 그러니 생체 리듬이 파괴된 도시인의 건강을 증진하고 스트레스로 인한 병을 낫게 해 줄 수밖에 없다.

그뿐인가. 여름철 그 오솔길을 산책하다 보면 계곡물 흐르는 소리와 산새들의 합창을 풍성하게 받아들일 수 있다. 숲에 가득한 새들의 즐거운 지저귐은 그대로 내게 안식이 된다. 때로는 뿌려진 듯 점점이 하늘로 치솟았다가 어느 순간 일제히 숲의 품으로 파고드는 새들의 몸짓에서 대자연의 생명력을 느낀다. 또 돌돌돌 소리 내며 명랑하게 흐르는 계곡물을 건널 때는 긴장되었던 신경이 넉넉히 이완되는 것도 느낀다. 아마도 물 주위에 떠 있던 마이너스 이온들이 생체에 전달돼 긍정적 역할을 한 덕분일 것이다.

그런가 하면 가을날은 종종 오솔길에서 들꽃의 미소와 만날 수 있으며, 풀벌레들의 울음소리와 조우하는 행복을 만끽할 수 있다. 특히 여치와 귀뚜라미 등의 풀벌레들은 숲길을 지날 때마다 풍악을 울리듯 합창을 한다. 숲에 그득한 그 소리는 아파트까지 따라와 침대 언저리에도 머문다. 그 소리를 귓바퀴로 아스라이 건져 들이며 편안하게 잠들 수 있다. 숙면과 쾌면(快眠)을 돕는 천연 수면제와 다를 바 없다.

　만추(晩秋)의 익어 가는 햇살은 단풍나무 숲에 미끄러져 내려 마치 금실, 은실을 풀어놓은 듯 눈부신 광경을 연출한다. 그런 풍경을 시선의 낚싯대로 건져 올리며 행복한 등산을 계속할 수 있다. 길바닥에 떨어진 토종밤을 주워 먹으며 출출한 배를 달래는 재미 또한 쏠쏠하다. 겨울에는 설원 위로 배추포기처럼 무겁게 나는 꿩의 비행이나, 눈을 뒤집어써 삼단 같은 머리를 치렁치렁 늘어뜨린 나무들과 만날 수 있다. 눈송이들이 산행을 하는 나의 얼굴에 계속 날아와 미끄러지고, 숲은 은회색 침묵에 휘감겨 있다. 로버트 프로스트(Robert L. Frost)의 시구처럼 '아름답고 어둡고 깊은' 숲길이다.

　나는 이 산길을 벌써 10년째 오르내리고 있다. 일주일에 두세 차례 오르내린다. 그렇게 산길을 다닐 때마다 내 몸은 신생(新生)을 거듭하는 것 같다. 그야말로 내게 생명의 산길이요, 안식의 숲길이다. 치유의 오솔길이다.

　현대인이 사는 도시는 사막과 다름없다. 고층 아파트와 상업용 건물 들이 성냥갑처럼 들어선 그곳에서 날마다 자동차들이 악마의 날숨 같은 매연을 토해 낸다. 태초에 인간들은 땅에 붙어 살며 나무와 수풀, 새와 네발 달린 짐승, 곤충 들과 어울려 지냈다. 현대인들은 욕망에 눈

멀어 그들 대부분을 도시공간에서 밀어내 버렸다.

오늘날의 도시는 자연의 생명을 잉태하지 못하는 불임의 땅이다. 녹색과 유리돼 시멘트 공간에 살다 보니 아토피 피부염 같은 난치병 환자들이 크게 늘어났다. 그야말로 '녹색 가뭄'이 들었다. 녹색의 안위가 사라진 이 비정한 공간에서 나는 날마다 '녹색 갈증'을 느낀다. 생업에 치여 스트레스가 중첩되는 날이면 이 갈증은 더욱 나를 조인다.

나는 녹색 갈증이 사정없이 목을 태우는 날이면 도시를 탈출해 산길을 오른다. 힘겹게 오르는 산길이지만, 꽃들이 함초롬히 피어난 지점이나 소나무 숲길에 도달할 때쯤이면 언제 그랬느냐는 듯 다리에서 힘이 솟는다. 무엇보다 소나무 숲길은 연중 어느 때나 내 심신을 평안케 해 주어 좋다. 바닥에 솔잎이 수북이 쌓여 천연 양탄자 역할을 한다. 나이 들어 무릎이 예전처럼 튼튼하진 못하지만, 푹신푹신한 천연 양탄자 덕분에 다리와 무릎이 힘들지 않다.

내게 스며들어 생명력으로 되살아나는 이 청청한 솔잎 향은 어디서 연원하는가. 언젠가 나는 저녁 무렵 이 소나무 숲길에 다다른 적 있다. 걸음을 멈추고 소나무 향기에 흠뻑 젖어 있는데, 밤이 깊어 가며 별들이 하나둘 모습을 드러냈다. 별들은 점차 소나무 끝으로 내려와 앉는 것 같았다. 솔잎들이 별들을 끌어당기는 것만 같았다. 나는 아하! 하고 무릎을 쳤다. 그렇게 먼 별들의 기운을 받으려고 소나무 잎들이 그처럼 뾰족하게 발달한 것은 아닐까?

이 길은 아마 고려시대나 조선시대 나무꾼들이 지나다닌 길일 것이다. 지금은 인근의 요란한 등산길과 달리 사람들에게 소외돼 거의 원시의 산길 형태로 남아 있다. 덕분에 나는 이 보물과도 같은 치유의 오솔길을 거의 독차지한 행운을 거머쥐게 되었다.

이렇게 숨어 있는 오솔길에서 나는 조용히 걸으며 명상을 할 수 있고, 대자연과 온전히 동화될 수 있다. 이곳은 나무와 새와 곤충과 무언의 대화를 할 수 있는 길이다. 녹색 가뭄을 불러온 인간들의 언어와 기계적 동작은 필요치 않다. 가끔 지나가는 등산객을 만날 때면 말없이 미소로 수인사를 주고받으면 된다. 그 외에는 오로지 자연의 수수한 정경과 코스모스적 하모니가 나를 에워싼다. 그것이 내게 밀려들어 치유의 약이 된다.

이것은 임어당(林語堂)이 말한 것과 같은 생활의 작은 '발견'이다. 자칫 무심히 지나쳐 버릴 수 있는 숨은 오솔길에서 나는 새로운 가치와 행복을 발견한 셈이다.

이 같은 생활의 오솔길을 주위에서 하나씩 찾아보길 권하고 싶다. 그런 길은 먼 데 따로 떨어져 있지 않다. 관심을 갖고 눈여겨보면 가까운 곳에서 어느 날 사랑스런 애인처럼 나타날 수 있다. 그다지 아름답고 깊은 숲길은 아닐지라도 조용히 산책하거나 등산할 수 있는 길이면 된다. 걸으며 녹색 갈증을 해소하고 치유의 느낌을 길어 올리다 보면 그것은 어느덧 의미 있는 치유의 오솔길이 된다. 저마다 그런 오솔길을 하나씩 두고 살면 병원이나 약국을 찾을 일도 줄어들 것이다. 우리네 삶터는 치유와 행복의 샘터로 거듭날 것이다.

지혜로운 사람은 스스로 병을 고친다

건강을 위해 지혜로운 사람은 평소 조화로운 의식주 생활을 실천하고, 마음의 평화와 안정을 달성하는 데 관심 갖는다. 그는 병이 났을 때도 일상생활에 잘못은 없었는지 돌아보고 근신하며, 내재한 자율적 치유 역량을 활용해 스스로 병을 고치게 된다.

현대인들은 질병에 걸리면 대부분 좌우 돌아보지 않고 의사나 약부터 찾는다. 어릴 적부터 배우고 들어 생긴 고정관념이 이런 행동을 낳고 있다. 현대 사회는 병 주고 약 주는 사회다. 도시화, 산업화가 초래한 의식주 생활환경 오염과 연일 쌓이는 스트레스가 질병을 양산하고 있다. 또한 이를 치료한다는 명분으로 병원과 제약 산업이 날로 번창

하고 있다.

첨단의료산업과 제약산업이 거대한 강물처럼 도도한 흐름을 형성하고 있고, 수많은 사람들이 좋든 싫든 그 흐름에 편승하고 있다. 의사와 약사와 자본가 들은 선장처럼 현대의학의 함선을 이끌고 있고, 환자들은 그 배에 오른 승객처럼 그들의 항해에 몸을 맡기고 있다. 이제 배가 항구에 닿으면 힘들고 지친 치료 여정은 끝나게 된다. 그러나 배는 쉽게 항구에 다다르지 못한다. 선장이 항구가 곧 나올 것이란 말을 반복하지만 환자들의 기대는 좀체 실현되지 않는다. 결국 많은 환자들이 배에서 내리지 못한 채 허구한 세월을 방황하게 된다.

지혜로운 사람은 무턱대고 그런 배에 승선하지 않는다. 병 고쳐 주는 것은 자연이며, 의사와 약사는 그 조력자란 사실을 잘 알고 있다. 따라서 극히 예외적인 경우가 아니면 자연과 자연의 일부인 내면에서 치유 방법을 찾는다. 병에 걸려 병원에 달려가는 일반인들도 그런 사실을 어렴풋이나마 알고 있다. 다만 질병에 놀라 허겁지겁 의사의 도움을 찾아 나설 뿐이다.

그렇더라도 당황하며 걱정부터 앞세울 필요는 없다. 우리가 병에 걸렸다는 것은 대부분 자연의 질서에서 이탈했다는 것과 같다. 따라서 자연의 질서에 스스로를 편입시키는 노력이 질병을 원천적으로 다스리고 고칠 수 있는 지름길임을 잊지 말아야 한다.

자연을 닮는 것은 심신에 코스모스적인 질서와 조화를 부여하는 것이다. 그렇게 하면 무질서와 부조화 그 자체인 질병은 언제 그랬냐는 듯 스르륵 사라지고 만다. 자연을 닮을 때는 어정쩡하게 인위적인 자연이 아니라 원시 자연을, 나아가 태초의 질서를 회복하는 것이 좋다.

태초에는 하늘을 나는 새와, 땅바닥을 돌아다니는 짐승과, 갖가지 곤충과, 물고기 들이 사람과 더불어 조화롭게 지냈다. 나무와 풀과 물과 바람, 그리고 태양과 별과 달이 사뭇 조화를 이뤄 삼라만상이 코스모스적인 질서 속에 운행됐다. 그러던 것이 인간의 욕심으로 도시가 등장하고 온갖 공해 요소들이 양산되면서 질서가 상당 부분 실종됐다. 인간은 욕심을 채우고 여전히 똑똑함으로 으스대지만, 그러한 질서의 부재로 인한 부작용을 질병 형태로 물려받고 있다. 현대인에게 두려움의 대상인 비전염성질환이 바로 그것이다.

의료산업, 제약산업의 강물을 따라 치료의 배를 이끄는 선장들은 비전염성질환 앞에서 상당히 무기력하다. 이들 질환은 태초의 질서로 회귀하는 '태초건강법'을 실천할 때 비로소 물러가게 된다. 독자 여러분은 이 책 '심신치유 편'과 '생활치료 편'을 읽는 동안 그 사실을 비로소 깨달았을 것이다.

혹자들은 까마득한 과거에는 인간의 수명이 현대보다 짧았지 않았느냐고 반문할 것이다. 그것은 혹독한 기후나 맹수의 습격, 먹을거리

부족 등이 원인이었을 것으로 추측할 수 있다. 하지만 당시엔 현대인의 큰 숙제인 비전염성질환이 없었다. 따라서 현대의 의식주 생활에 태초의 질서가 가미된다면 우리의 건강 수명은 크게 늘어나게 된다. 여기에다 내면의 자율적 치유 프로그램을 가동할 줄 알면 의사, 약사의 도움 없이도 100세 삶을 달성할 수 있게 된다고 본다.

앞으로 많은 독자들이 이 책의 내용에서 힌트를 얻어 질병을 극복하고 제 수명을 다하는 날까지 건강하게 살 수 있게 되기를 소망한다.

참고 문헌

1 『간헐적 단식으로 내 몸 리셋』, 후나세 슌스케, 장경환 옮김,
   문예춘추사, 2019
2 『공해시대 건강법』, 안현필, 길터, 1994
3 『김정덕의 황토 집과 자연건강법』, 김정덕, 인간사랑, 2000
4 『내 몸의 보약 우리 농산물』, 농민신문 기획, 농민신문사, 2010
5 『내 손으로 받는 우리 종자』, 안완식, 들녘, 2013
6 『도둑맞은 미래』, 테오 콜본, 권복규 옮김, 사이언스북스, 1997
7 『민족생활의학』, 장두석, 정신세계사, 1994
8 『사람을 살리는 생채식』, 장두석, 정신세계사, 2005
9 『산야초 건강학』, 장준근, 넥서스BOOKS, 2003
10 『생태도시로 가는 길』, 시민환경연구소, 도요새, 2001
11 『식품 전쟁』, 팀 랭·마이클 헤즈먼, 박중곤 옮김, 아리, 2006
12 『식탁을 엎어라』, 박중곤, 아라크네, 2010
13 『약이 되는 산나물 들나물』, 오현식, 농민신문사, 2014
14 『약이 되는 우리 음식 순례』, 박중곤, 소담출판사, 2004
15 『약이 되는 우리 풀·꽃·나무』1·2, 최진규, 한문화, 2013
16 『양액재배 고품질·다수확·생력화의 길』, 정순주 외, 농민신문사, 1999
17 『우리 몸은 아직 원시시대』, 권용철, 김영사, 2017
18 『인생을 두 배로 사는 아침형 인간』, 사이쇼 히로시, 최현숙 옮김,
   한스미디어, 2017
19 『잘못된 식생활이 성인병을 만든다』, 미국상원영양문제특별위원회,
   원태진 편역, 형성사, 2003
20 『장수의 비밀』, 서울대 체력과학노화연구소·조선일보 공동기획,
   조선일보사, 2004
21 『짚 한 오라기의 혁명』, 후쿠오카 마사노부, 최성현 옮김, 녹색평론사, 2014
22 『한국 민속채소의 효능과 이용』, 박석근·정경진, 서원, 1996
23 『흙과 건강』, 알버트 하워드, 한국생명농업회, 2005

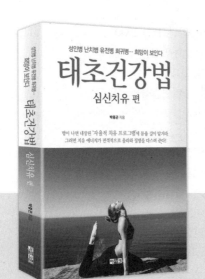

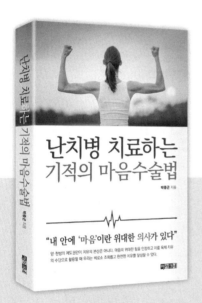

태초건강법 생활치료 편

초판 1쇄 인쇄 2019년 7월 25일
초판 1쇄 발행 2019년 7월 30일

지은이 박중곤

펴낸이 김연홍
펴낸곳 아라크네

출판등록 1999년 10월 12일 제2-2945호
주소 서울시 마포구 성미산로 187 아라크네빌딩 5층(연남동)
전화 02-334-3887   팩스 02-334-2068

ISBN 979-11-5774-639-2 03510